U0100863

中医经典
·跟读名师手记·

伤寒辑

总主编　周春祥

总　审　顾武军

[明] 方有执／编著

王　付／笺注

伤寒论条辨

上海科学技术出版社

图书在版编目（CIP）数据

伤寒论条辨 /（明）方有执编著 ；王付笺注. -- 上
海 ：上海科学技术出版社，2021.9（2023.4 重印）
（中医经典•跟读名师手记 / 周春祥总主编. 伤寒
辑）
ISBN 978-7-5478-5464-8

Ⅰ. ①伤… Ⅱ. ①方… ②王… Ⅲ. ①《伤寒论》—
注释 Ⅳ. ①R222.22

中国版本图书馆CIP数据核字（2021）第169313号

伤寒论条辨

［明］方有执/编著

王　付/笺注

上海世纪出版（集团）有限公司
上 海 科 学 技 术 出 版 社　出版、发行
（上海市闵行区号景路159弄A座9F-10F）
邮政编码 201101　www.sstp.cn

上海盛通时代印刷有限公司印刷

开本 787×1092　1/16　印张 16.75
字数：330 千字
2021 年 9 月第 1 版　2023 年 4 月第 2 次印刷
ISBN 978 - 7 - 5478 - 5464 - 8/R•2367
定价：50.00 元

伤 寒 论 条 辨

内容提要

《伤寒论条辨》为明代著名医家方有执编著。该书是明清时期伤寒错简重订学派的开山之作,具有重要学术影响。

本次笺注,以方有执《伤寒论条辨》为引,力主从临床应用出发,结合当今伤寒名师写就的手札笔记,从"注文浅释""医理探微""临证薪传""案例犀烛"四个方面,对注文中的医理、辨治思路、应用要点、存在争鸣处进行诠释与解读,使《伤寒论》深厚的理论更加通俗易懂,使读者在名师的点拨下领悟经典的含义,明确方药理论的应用思路。

本书以笺注形式全面、深入诠释《伤寒论条辨》,希冀读者能在笺注者的心得体会中全面、深入领悟方有执注解《伤寒论》之宗旨,汲取《伤寒论》精华,提升临证能力。

王序

学中医,不可不读《伤寒论》,已是自隋唐至今的医界通论。其原因在于,《伤寒论》所蕴含的理法方药一以贯之的理论体系,奠定了中医临床各科学术发展的基础,是以古代学者称其为"开万世之法程,诚医门之圣书"。

《伤寒论》虽贵为圣书,但其难以参悟,也是医界之共识。古今医家,皆深谙读懂《伤寒论》难,用好《伤寒论》更难,故历代名家纷纷将一得之见记录于笔端,以至千余年来《伤寒论》注本卷帙浩繁,难以数计。而正是这些注本铺就起后世读者读懂《伤寒论》的坚实阶梯。

《伤寒论》的注本,种类繁多。据不完全统计,截止于中华人民共和国成立前,有名可查的注本竟达1040本之上;而注本之中,各家又观点各异:有非议王叔和、成无己,倡言错简者;有反对乱编原文,维护旧论者;也有另辟蹊径,重在研究辨证精华者。如此浩繁之注书,如此杂乱之注家,如何参考,如何择善而从,又给现今的《伤寒论》学人带来了迷惘、疑惑乃至后续的懈怠。

古语有云"将登泰岱,舍径奚从;欲谒扶桑,无舟莫适",如何在众多的注本中选取平正公允、观点上乘的注本,如何在伤寒学派中选取最具代表性的注家,如何对注家的观点进行进一步的注疏阐释,从而为当今的学者开拓一条攀登《伤寒论》高峰的蹊径,为欲达仲景学术彼岸的追求者提供一叶扁舟,是当前众多学者应当认真思考的问题。基于此,上海科学技术出版社编辑出版了这套"中医经典·跟读名师手记"伤寒辑,丛书力求承先贤之见,并能对注本玄幽奥秘之处做全面深入解析,意在从艰深玄奥的医理中明晰其理路,领会其精神,把握其要领,进而更好地将《伤寒论》理论灵活运用于实践,可谓用心良苦!

通过对《伤寒论》注本不同学术流派的梳理,丛书选取迄今伤寒界最具学术代表性的注本为底本,包括《注解伤寒论》《伤寒论条辨》《伤寒论集注》《伤寒溯源集》《伤寒来苏集》《伤寒贯珠集》《伤寒论纲目》七种,由二十世纪八十年代享誉全国的南京中医学院陈亦人教授的嫡传弟子们作深层次的笺注解读。鉴于他们都是国内高等中医药院校及三级医院的学科带头人,深厚的理论功底与丰富的临床经验,使得笺注内容异彩纷呈。

余早年在刘渡舟先生门下攻读博士研究生时,曾遵恩师之嘱,借在全国遍访《伤寒论》各家注本之机,专程去南京拜见陈亦人先生。当时曾多蒙教诲,而本人对陈老之著作,更是认真研习,受益颇深。此次"中医经典·跟读名师手记"伤寒辑书成,出版社邀余作序,又认真学习了各位专家的注疏之文。笺注中各位名师对辨治思路、应用要点的解析,对前人注本内容的补充与订正,以及切中要点、彰显隐秘的临床案例,都对余有很大的启发与开拓。

相信这套丛书对读者领悟经典原文、熟悉历代中医大家学术特点、拓宽经典临床应用视野都大有裨益。

是为序。

北京中医药大学

王庆国

2021 年 8 月

刘序

　　仲景祖述轩岐越人，宪章神尹，作《伤寒论》，将医经经方裁合为一，为医道之久远奠立法脉准绳。其论言至简而义蕴深，若非经年累月精究细琢，并得名师点拨，实难入其堂奥。因之，不少读伤寒人喟叹"百年钻故纸，何日出头时"！

　　忆 1989 年往南京随亦人老学习，吾师常以"孔圣作《十翼》为《周易》注释，垂万古而不弊"之例劝勉我等同门，谓研读《伤寒论》须多读历代注本，以汲取其丰厚滋养。博览众家，激荡思维，不时亦有柳暗花明、豁然开朗或是英雄所见略同之感。

　　"问渠那得清如许？为有源头活水来"。如今业已成一方伤寒名家的众位同门，各出机杼，由师弟春祥教授担纲，编纂出版一套带笺注的《伤寒论》注本，欲将诵读注本之活水直趋经典之源，使之成为《伤寒论》学习进阶之梯，让后来者明仲景之理，达仲景之事，以期精英辈出。同时，师门众师兄弟还深思熟虑，精心挑选了伤寒界迄今最具学术代表性的注本为底本，融入各人学习心得、临床体会，既实现了与注家的互融互通，以帮助读者较好地把握伤寒学的学术发展脉络，亦可拉近经典理论、注家学术与临床实践的距离。

　　"百战归来再读书"。理论方药固不可少，但临床应用更为重要。该丛书不仅汇集了陈老师门一众师兄弟们的理论见解，尤为可贵的是其中镶嵌了较多临床案例及诊疗心悟，堪能犀烛后学。

　　作为师门的一分子，既为众师兄弟付出的努力击掌，亦感惭愧不已。一赞伤寒园中又添新枝，更赞吾师之衣钵有继，是为序。

刘力红

2021 年 8 月

丛书编纂散记
（代前言）

看着案头甫定的"中医经典·跟名师读手记"伤寒辑笺注本书稿，思绪不禁拉回到三年前的沪上之旅，忆起与上海科学技术出版社编辑们商讨编纂这套丛书的缘起。

在上海一条记不起名字的弄堂里，一间简陋但却整洁的小酒屋中，我们以茶代酒敲定了这套丛书的编纂出版计划。

上海科学技术出版社曾以出版全国高等中医院校第五版中医教材蜚声海内外。先师陈亦人教授撰写的《伤寒论译释》影响数代中医人，出版方亦是上海科学技术出版社。近年来，在中医本科生、研究生《伤寒论》教材编写、出版方面，我们有过数度愉快的合作。

出版社此次新的编纂出版计划，开初着实令我吃惊！要知道，虽然三年前"读经典，做临床"已成为中医界的蔚然之风，但在崇尚"大道至简"、效率至上的时代，所谓的"读经典"实际是有其特定内涵的。以研读经典《伤寒论》为例，在众多人印象中，且不论诵读带笺注的注本，即或连读全本《伤寒论》似乎亦是问题，大家抱怨全本《伤寒论》太厚、责怪现代教材欠精要，于是经方成为当下最能迎合人们胃口的"快餐"。这样的背景下，确定编纂出版一套带笺注的《伤寒论》注本，无论对出版社还是对作者其实都是莫大的挑战，需要足够的勇气与底气。

这样一件做起来不易且可能难以"叫座"的活儿，为什么我们会欣然接下？这可能与我们过往接受的教诲与训练有关，是曾经的学习与成长经历让我们与出版社产生了强烈的共鸣。

谈起引发上述共鸣的具体动因，要回溯至二十世纪八十年代。考上陈亦人老师研究生、忝列门墙的我，与一众师兄弟都曾有过诵读注本的共同经历，在我们每届研究生的培养计划中赫然条列着《注解伤寒论》《伤寒论条辨》《伤寒来苏集》等必读的注本书目；此外，在培养目标中甚至还会看到诸如读一本注本需要摘记多少张读书卡片、发表几篇读后感等至为具体的考核指标，这俨然是一份放在当下也算时髦的教学过程管理计划。如此培养模式不仅造就了我们这一代，其中的合理内核在我们指导研究生时也得到了全面的继承，在我们师门中，这一读书习惯似乎已浸润骨髓。这可能亦是后来我将丛书编写计划在师门公开后，虽未作过多说明，大家仍踊跃参与的缘由。

为什么读《伤寒论》一定要读注本？步入师门的第一堂专业课，接受的便是陈亦人老师针对这一问题令人信服的解答。陈师认为经典是示范、是永恒，但是，经典难读。他甚至援引"昔孔圣作《十翼》之传为其注释，将《易》之奥义转变为系统化的哲学思想，垂万古而不弊"来佐证经典注本的重要。谈到《伤寒论》，他感佩前人总结的"经语奥深，句字藏矅"，"详其句说，审其字意，知一章各有其源，六经各有其本，片言必有其归，只字必体其蕴"，认为《伤寒论》著成后，正是因为众多医家的皓首穷经，并结合自身临床实践，才能从不同学术视角，在注释中见仁见智、各出机杼，明《伤寒论》之理，发其奥旨，使这部经典著作得以流传，珠光闪耀，并亦因此促进了伤寒学术的进步。所以，是不同时代注家为《伤寒论》注入了强大的生命动力，注本提供了维系《伤寒论》历一千八百年而不衰的活力支撑。

讲到这里，或许仍有人质疑，诵读注本对专门从事《伤寒论》教学、理论研究者来说确实无可非议，但与临床家可能关系不大。要回答这一问题，我们不妨从古今医家的众多著述以及他们的成长之路中寻找答案。无论是金元四大家的刘、张、李、朱，还是温病学派的叶、薛、吴、王，在他们著述中都可以窥见对《伤寒论》注家学术的关注与临床运用的剪影。不只这些古代著名的临床大家如此，即或在其他众多近代医家身上也不难发现这样的端倪。如徐灵胎巧妙引用注本理论为《临证指南医案》评点；俞根初汇聚前人著述发扬与完善热病遗证辨治理论……当代众多国医大师在辨治现代疾病时更是从《伤寒论》注本中汲取了充足的养料。周仲瑛教授结合历代医家创见，运用蓄水、蓄血理论辨治流行性出血热；张伯礼院士在后世注家创用《伤寒论》复法启示下，巧用合方，最终成为"新冠"战场的人民英雄……

因此，凡是从事医、教、研工作的中医人，对经典的关注都不应仅限于经典本身！如果经典本身是中医学术之源，则经典之注应该是经典学术得以延续的活水。

明确了中医人读经典需读注本后，读哪些注本成为需要回答的第二个重要问题。众所周知，在一千八百多年的历史长河中，流传下来的《伤寒论》注本可谓汗牛充栋，这是一个大洋般的知识宝库，如何在偌大的书库中抽取代表性样本，尽最大可能地窥一斑而知全豹，这是一个颇难把握的技术问题。

值得庆幸的是，《伤寒论》注本虽然内容、特色各有千秋，但历代医家的研究积累为我们提供了极大的帮助。依照前人经验，结合学界共识，丛书将学界公认的《伤寒论》常见流派及其学术特点作为选取注本时的首要参考，同时充分考虑了注本作者的学术影响力。在上述原则指导下，本套丛书第一批选定了伤寒界迄今最具学术代表性的注本为底本，包括《注解伤寒论》《伤寒论条辨》《伤寒论集注》《伤寒溯源集》《伤寒来苏集》《伤寒贯珠集》《伤寒论纲目》七种，它们或倡导以经解经，或强调维护旧论，或执着错简重订，或属意辨证论治，可谓各显风采，争相斗艳。借助这套丛书，能够大概领略《伤寒论》色彩斑斓的注本世界。

在《伤寒论》研究史上，整理、校订《伤寒论》注本有较多的范例，而以注本为底本，针对注释内容进行全面、深入的补充订正与分辨剖析，本套笺注本的编纂可谓是做了一次有益的尝试。本次笺注，拟定从"注文浅释""医理探微""临证薪传""案例犀烛"四个方面，真实记录现代伤寒名师读书心悟，为方家抛砖引玉。亦希冀读者能在名师札记中全面、深入领悟前人注解《伤寒论》之宗旨，更希望以此为契机踏上高效学习《伤寒论》之路。

如果将注本喻作攀登经典高峰的阶梯，则笺注应该能成为阶梯上一道道能帮助大家攀梯的鲜明指引。借助笺注，不仅能让读者加深对注家作注的认识、解读出各注本精妙微奥的义蕴、把握住伤寒学学术发展脉络，也可以藉由笺注中指出的注释偏颇，帮助大家在攀援阶梯时避开歧路与误区。此外，由于笺注中嵌入了较多的鲜活案例，因而，本套丛书除能帮助读者藉注本进一步领悟《伤寒论》深厚理论外，还能帮读者拉近经典理论、注家学术与临床实践的距离。

由于新冠肺炎疫情阻隔，尽管正式编纂前门内师兄弟们曾进行过数度线上交流与论证，但仍不如线下交流那么直接与顺畅，加之作为总主编的我协调能力有限,导致不少有益建议未能悉数摄纳其中,由此可能直接影响了丛书的编纂质量,这些,都应该责之于我。

希望丛书在出版发行后能得到大家批评与教正,以便下次再版时更上一层楼。

周春祥

2021 年 6 月

伤 寒 论 条 辨

导读

方有执与《伤寒论条辨》

一、作者介绍

方有执,字中行,别号九龙山人,明代歙县(今安徽歙县)人,生于明嘉靖二年(1523),卒年不详。方有执曾因大病幸愈而复还,复因其妻儿等患伤寒疫病而亡,所以方氏发愤钻研《伤寒论》,旨在发掘《伤寒论》精髓,弘扬《伤寒论》要旨,力争实现张仲景所说的"上以疗君亲之疾,下以救贫贱之厄,中以保身长全,以养其生"的崇高理想和最终目的。如方氏所说:"余以身经弊难,死幸重生,因偶窃目观澜。遽觉猛惊大意瞿然。""妻以中伤而丧,以子惊风而亡。己又以客游染疫,身几毙而获愈。于是留心医术,搜遗编求古方,至耆耋而始成《条辨》一书。"方氏又说:"于是不揣愚陋,改故即新,输心委志,游迟涉遐,薪胆风霜,晨宵砥砺,积以必世,忧勤仅克,辨成斯录!"方氏自明万历十年(1582)开始编撰《伤寒论条辨》,对张仲景《伤寒杂病论》中部分内容即《伤寒论》进行重新编次,以求诠释《伤寒论》能够体现仲景之原意。

二、《伤寒论条辨》学术特色

1. 纵横古今,唯有仲景业绩非凡

方氏集中精力潜心研究《伤寒论》数十年,他认为张仲景《伤寒论》在中医药发展史上的非凡业绩具有承前启后、开拓未来的引领作用。可以说,中医药学治病辨证论治理论及临床体系至张仲景《伤寒论》才渐渐趋于完善完备。作为理论研究者和临床工作者都必须深入学习思考《伤寒论》要旨,都必须深入研究领会《伤寒论》精华,以此才能明白《伤寒论》的理论真谛和临床奥妙,即"伤寒论之书,

仲景氏统道垂教之遗经,治病用药大方大法之艺祖,医系继开之要典,有生之不可一日无,仁孝之所不可不勉者也"。

张仲景《伤寒杂病论》开创了理论指导临床治病用方之先河。即"医之为道,肇始于《本草经》,阐明于《素》《难》,至《伤寒论》而大备焉"。方氏并进一步详细阐述:"昔人论医,谓前乎仲景,有法无方,后乎仲景,有方无法,方法具备,惟仲景此书。然则此书者,尽斯道体用之全,得圣人之经而时出者也。后有作者,终莫能比德焉。是故,继往开来,莫善于此。"还明确指出:"古今治伤寒者未有能出其外者也。其书为诸方之祖,时人以为扁鹊仓公无以加之,故后世称为医圣。夫扁鹊、仓公,神医也。神尚矣,人以为无以加于仲景,而称仲景曰圣。"旨在突出《伤寒杂病论》在中医药学发展史上具有"其所以继往圣而开来学者","所以法而世为天下则,方而世为万病祖"。方氏又针对《史记》中没有记载张仲景的社会时弊而引用"贾太傅曰:吾闻古之圣人,不居朝廷,必在卜医之中。语不虚矣!"方氏之言能够一针见血,切中要害,值得人们深思。

2. 仲景六经,辨证论治体系之要

张仲景《伤寒杂病论》开创辨证论治十大体系,即六经辨证论治体系、脏腑辨证论治体系、八纲辨证论治体系、卫气营血辨证论治体系、三焦辨证论治体系、病因辨证论治体系、经络辨证论治体系、方证辨证论治体系、妇科辨证论治体系、痰饮辨证论治体系。方氏强调六经辨证是辨证论治十大体系重中之重,如方氏说:"人身之有,百骸之多,六经尽之矣。由此观之,则百病皆可得而原委,而斯道之一贯,不在掌握乎。但六经之于人身,无所不该,全在人随处理会。"还明确指出:"然诸病之所以有待于条辨例论,而后各皆始得分晓而不惑者,以皆统于六经也。六经各一经络脏腑,惟太阳独多始病荣卫之两途。诸病论经,论经者,经辨而病明也。"又说:"风暑湿寒者,天之四气也。三阳三阴者,人之所得乎天,周于身之六经也。四气有时或不齐,六经因之而为病,是故病统乎经。"又在《或问》中说:"曰六而本之三阴三阳者,道生于三,一阴一阳之推也。是故言六,则十二在其中,言十二则五脏六腑、四肢百骸、周身内外,所有无一物不在其中矣……六经岂独伤寒一病为然哉,病病皆然也",而"伤寒论之起于太阳、遍三阳而后历三阴者,盖以风寒之中伤人,人是通身四面上下皆当之,其邪亦是如此而渐进……盖经是各居其所的,其各该所辖部属方位之处所……故但提纲挈领,举六该十二以为言"。

研究应用《伤寒论》辨证论治体系，只有全面深入地研究六经辨证论治体系，尤其是太阳病辨证论治体系，才能更好地将经典运用于临床，提高疗效。对此，还必须辨清在临床实际中仅用辨证论治十大体系中的任何一个都是不全面、不完善的，都有一定的局限性。只有将六经辨证论治体系融于辨证论治十大体系中，并能相互为用、相互补充，才能更好地指导临床。

方氏还认为六经中以太阳为纲，即太阳主人身之表，而外邪袭人体，首先侵犯肌表，肌表营卫之气必定奋起与邪气抗争，于是便形成太阳病。如方氏所说："太阳者，以太阳经所主之部属皮肤言也。皮肤为人一身之表，表之为言外也。风寒本天之二气，于人身为外物，故其中伤于人，必自外而内，人之中伤之，必皮肤先受起。以病方在皮肤，皮肤属太阳，故曰太阳病。盖举大纲而言始，以见周身之皮肤具病，所包详备，辞简而意周，微哉旨也。"

3. 主张编次错简，力求重新考订

自晋代王叔和整理编次《伤寒杂病论》部分内容命名为《伤寒论》之后，历代对其提出诸多异议，如元代王履说"异其既以自己之说，混于仲景所言之中"，并言其"以杂脉杂病纷纭并载于卷首，故使玉石不分，主客相乱"。王履虽有异议，但其未对《伤寒论》进行重新编次修订。而方氏经过反复斟酌，深入研究、总结分析王叔和编次《伤寒论》后，考虑到王叔和编次《伤寒论》可能因战乱及时代变迁而失仲景原意。方氏明确指出王叔和编次《伤寒论》已有错简，之后又经金代成无己注释或有更改，这可能已失仲景原意。对此方氏指出，"盖始叔和而流源已远，中间时异世殊，不无蠹残人弊"，而后注家"置弗理会，但徒依文顺释"，"负前修以误后进，则其祸斯时与害往日者，不待言也"，以至"简编条册，颠倒错乱殊甚"。方氏对此反复思考、厘定，"于是不揣愚陋，改故即新，输心委志，游迤涉遐，薪胆风霜，晨宵砥砺，积以必世，忧勤仅克，辨成斯录！"方氏积二十年之精力，至"晚忽豁悟，乃出所旧得，重考修辑"。方氏对《伤寒论》进行逐条辨析，重予编注，排成此篇，旨在与仲景原意相合。所谓"正叔和故方位，而条还之之谓也"。

有人认为王叔和整理编次《伤寒论》原文内容没有错简，有人认为王叔和整理编次《伤寒论》原文内容有错简。权衡张仲景撰写《伤寒杂病论》必定有张仲景的基本用意、基本思路、基本特征和基本导向，对此只有从《伤寒杂病论》全书整体原文内容中去深入学习、全面研究、客观分析、系统总结，从理论指导临床，再从临床验证理论，如此反复比较、反复斟酌、反复推敲、反复验证、反复总结，才能寻找到真正拥有更加理想、更加符合临床客观治病的解决答案,才能从临床中寻找、发现张仲景《伤寒杂病论》中论述的真正寓意和特有辨治精神。

4. 辨析太阳病,倡导"卫中风""营伤寒""营卫俱中伤风寒"

方氏研究《伤寒论》太阳病,从病因角度将太阳病分为上、中、下三篇,即"盖风则病卫,寒则病荣,风寒俱有,则荣卫皆受而俱病"。方氏并进一步诠释"太阳一经,风寒所始,营卫二道,各自中伤。风则中卫,故以卫中风而病者为上篇";"太阳统摄之荣卫,乃风寒始入之两途,寒则伤荣,故以营伤于寒而病者为中篇";"中风者,单只卫中于风而病也。伤寒者,单只荣伤于寒而病也。若风寒俱有而中伤,则荣卫皆受而俱病,故以荣卫俱中伤风寒而病者为下篇"。方氏从理论上认识风邪侵袭病变部位在卫,寒邪侵袭病变部位在营,风寒之邪侵袭病变部位在营卫,从理论上看浅显易懂,一目了然,便于学习。但从临床治病层次上理解必须辨清单一的风邪是不存在的,即单一治太阳病的疏风药是不存在的;单一的寒邪也是不存在的,即单一治太阳病的散寒药也是不存在的。但在临床中有的风寒以风为主,有的风寒以寒为主,将风寒之邪截然分开仅仅是理论上认识,在临床中是根本无法将这二者截然分开。辨识风寒所致病变部位在卫者必然涉及营,在营者也必然涉及卫。再则从临床治病用方分析,卫中风者桂枝汤,桂枝汤的基本作用既有疏风作用又有散寒作用;寒伤营者麻黄汤,麻黄汤的基本作用既有疏风作用又有散寒作用;营卫俱伤者大青龙汤,大青龙汤的基本作用既有疏风作用又有散寒作用,更有清热作用。所以对方氏研究并倡导"卫中风""营伤寒""营卫俱中伤风寒"的理论必须辩证地对待和认识,且不可顾此失彼。

5. 阐述"辨脉法""平脉法"乃为王叔和之著

方氏研究《伤寒论》并认为:"此篇以下,皆叔和述仲景之言,附己意以为赞经之辞,譬则翼焉,传类也。篇目旧名平脉,次第二而僭经右。夫传不可以先经,论脉亦无先各脉而后平脉之理。且平脉不过前数条,冒事必如此耳,后亦各脉,安得直以平脉名篇?皆非叔和之旧,其为后人之纷更明甚。是故重考订而次序如今。"方氏还认为"辨脉法"和"平脉法"篇名是后人所加,因此将这两篇俱称"辨脉法"。并将"平脉法"篇中内容移至"辨脉法"之前,给予保留。在《伤寒论》中王叔和将"平脉法""辨脉法"置于全书内容之首,体现了王叔和研究脉学之用意即"心中易了,指下难明",方氏为了保持王叔和整理编次《伤寒论》原貌,所以在《伤寒论条辨》中作重新编次整理。

6. 正视"法三百九十七""方一百一十三"

方氏研究《伤寒论》多次既强调"法三百九十七"和"方一百一十三"的重要性。如方氏说:"中伤合并,脉证传变,标本虚实,表里寒热,汗吐下温,正反逆从,条之以法,而法三百九十七,系之以方,而方一百一十三者,天人事物错综之自然而然者也。"又强调研究《伤寒论》不能仅仅局限于"法三百九十七",如方氏所说:"所以自微而著,自少而多,剩徒法而以方法具备者计之,筹其条目,法则迤逦已三百九十七,方则因仍已一百一十三。然而法中乃有一则曰:知犯何逆,随证治之之条;二则曰:知犯何逆,以法治之之目。法言若是,岂非以其丝辨缕论,积多若是,犹不足以尽风寒之所欲论之谓邪?噫,仲景氏所以作论之心,于此可以想见其万一于言语文字之外矣。"

研究《伤寒论》的辨证论治实质精神并不局限于"法三百九十七"。因为《伤寒论》每一条原文都有诸多不同的辨证含义和基本用意,所以学习研究《伤寒论》辨证论治方法远远大于三百九十七法。张仲景于《伤寒杂病论》论述的核心是思路、方法、技巧,重点是授人以渔,兼以授人以鱼,鱼渔蕴涵,并有主次之分。再则,《伤寒论》所载方剂并非"一百一十三方",而是"一百一十五方",直至当今诸多教材仍然坚持沿用这一错误数字即一百一十三方。所以对方氏《伤寒论条辨》中所说"法三百九十七""方一百一十三",都必须辨证对待且不可拘于方氏所言数字。

方氏研究《伤寒论》力主错简重订,之后研究者,有人认为方氏研究《伤寒论》仅仅是一家之言,未必真正符合张仲景《伤寒杂病论》原有本意;有人认为方氏研究《伤寒论》对之后研究《伤寒论》提供了研究借鉴思路和方法。再如方氏研究《伤寒论》,提出"伤寒论不限于伤寒病""表里三层说""传经不拘日数""医贵务实论"以及"辨明药物功用"等,方氏这些研究对之后深入研究《伤寒论》提供百家争鸣、百花齐放的学术思路具有一定的借鉴意义。

方氏通过多年研究《伤寒论》的体会,深有卓识地总结概括为:"盖仲景氏之遗书,而叔和所诠次之者也。传谓世称仲景医圣,良以仲景者,集医哲之大成,而是书者,正医教之大训。初学之士,舍是则无以为入道之门,而敦进德之基矣。故夫笃志斯道者,亦曰必由是而学焉,则亦庶乎其不差,而于人亦不致误,驯是以往,诚能至于仁熟义精,道久化成,不但人无枉命,而己亦无惭德,则帝伯之堂可升,有农之神可继,岂不伟哉!"

　　总之,非学习研究《伤寒杂病论》,理论水平不能"欲穷千里目";非实践应用《伤寒杂病论》,临床水平不能"会当凌绝顶";只有全面品读《伤寒杂病论》,理论水平才能"更上一层楼";只有系统左右《伤寒杂病论》,临床水平才能"一览众山小"。再则,研究张仲景《伤寒杂病论》仅仅研究其部分内容,即或只研究《伤寒论》或只研究《金匮要略》,都具有很大的局限性。只有从《伤寒杂病论》全貌中深入研究其精神实质,才能真正明白张仲景《伤寒杂病论》的理论指导性和临床实用性。

王　付

2021 年 6 月

伤寒论条辨

目录

序 1

序 3

重刻伤寒论条辨序 5

引 6

附阳病阴病传变图 8

图说 10

伤寒论条辨卷之一

辨太阳病脉证并治上篇第一　凡六十六条　方二十

.... 13

伤寒论条辨卷之二

辨太阳病脉证并治中篇第二　凡五十七条　方三十二

.... 45

伤寒论条辨卷之三

辨太阳病脉证并治下篇第三　凡三十八条　方十八

.... 70

伤寒论条辨卷之四

辨阳明病脉证并治第四   凡七十七条   方十·········88

辨少阳病脉证并治第五   凡九条   方无·········107

伤寒论条辨卷之五

辨太阴病脉证并治第六   凡九条   方二·········110

辨少阴病脉证并治第七   凡四十六条   方十五······112

辨厥阴病脉证并治第八   凡五十四条   方六·····125

伤寒论条辨卷之六

辨温病风温杂病脉证并治第九   凡二十条   方三

·········136

辨霍乱病脉证并治第十   凡九条   方三·········142

辨阴阳易差后劳复脉证并治第十一   凡七条   方四

·········145

伤寒论条辨卷之七

辨痉湿暍病证第十二·········149

辨脉法上篇第十三·········153

辨脉法下篇第十四·········168

伤寒论条辨卷之八

辨不可发汗病脉证并治第十五·········179

辨可发汗病脉证并治第十六·········182

辨发汗后病脉证并治第十七·······183

辨不可吐病脉证并治第十八·······183

辨可吐病脉证并治第十九·······184

辨不可下病脉证并治第二十·······184

辨可下病脉证并治第二十一·······188

辨发汗吐下后脉证并治第二十二·······189

附：庐山刘复真脉诀捷要·······190

附：严三点捷法·······191

神圣功巧括·······192

削伤寒例·······193

伤寒论条辨跋·······195

伤寒论条辨本草钞·······197

伤寒论条辨或问·······213

痓书叙·······230

痓书·······232

痓书或问·······240

痓书跋·······243

伤寒论条辨后序·······244

序

　　医之为道，肇始于《本草经》，阐明于《素》《难》，至《伤寒论》而大备焉。《本草经》者神农氏之书也；《素》《难》者轩岐越人之书也；《伤寒论》仲景氏之遗书也。然本草之作于神农氏，世传其说而不经见。《嘉祐本草·序》谓：神农尝百草而医方兴，上世未有文字，师学相传，谓之本草。两汉名医仲景华佗诸贤，始因古学附以新说，通为编述，本草由是始见于经。诚如是，仲景既已首事其间，而乃有是论之作，则其先后《素》《难》而股肱①之，其功岂不远贤于神皇轩岐与越人而独盛哉！于是医门尊之以为圣，犹儒门之圣孔子而宗师焉。然则斯道之大，其所以继往圣而开来学者，顾不大有赖于斯文邪。夫道不出自圣人不足以言大。何谓大道？道莫大于尧舜。孔子之赞尧，则曰：巍巍乎惟天为大，惟尧则之。孔于集群圣之大成，子贡之赞孔子，则曰：夫子之不可及也，犹天之不可阶②而升也。然则圣人之所以大，无有不出自天者。噫！《本草》之作于神农氏，继天而立极者也；《素》、《难》之作于轩岐越人，启天人之秘也。是论也，本之风暑湿寒，发之于三阳三阴。风暑湿寒者，天之四气也。三阳三阴者，人之所得乎天，周于身之六经也。四气有时或不齐，六经因之而为病，是故病统乎经。中伤合并，脉证传变，标本虚实，表里寒热，汗吐下温，正反逆从，条之以法，而法三百九十七，系之以方，而方一百一十三者③，天人事物错综之自然而然者也。其以风为首论者，即《素》曰风为首，百病之长之意也。其推而至于坏病，不以病名名病，而以坏名者，坏则不能尽其变，而举以名之，故概之以坏。曰坏者，即《素问》曰万病皆生于风寒暑湿燥火之意也。自其析而言

①【注文浅释】
股肱：传承发扬光大。

②【注文浅释】
阶：阶梯。子贡言其老师是不可及的，好像天是不能通过阶梯登上去一样。

③【注文浅释】
伤寒论中共有一百一十五方，并非传说之一百一十三也。

之，诚万殊也。然既坏矣，而曰知犯何逆，随证治之；知犯何逆，以法治之。其所以妙于一本者，岂小道者所可得同日而语哉！读之者皆知其为《伤寒论》也，而不知其乃有所为于伤寒而立论，所论不啻^①伤寒而已也。《本草》《素》《难》之显仁藏用者，表表然无余蕴矣。所以法而世为天下则，方而世为万病祖。乃至预有集斯道之大成，而擅百世宗师之同归者，道不同而同出于天。天者理也，理在人心，无古今方隅之异也。何则乃有不同是心，不宗师斯，而铃揉活人类证焉！铃揉活人类证者出，而斯道日茅塞矣。继《素》《难》之往辙，难乎其有人焉，非天下之病，是病者有所不幸而然邪？何斯道之至于斯也。嗟乎！七篇不作，杨墨之横流不息也；濂洛关闽之传注不出，尧舜孔子之道家殊而户异也。是故义利之辩，图象性命之问难，其所以为不得已者，易地则皆然也。余何人斯而条辨哉！盖将以为后之有志仲景之堂室者，级阶梯之助云尔也。

时万历己丑春三月戊申朔新安方有执书

①【注文浅释】
不啻：不只，不止。

序

　　《伤寒论》之书，仲景氏统道垂教之遗经，治病用药大方大法之艺祖，医系继开之要典，有生之不可一日无，仁孝之所不可不勉者也。切缘远世文章传称，简古奥雅，翘旨多微隐，而理趣幽玄。惜承流匪人门墙莫睹凿者纷纷，注者诺诺，芜秽尘蒙，致束诸高阁，危如一线有自来矣。胡氏《春秋传》曰：圣人大训不明于后世，皆庸腐学经不知其义者之非尔。信哉言也。呜呼！斯文如此，遂至浇风竞著，正学沉沦，邪说横流①，人心日惑。以交际言，则皆粉黛逢迎，苴然惟惟是是，行成习久矣。若之何不疾病颠连，札夭接迹。呜呼！世途医道尚可言哉！余以身经弊难，死幸重生，因偶窃目观澜。遽觉猛惊大意瞿然。叹曰：今日之幸何莫非天！天之留我必有我意。有意于我其在斯乎！然则难也，非难也，惊也！警以事天人之道也。尽天尽人尽在我尔，我且致尽于斯，或者其庶几乎？于是不揣愚陋，改故即新，输心委志，游逶涉遐，薪胆风霜，晨宵砥砺，积以必世，忧勤仅克，辨成斯录！于发扬经义之蕴奥，虽不敢以仿佛言而探本溯源。盖有若自得其万一于言表者，亦不敢自欺也。客有就观者，曰杀车截江，自谓以为珍重子孙计是何如邪？应之曰：弗如也。槌纲固奇货可居，得以计子孙私吾道也。若谓可以为其所欲为，则自羲、农、黄帝、尧、舜、禹、汤、文、武、周公、孔、孟，以至周、程、张、朱，何乐而不为邪？盖道本乎天，天与贤则与贤，天与子则与子。孔氏之有子思，犹夏后氏之有启天也。故道非圣贤不世，《本草》《素》《灵》《难经》以来皆如此。岂若货之为货，可以必子孙而世其居乎？吾亦天吾之天，以天人之天尔弗如也。然则天天将何如？曰：

苏子以天与我必我用。我知之不以告人,为弃天轻用之为亵天。是以汲汲,以干时笃于用也。吾老矣,不能笃,不能干,不能必,又不能忘情于苏氏子之言。若天未欲斯道之一线坠,则必有全天心补天手者出。呜呼!微斯人将焉用斯,吾将刻之,刻之以待庶乎斯道之世。其绵有在,其用有冯,此固吾天天之初心也。子将谓何?客曰:善。于是乎书。

时万历壬辰上元节日歙之中山山中七十翁方有执自叙

重刻伤寒论条辨序

　　《伤寒论条辨》八卷,末附削例、《本草钞》、《或问》、《痓书》。悉有明古歙方中行所著也。其书前六卷乃仲景之遗书,而叔和之所诠次,后二卷叔和分经。因纂经外之余言,附己意以撰述者。中行盛年时,身经弊难,死幸重生。据其自序所载:妻以中伤而丧,子以惊风而亡。己又以客游染疫,身几毙而获愈。于是留心医术,搜遗编求古方,至耆耋而始成《条辨》一书。余伏而读之,喟然叹曰:左氏有云三折肱知为良医,诚哉是言也。阅中行之序说,几令人发立而肤粟,及玩其条分之井井,辨晰之谆谆,真字字精金美玉。凡病有阴阳表里之异,暨夫三阴三阳,半表半里,虚实传变,留匿隐伏,难测之微,无不确证详明,能使后之学者了然于目而恍然于心。其间经督营络,汗吐温下,证若茧丝,法同射覆,岂容有毫发之或误也哉!自汉张仲景立经以来,至晋王叔和为之疏明而外,《伤寒论》真汗牛充栋,不可胜数,而无如此书之揭微理而示诸掌也。中行尽折肱之能,而后世收瞑眩之效。余窃以《伤寒论》之有《条辨》,其犹四子书之有集注乎!爰付之梓以寿世云。旧本无总目,余特依次序明,便乎后之拣阅[①]者。

　　　　康熙己亥菊秋月桐川陈廷柱书于浩然楼

①【注文浅释】
拣阅:挑选查阅。

引

传曰：仲景者姓张氏，名机，仲景其字也，南阳人。张松北见曹操，以其川中医有仲景为夸。以建安言之，则松亦仲景时人。受业于同郡张伯祖，善于治疗，尤精经方，举孝廉，官至长沙太守，后在京师为名医，于当时为上手。以宗族二百余口，建安纪年以来，未及十稔，死者三之二，而伤寒居其七，乃著论二十二篇，证外合三百九十七法，一百一十三方^①，其文辞简古奥雅，古今治伤寒者未有能出其外者也。其书为诸方之祖，时人以为扁鹊仓公无以加之，故后世称为医圣。夫扁鹊、仓公，神医也。神尚矣，人以为无以加于仲景，而称仲景曰圣。岂非以仲景之见诸事业，载诸简编者，皆表章天人，股肱《素》《难》，达之天下，通之古今，易简而易知易能，非神奇怪异，人之所不可知不可能者所可同年而语哉！是故称圣焉。贾太傅曰：吾闻古之圣人，不居朝廷，必在卜医之中。语不虚矣！然医圣也，书曰论，何也？论也者，仲景自道也。盖谓愤伤寒之不明，戚宗族之非命，论病以辨明伤寒，非谓论伤寒之一病也。其文经也，其事则论，其心则以为始事于戚，乃不欲忘其初，其多则惠我后人，其意则又不欲以经自居。《易》曰谦谦君子，此之谓也。吾故曰：名虽曰论，实则经也。虽然若曰伤寒经，殊乖矣，必曰医经。称情哉。论之条目，坊间行本，法则平敷瀚布，漫不可纪。方则增补加减者，独遗桂枝附子去桂加术汤，无补而阙一。今以三百九十七者，条隶六经，各有纲纪统属，以相部领，维之使有定序，余亦章句圈绝，庶便初学易读，补方之阙者，数亦合矣。而证外之外又无谓，疑外与列，真草皆相似，或传写之误，然人皆曰《伤寒论》也。《金匮》序略曰《伤寒卒

① 【注文浅释】
　　张仲景于序文中说："为《伤寒杂病论》合十六卷"，并非"著论二十二篇"；《伤寒杂病论》之证远远大于"证外合三百九十七法"；《伤寒杂病论》并非"一百一十三方"，而是二百六十方。

病论》。卒读仓卒之卒，诚书之初名，此其有据也。但不知卒病二字，漏落于何时。俗尚苟简，承袭久远，无从可稽矣！君子于此，不能无憾焉。

万历癸巳阳月之吉九山山人方有执识

附阳病阴病传变图

阳病在表自外而内之图

表以躯壳言

腑在前,咽从府而前,前为阳,表亦阳,故腑合表而曰阳病①。

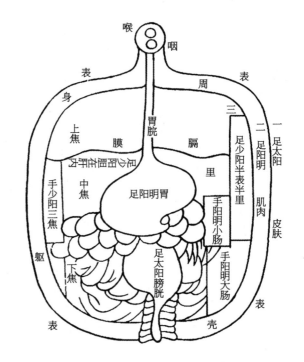

阴病在里自下而上之图（有说）

里以脏言

脏在后，喉从脏而后，后为阴，

里亦阴，故脏主里而曰阴病。

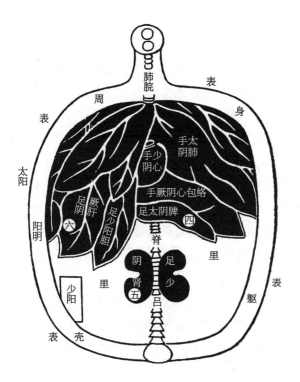

图说

　　经络筋脉类皆十二,配三阳三阴而总以六经称。六经之经,与经络之经不同。六经者,犹儒家六经之经,犹言部也。部犹今六部之部。手足之分上下,犹宰职之列左右。圣人之道,三纲五常,百行庶政,六经尽之矣。天下之大,事物之众,六部尽之矣。人身之有,百骸之多,六经尽之矣。由此观之,则百病皆可得而原委,而斯道之一贯,不在掌握乎。但六经之于人身,无所不该,全在人随处理会。《灵枢》曰:能别阴阳十二经者,知病之所生。又曰:能知六经标本者,可以无惑于天下。正谓此也。若以六经之经,断然直作经络之经看,则不尽道,惑误不可胜言。后世谬讹,盖由乎此。

　　太阳者,风寒之着人,人必皮肤当之,当之则发热,热在皮肤。皮肤在躯壳之外,故曰表。有汗无汗在荣卫,荣卫亦在表。表合太阳足膀胱经,合者何?膀胱不与诸腑通筋膜联络耳,故曰孤腑,开窍于前,前者表阳之道,故合也。言太阳而不言膀胱经与皮肤者,不待言而可知也。然太阳犹有手小肠经,安知所言非此乎?小肠经不与皮肤合,不合则不主病,不主病则不足言,不足言则不在言内亦可知也。

　　阳明者,风寒之邪过皮肤而又进。接皮肤者,肌肉也。不曰肌肉而曰阳明者,肌肉居五合之中,为躯壳之正,内与阳明足胃合也。合谓何?胃亦中,为五脏六腑之海,合内外之正,以正合正也。故又曰正阳。然则阳明虽有二经,其手大肠经不与肌肉合不在言内,而所言者为胃经可知也。夫惟以正合正,故始终任重。风寒一至胃实,则不复再传,而吉凶死生机焉,有以哉。

少阳者,邪过肌肉而又进,则又到躯壳之内,腑脏之外。所谓半表半里者,少阳足胆经之合也。合者何?胆不自立,粘连于肝而不离,与外不属躯壳而不离躯壳,内不属腑脏而不离腑脏者同道,故合也。然则不以胆与合言而以少阳言者,胆与合皆偏隅,少阳统大纲其道备也。夫以病起于表,表外也。外为阳,故曰阳病,阳病自外而内,其渐如此,过此则入内矣。内而腑脏,腑合表而应病,不待言也。脏主内,内,里也。里为阴,脏亦阴,故曰阴病。阴病者,脏受病之谓也①。

太阴,脾也。脾居中而阳事,故次少阳而为三阴之先受。少阴,肾也。厥阴,肝也。心、肺何以不受哉?《灵枢》曰:心为人一身之主,不受外邪,心受外邪人则死,以不受外邪,故位高而居上,肺主出不受纳,故最高而极上。二脏又不与外之三阳合,且阴道逆,其主下。故肝虽近脾,肾虽远而居下,肾反次脾受,肝最后受,故曰厥阴。厥虽以两阴交尽而得名,有逆道也。阴道自下而上,逆固如此。而三脏者,与表三阳又合道,天人一致之妙,有如此夫。由此观之,病虽无量,无有不归于三阳三阴者,极此而推。《素问》曰:百病皆生于风寒暑湿燥火,至哉言也。

表道自外而内,里道自下而上。三阳三阴参经络贯之于一,以统而言之,故于其渐也。不曰进,不曰入,不曰行走,而曰传,又曰转,借驿传轮转,以用其义,道本自然也。后人不察,只管愎空凿如此传如彼传之妄谬。天下有不归一于三阳三阴之病乎?呜呼!仲景殁,六经熄,病论不为不多也。而皆曰医者意也,事物皆归一于意矣,尚何道可言哉?

一日、二日、三、四、五、六日者,犹言第一、第二、第三、四、五、六之次序也。大要譬如计程,如此立个前程的期式约摸耳,非计日以限病之谓。证见如经为诊,不可拘日拘经以冒病②。且如几几合并,太阳未过,已到阳明,太少合并,阳明位间乎中,谓中间不然,可乎?此可以一日一经数乎?可以一日二经三经言也。又况一入阳明,不

①【注文浅释】
这里对阴病、阳病的说法与前所述相呼应。

②【注文浅释】
冒病:推断预测疾病演变。

复再传,此可以拘日拘经数乎? 再经数向何处去也。胶柱鼓瑟,刻舟求剑,圣人之道,可以如此而求之哉!故曰道在言外。呜呼!仲景远矣,纸上摸影以争奇炫巧者纷纷然矣!安得心志存乎作德,有主而不惑者,吾与之共论言外之道而数此。

大约腑低下,阳根于阴而不离乎阴也。胃当脾前,禀水谷而应土。其脘上通咽,主纳而不出,出则病。小肠次胃而受盛,大肠次小肠而传送。谷道肛门,其下口也。二肠通胃而一道,故承胃下出重浊以应地,阳以行阴也。膀胱无上口,当肾前,居阑二肠之门,泌别分清,渗而为溺以出前窍。水道茎垂,其下口也。胆在肝内而前向,有入无出,故称实。

大势脏高上,阴根于阳而不离乎阳也。肺总腑脏而华盖,其脘上通喉,主出而不纳,误纳,则必咳,不出不已。心次肺而前向,脾次心而中居,肝次脾而左蟠。心肝同肺系,故从肺上通轻清以应天,阴以和阳也。脾当胃后,无出无入,孤中而鼓胃,故胃实则脾约。肾当膀胱后,次脾而缀脊胛①。其中即人安生立命之门。妇人花开蒂结,娠妊于此,娩必腰痛,瓜果成熟,蒂脱而落故也。《脉诀》以右肾为命门,非但有出无入,故曰虚。

天生万物,人为最灵,腑阳脏阴缘得其正。褚氏有言,同化五谷,故胃为脾腑而脉从脾;同气通泄,故大肠为肺腑而脉从肺;同主精血,故膀胱为肾腑而脉从肾;同感交合,故小肠为心腑而脉从心;同以脉为窍,故胆为肝腑而脉从肝。如此则是以五腑五脏言也。以六腑六脏言之,《素》《灵》以心主配三焦,《脉诀》以命门配三焦。心主配者,主经络而言也。命门配者,主脉而言也。各就所主而言,虽不同,其为用火用虚,而所以言之意则一。虽皆曰虚,虚者大也。呜呼!古之君子,必求成德,德成莫要于艺精,艺精莫要于识病,识病莫要于知脉,知脉莫要于穷理。斯理未明,燮调难许,欲愈众疾,罔云而已,德可言哉!

伤寒论条辨

卷之一

辨太阳病脉证并治上篇第一
凡六十六条 方二十

太阳一经，风寒所始，营卫二道，各自中伤。风则中卫，故以卫中风而病者为上篇。然风之为风，其义不一，故其为病，最为居多。所谓中风者，乃风寒暑湿之风也，与诸家方书之所谓中风云者，义不相同。诸家方书之所谓中风，盖《素问》曰阳之气以天地之疾风名之之风也。彼但以其所谓者为中风云耳，其于在此之所谓中风云者则无闻焉。二义辨论精切，详悉分晓，惟有此书。自此以下，知此义者，李明①之而已。此义不明而欲求以言医，犹缘木求鱼耳，其如医何？此篇旧本第五，而次辨脉伤寒例痉湿暍诸篇之下，然世传诸篇，皆叔和所述，今案伤寒例一篇，则又疑非叔和语，夫以叔和编经，奚恁后经而先己，必后之赘附，遂致颠倒错乱，故条辨之，以复其初云。

（一）太阳之为病，脉浮，头项强痛而恶寒。

强，群养切。恶，影固切。下皆仿此。

太阳者，膀胱经也。其脉起于目内眦，上额交颠，从巅入络脑，还出，别下项，连风府，循肩膊内，挟脊，抵腰中，乃六经之首，主皮肤而统荣卫，所以为受病之始也。《难经》曰：浮，脉在肉上行也。滑氏曰：脉在肉上行，主表也②。表即皮肤，荣卫丽焉③。故脉见尺寸俱浮，知为病在太阳之诊也。项，颈后也。强痛者，皮肤荣卫一有感受，经络随感而应，邪正争扰也。恶寒者，该④风而言也。

① 【注文浅释】
李明：李者，理也；李明者，即道理明白。

② 【注文浅释】
脉浮，在一般情况下主表证，但在诸多情况下也主里证，对此必须辨证对待，如阳明病脉浮，少阴病脉浮等。

③ 【注文浅释】
丽焉：丽者，附着；焉者，于之。

④ 【注文浅释】
该：通"赅"，即包括、包涵。

风寒初袭表而郁于表,故不胜,复被风寒外迕^①而畏恶之,及其过表而入里,则不复恶,仇雠之义也。此揭太阳之总病,乃三篇之大纲,以下凡首称太阳病者,皆指此而言之也。

（二）太阳病,发热,汗出,恶风,脉缓者,名为中风。

恶,与恶寒之恶同。中,音众,下皆同。

太阳病,上条所揭云云者是也。后皆仿此。发热,风邪干于肌肤而郁蒸也。汗出,腠理疏,玄府开而不固也。恶风,大意见上,此以风邪郁卫,故卫逆而主于恶风^②。缓,即下文阳浮而阴弱之谓,风性柔和,所以然也。中,当也。风,谓天之八风也。言既有如上条所揭去云之太阳病,加之发热汗出恶风而脉缓者,则其病乃是触犯于风而当之也。《灵枢》曰:夫天之生风者,非以私百姓也,其行公平正直,犯者得之,避者得无,殆非求人而人自犯之,此之谓也。然风之为风,其性属阳,其中人也,从卫而入,卫,气道也,风之所以从卫入者,卫亦阳,从其类也。此承上条而又再揭太阳分病之纪一,乃此篇之小总,篇内凡首称太阳中风者,则又皆指此而言也。下条乃释此条之义以出其治,余则或申此义与凡此条之众目耳。中篇下篇,其为证候,与此虽不同,其为节目,在彼则亦然,乃太阳之大三辨也。而各篇之中,其条目则各自又有辨焉,皆风寒之分别也。学者诚能潜心涵泳^③,体认的当,则风寒之是非,了然明白矣,尚何独断之难能哉。

（三）太阳中风,阳浮而阴弱,阳浮者,热自发,阴弱者,汗自出,啬啬恶寒,淅淅恶风,翕翕发热,鼻鸣干呕者,桂枝汤主之^④。

桂枝汤方^⑤

桂枝 三两,去皮　芍药 三两　甘草 二两,炙　生姜 三两,切
大枣 十二枚,擘

上五味,吹咀,以水七升,微火煮取三升,去滓,适寒温

①【注文浅释】
迕:相遇。

②【医理探微】
逆者,失调,失常;卫逆,即卫气失调;恶风,即恶风寒;所以卫气失调而不能固护于外,病以恶风寒为主。

③【注文浅释】
涵泳:深入研究体会。

④【注文浅释】
太阳中风,认识与理解张仲景辨太阳中风证的基本含义,既寓外感病太阳中风证,又寓内伤之营卫不和证,所以对太阳中风证的基本概念不能局限于外感病。

⑤【案例犀烛】
女,24岁,低热3年余,早上体温36.7℃,中午37.3℃,下午36.9℃,汗后体温趋于正常,仍全身酸困,倦怠乏力,夜间时有低热,小腿抽筋,舌质淡红,苔白略腻,脉弱。曾多次检查各项指标均基本正常。遂用桂枝汤与藜芦甘草汤合方,桂尖10克,白芍10克,藜芦1.5克,生姜10克,大枣12枚,炙甘草10克。水煎服,每日1剂,分早中晚三服。之后又以前方据症状变化酌情加减治疗30余剂,诸证消除。
此病案既有太阳中风证,又有小腿抽筋,苔白略腻,以此辨为太阳中风夹风痰证。以桂枝汤辨治内伤太阳中风证,以藜芦甘草汤辨治风痰证,故以此合方治之。又辨识太阳风证既有外感太阳中风证,又有内伤太阳中风证,此案例即内伤太阳中风证。

服一升,服已,须臾歠热稀粥一升余,以助药力,温覆令一时许,遍身漐漐微似有汗者,益佳,不可令如水流漓,病必不除。若一服,汗出,病差,停后服,不必尽剂。若不汗,更服,依前法。又不汗,后服小促役,其间半日许令三服尽。若病重者,一日一夜服,周时观之。服一剂尽,病证犹在者,更作服,若汗不出者,乃服至二三剂。禁生冷黏滑肉面五辛酒酪臭恶等物。

　　啬,审革切。淅,心吉切。翕,晓吉切。去,上声。淬,照儿切。歠,与啜同。漐,音石。差,与瘥同。令,平声。臭恶之恶,如字。

　　此申上条而详言之,释其义,以出其治。太阳中风,乃掇上条所揭攒名以指称之,犹上条掇首条所揭,而以太阳病为首称,同一意也。阳浮而阴弱,乃言脉状以释缓之义也①。《难经》曰:中风之脉,阳浮而滑,阴濡而弱,是也。阳浮者,热自发,阴弱者,汗自出,乃承上文而言,以释发热汗出之义。言惟其脉之阳浮,所以证乃热自发也;惟其脉之阴弱,所以证乃汗自出也。关前阳,外为阳,卫亦阳也。风邪中于卫则卫实②,实则太过,太过则强,然卫本行脉外,又得阳邪而助之强于外,则其气愈外浮,脉所以阳浮,阳主气,气郁则蒸热,阳之性本热,风善行而数变,所以变热亦快捷,不待闭郁而即自蒸发,故曰:阳浮者,热自发也。关后阴,内为阴,荣亦阴也。荣无故,则荣比之卫为不及,不及则不足,不足则弱,然荣本行脉内,又无所助,而但是不足于内,则其气愈内弱,脉所以阴弱,阴主血,汗者血之液,阴弱不能内守,阳强不为外固,所以致汗亦直易,不待覆盖而即自出泄,故曰阴弱者,汗自出也。啬啬恶寒,淅淅恶风,乃双关之句,盖原太阳本恶寒,而明其所以亦恶风之情状也。啬啬,言恶寒出于内气馁,不足以耽当③其渗逼④,而恶之甚之意;淅淅,言恶风由于外体疏,犹惊恨雨水卒然淅沥其身,而恶之切之意。盖风动则寒生,寒生则肤粟,恶则皆恶,未有恶寒而不恶风,恶风而不恶寒者,所以经皆互文而互言之,不偏此偏彼而立说

① **【注文浅释】**
　　阳浮而阴弱,根据张仲景辨证精神,既寓脉特征象又寓病理之机。阳浮,指卫阳浮盛;阴弱,指营阴不足,这正是太阳中风证的病理特征。

② **【注文浅释】**
　　卫实,不是卫气盛实,而是卫中邪气实,卫气虽虚仍积极抗邪。

③ **【注文浅释】**
　　耽当:抵当,防御。

④ **【注文浅释】**
　　渗逼:为侵袭、侵扰之意。

也。翕翕发热，乃形容热候之轻微。翕，火炙也，团而合也。言犹雌之伏卵，翕为温热而不蒸，蒸，大热也。鼻鸣干呕，乃详上条之未备。鼻鸣者，气息不利也；干呕者，气逆不顺也。盖阳主气而上升，气通息于鼻，阳热壅甚^①，故鼻窒塞而息鸣，气上逆而干呕也。然翕翕发热难晓，而鼻鸣干呕易见，有鼻鸣干呕，则翕翕发热可征矣。方之为言，义之所在也。言中风之治，宜在是物也。主，主当也，言以是为主当，而损益则存乎人。盖脉证无有不相兼而见者，所以《经》但活泼泼，不欲人拘执之意也。桂枝，其性味虽辛甘而属乎阳，其能事则在固卫而善走阴也^②；芍药擅酸寒而下气，快收阴而敛液。夫卫气实而腠理开疏矣^③，非桂枝其孰能固之，荣血虚而汗液自出矣^④，非芍药其谁能收之！以芍药臣事桂枝而治中风，则荣卫无有不和谐者，佐之以甘草而和其中，则发热无有不退除者，使之以大枣而益脾，使之以生姜而止呕，皆用命之士也。微火者，取和缓不猛而无沸溢之患也。滓，淀坚也。古人药大剂，金铛中煮，绵绞漉汤，澄滤取清，故曰去滓。歠，大饮也。热稀粥者，桂枝汤劫敌之奇兵，应赤帜于必胜之阵也。助药力，微旨也，譬如释氏之禅机^⑤，老氏之玄关，儒家之心法也。漐漐，和润而欲汗之貌。微似二字，最为要紧，有影无形之谓也。不可，禁止之词也。如水流漓，言过当也。病必不除，决言不遵节制，则不效验也。小促役，催速值事也。禁者，若物皆病之反也。凡此事宜，皆责之医家耳，病家安能料理？今人之医，惟务拱默以自崖岸，至不获效，则反疑猜而多口于桂枝。诸家集方，何尝见啜热稀粥四字，徒以发汗相授受，微似，视为羡文，殊不知桂枝神算，捷在出奇，苟简之弊，牢不可破。吁！手足胼胝，禹稷之所以圣也。然则任治君子，苟未至于胼胝，亦何惮而不然也。若曰：何如此其屑屑，则脱有不中，其咎将谁归与。

数变之数，音速。

（四）桂枝本为解肌，若其人脉浮紧，发热，汗不出者，

---

① 【注文浅释】
此处病变并非阳热壅甚，而是浊气上逆上壅，肺气不利也。

② 【注文浅释】
指坚固卫气发汗而走血脉通经气。

③ 【注文浅释】
指卫气抗邪而不及固护腠理。

④ 【注文浅释】
指营气阴津不得卫气固护而外泄。

⑤ 【注文浅释】
禅机：即机要。

不可与也；常须识此，令勿误也。

为，去声。识，与志同。令，平声。

此原所以用桂枝之奥义，因著其反而示禁，以见药有反对，勉人当精其义以求的当之意。解者，救护而释散之之谓也。肌，肤肉也。盖风中卫而卫不固，发热汗出而恶风，卫行脉外，肤肉之分也。桂枝救护之，热粥释散之，病之所以解也。故曰本为解肌。浮，病在太阳也。紧，寒也。汗不出，亦寒也。不可与，言病不对，禁勿妄投也。然则桂枝汤之发汗云者，奥义也。识，记也，记其政事谓之识，言当常常用心以记其事，勿忘勿怠，而不可使有一忽之失误。盖有寒不得用桂枝^①，故致戒警如此，其言亦甚深切着明矣，而人犹自误，亦独何哉？

（五）**凡服桂枝汤吐者，其后必吐脓血也。**

桂枝辛甘大热，胃家湿热本甚者，复得桂枝之大热，则两热相搏于中宫^②，搏则必伤，甘又令人中满壅气而上溢，所以胃不司纳，反上涌而逆出也。然胃属土，土者金之母，肺属金，金者土之子，母病固传子，胃家湿热甚，则必传之肺，肺受胃之湿热，与邪热搏郁而蒸，久热为火，肺为金，脓血者，金逢火化也^③。

（六）**若酒客病，不可与桂枝汤，得汤则呕，以酒客不喜甘故也。**

此承上条所言，复举一端以申之，欲人推此以及其余。酒客者，酒性湿热，所谓胃家湿热甚者，无逾此也。呕，亦吐也。得汤则呕，以不喜甘，见上。然即酒客不喜甘，得汤则呕而推之，则凡服桂枝汤而吐者，其义皆可以比类而察识矣，触类而通之，亦存乎其人焉耳。

（七）**发汗后，水药不得入口为逆，若更发汗，必吐下不止。**

以上四条，皆言桂枝之不对^④，以严示禁之意。水药不得入口，言呕吐之甚也。夫中风服桂枝汤以发汗，桂枝汤者，甘药也，伤寒服麻黄汤以发汗，麻黄汤中亦有桂枝，则亦甘药也，以发汗药皆有桂枝之甘而言之，则此条曰：

①【医理探微】

并非寒证不能用桂枝，麻黄汤中即用桂枝散寒，而是特指太阳伤寒证在一般情况下不能用桂枝汤。

②【注文浅释】

中宫：脾胃，血脉。这里指出或热在脾胃，或热在血脉。

③【注文浅释】

用五行脏腑理论解读可作为一种理解供参考，胃热传之肺，肺为热灼而咳吐脓血。

这里是有一个前提，服桂枝汤而吐者，多有内热或湿热。当里热亢盛者再服桂枝汤辛温之剂，以温助热，病情进一步发展，可致热伤血络等不良后果。

④【注文浅释】

皆言桂枝之不对：指桂枝汤不能适应的病证，即桂枝汤之禁。

发汗后水药不得入口者，乃承上二条复又通以得汤则呕之甚者言，而深寓戒警之意也。逆者，言悖于道也。盖不通人之性气而逆治，则亦适足以致病逆而生变，故曰为逆也。必吐下者，言水药既不得入口，则胃已伤，若仍与前汤而重伤，则必致大坏，大坏则大乱，夫胃，中腑也，苟大坏乱，则不惟复上逆而仍呕吐，必将下加走泄而增泻利矣。不止，盖甚言害大，以深着致戒之意也。

（八）病有发热恶寒者，发于阳也；无热恶寒者，发于阴也。发于阳者，七日愈，发于阴者，六日愈，以阳数七，阴数六故也。

此原中风伤寒之所以始，以要其所以终之意。凡在太阳，皆恶寒也。发热恶寒者，中风即发热，以太阳中风言也①。发于阳之发，起也，言风为阳，卫中之，卫亦阳，其病是起于阳也。无热恶寒者，伤寒或未发热②，故曰无热，以太阳伤寒言也。发于阴者，言寒为阴，荣伤之，荣亦阴，其病是起于阴也。七，少阳之数也；六，老阴之数也。阳数，九为老，七为少；阴数，老六而少八者，阳道顺，阴道逆，阳主进，阴主退也。愈，瘳也。风寒中伤人，渐次人身六经之部位而传进，以一日一经言之。中风六日，经虽传遍，必七日阳进而病自愈者，阳主生也。伤寒六日，经传遍，阴退极，病乃愈者，阴主杀也。然则中风伤寒之所以为病，其始也，各从其类而起，其既也，各得其数而愈，二气相因，天人一致，道妙自然，其机如此。《易》曰：知机其神乎。又曰：原始反终，故知死生之说。医有易道，至哉言也。孙思邈曰：不知太易，不足以言医。学者不可不察，苟志于道，不可不勉。

（九）太阳病，头痛，至七日以上自愈者，以行其经尽故也，若欲再作经者，针足阳明，使经不传则愈。

传，音啭，见第五问，后仿此。

此承上条下节之自愈者，复申其已然者之义，而又更着其未然者之治。太阳头痛，首条已具言之，此又独言者举大意也。七日以上，该六日而言也。行，亦传也。经

①【注文浅释】
辨识发热恶寒者，未必仅仅局限于太阳中风，既可指导辨治太阳伤寒又可指导辨治阳明病、少阳病。阳明病初有恶寒，但以恶热为主，少阳以发热恶寒交替出现。

②【注文浅释】
伤寒或未发热：指并非无热。

尽,谓传遍也。欲作再经,谓病加进也。针足阳明,夺其传路而遏之也^①。传与阳明篇转互音义,犹古之驿传,今之过所云也。

（十）太阳病欲解时,从巳至未上。

太阳者,盛阳也,故王于巳午未,《经》曰自得其位而起者,此之谓也。

（十一）欲自解者,必当先烦,乃有汗而解,何以知之?脉浮,故知汗出解也。

此承上条复晓人以病解之机。烦字从火从页,《说文》:页,头也。然则烦者,热闷而头痛之谓也。先烦,邪欲出而与正分争,作汗之兆也。乃有汗,谓不如此则汗不得出也。脉浮,邪见还表也。汗出,邪出也。解者,邪散而病去也。

（十二）烧针令其汗,针处被寒,核起而赤者,必发奔豚,气从少腹上冲心者,灸其核上各一壮,与桂枝加桂汤,更加桂二两。

桂枝加桂汤方^②

于桂枝汤方内更加桂二两成五两,余依桂枝汤法。

令,平声。少,去声。上冲之上,上声。

此又承上条复着不喻者妄意攻之之变,与其救变之治也。烧针者,针性寒,必须先烧,使之温,而后可用也。被寒,言寒遂从针穴反得又入也。核,谓针穴处肉变红肿高起如核也。奔豚,肾之积名也。气从少腹上冲心,奔豚证发作之状也。盖人之素有肾积者,因针穴处寒得入之,其积遂发,则气自少腹上逆而冲心,状若惊豚突前而奔走,故曰奔豚也。灸其核上者,所以散其寒也。与桂枝汤者,解其欲自解之肌也。加桂者,桂走阴而能伐肾邪^③,故用之以泄奔豚之气也。然则所加者桂也,非枝也^④。方出增补,故有成五两云耳。

加减诸方,《经》止言加减,原无载方,旧本后人增补

① 【注文浅释】
指增强阳明正气,防止病邪传入。

② 【案例犀烛】
女,33岁,3年前原因不明出现气从小腹上冲咽喉,手足不温,烦躁不得卧,苔白略腻,脉沉,多次检查未发现明显异常器质性病变。遂用桂枝加桂汤、蜀漆散与四逆散合方,桂尖15克,白芍25克,柴胡15克,枳实15克,蜀漆3克,云母20克,龙骨20克,生姜10克,大枣12枚,炙甘草15克。水煎服,每日1剂,分早中晚三服。之后又以前方据症状变化酌情加减治疗40余剂,症状消除。

此病案既有阳虚奔豚又有气郁,还有痰浊,以桂枝加桂汤辨治阳虚奔豚证,蜀漆散辨治痰浊证,四逆散调理气郁,故以合方治之而取效。

③ 【注文浅释】
指桂枝能入少阴并能驱除肾中阴寒之邪。

④ 【注文浅释】
此即加肉桂之说。

成方,类附卷末,而多谬误。今依增补校勘,移就各该法下,以便用者,不费寻讨云。

（十三）太阳病,头痛,发热,汗出,恶风者,桂枝汤主之。

此与前第二条,文虽差互详略,而证治则一。前条有脉无头痛以揭病名,此有头痛无脉以言治,互相详略耳,无异殊也。盖前条以为揭病名也,故必言脉,而后可以为得尽其详,以头痛已见于首条之太阳病也,故可得而略焉,此以从泛言而论治也。故虽不言脉不足以为略,详及头痛者,以前条既遗,此申之,所以为互相发明之意也。桂枝汤,方见前,下同。

（十四）太阳病,发热汗出者,此为荣弱卫强,故使汗出,欲救邪风者,宜桂枝汤主之。

此亦申上条而释之,与前第三条申释第二条之意同。第三条言阳浮而阴弱,此言荣弱卫强,卫强即阳浮,荣弱即阴弱,彼此互言而互相发明者也。救者,解救救护之谓。不曰风邪而曰邪风者,以本体言也。

（十五）太阳病,初服桂枝汤,反烦不解者,先刺风池、风府,却与桂枝汤则愈。

此乃默喻人以救服汤不如法。发汗不如经,因而生变者之微旨,读者当以意逆[①],斯则得之,毋徒影射可也。盖桂枝全在服法,发汗切要如经。若服不如法,汗不如经,《经》曰病必不除。岂惟病不除,风愈得入而变愈剧,所以反烦。反,转也,言转加热闷也。先刺风池、风府者,预为杜塞风之门路也。风池二穴,在耳后陷者中,按之引于耳中,手足少阳脉之会,刺可入同身寸之四分;风府,在项上入发际,同身寸之一寸,大筋内宛宛中,督脉阳维二经之会,刺可入同身寸之四分。

（十六）太阳病,外证未解,脉浮弱者,当以汗解,宜桂枝汤。

外证未解,谓头痛项强恶寒等犹在也。浮弱,即阳浮而阴弱。此言太阳中风凡在未传变者,仍当从于解肌,盖严不得下早之意,故下条云。

(十七)太阳病,外证未解者,不可下也,下之为逆。欲解外者,宜桂枝汤主之。

下,去声,后皆仿此。

此承上条当汗解之旨,更并下早之禁而申言之,重致叮咛之意也。下,通大便也,亦谓攻里是也。夫所谓治病之道者,即其病之所在从而疗理之,求所以去之之谓也①。病在东而疗西,欲其去也,其可得乎? 盖风寒者,外邪也,皮肤肌肉者,人之外体也,外邪外入,犹在外体,汗之,所以逐其还复外散,则于理为顺而于道为合也。下而通大便,通腑也。腑,内也,病在外而求之内,欲何求哉? 于理则不顺,故于道则颠倒悖戾而谓为逆也,《经》曰:从外而之内者,治其外,正谓此也。故上下条反复深致戒谨如此。

(十八)太阳病,先发汗不解,而复下之,脉浮者,不愈。浮为在外而反下之,故令不愈,今脉浮,故知在外,当须解外则愈,宜桂枝汤主之。

反,音板,下仿此。

复,亦反也,此总上二条而申释之,重致反复叮咛戒谨之意。

(十九)风家,表解而不了了者,十二日愈。

风家,谓中风之病也。表,外证也。解,罢也。了了,犹惺惺也。言中风之病,外证俱罢,大势已除,余邪未尽,犹未复初也。十二日,经尽之时也。言至此时,则余邪当悉去而初当复也。盖晓人当静养以待,勿多事反扰之意,《素问》曰:食养尽之,毋使过之,伤其正也,此之谓也。

(二十)中风发热,六七日不解而烦,有表里证,渴欲饮水,水入则吐者,名曰水逆,五苓散主之。

五苓散方②

猪苓十八铢,去皮　茯苓十八铢　泽泻一两六铢　白术十八

①【注文浅释】
　　指治病必须根据病变证机采用最佳治疗方药。

②【案例犀烛】
　　女,54岁,有多年口干舌燥,饮水不欲下咽,面部烘热,汗出,心烦意乱。遂用五苓散与桂枝汤合方,猪苓10克,茯苓10克,泽泻15克,白术10克,桂尖10克,白芍10克,生姜10克,大枣12枚,炙甘草10克。水煎服,每日1剂,分早中晚三服。之后又以前方据症状变化酌情加减治疗30余剂,诸症状消除。
　　此病案既有水气内遏又有营卫病变,辨识口干舌燥,饮水不欲下咽为水气内遏;面部烘热、汗出为营卫病变。以五苓散清利水湿、温化阳气,桂枝汤调理内伤营卫,故以合方治之而取效。

铢　桂半两

上五味为散，以白饮和服方寸匕，日三，多服暖水，汗出愈。

散，上声。和，去声。

此太阳中风失于未治，久而入里之证。盖中风发热，必自汗出，六七日不解，出为过多可言也。烦者，汗出过多，亡津液而内燥也。表，以外证未罢言；里，以烦渴属腑言。欲饮水者，燥甚而渴，希救故也。吐，伏饮内作，故外者不得入也。盖饮亦水也，以水得水，涌溢而为格拒，所以谓之曰水逆也。泽泻长于行水，由其咸寒能走肾也；术性最善胜湿，以其苦甘而益脾也；二苓淡渗，利水以滋干，桂擅辛甘，祛风而和表。然术与泽泻，有苓事也。桂与苓者，岂非以其走阴而致师邪？谓五苓散两解表里而得汗者，里属腑，腑者，阳也，表本阳，所以一举而两得，故曰汗出愈也。

"术"上不当有"白"字，说在《本草钞》"术"条下。是书编始于叔和，叔和有《脉经》，《脉经》术上皆无白字，足可征也。然则白为后人所加明甚。呜呼，一字之加虽微，自夫执方者视之，为祸后世甚大。所谓杀人以政无异于刃者，此不殆有甚邪。

（二十一）太阳病不解，热结膀胱，其人如狂，血自下，下者愈，其外不解者，尚未可攻，当先解外。外解已，但少腹急结者，乃可攻之，宜桃核承气汤。

桃核承气汤方①

桃仁五十个，去皮尖　桂枝三两，去皮　大黄四两　芒硝二两　甘草二两，炙

上五味，以水七升，煮取二升半，去滓，纳芒硝，更上火，微沸，下火，先食温服五合，日三服，当微利。

去，上，皆上声。内，音纳。更，下，先，皆去声。合，音鸽，后皆仿此。

①【案例犀烛】
女，36岁，有多年双相情感障碍病史，3年来病情加重。刻诊：情绪低落，欲骂人毁物，大便干结，手足颤抖，倦怠乏力，舌质淡红夹紫，苔厚腻黄白夹杂，脉沉。遂用桃核承气汤、小柴胡汤与藜芦甘草汤合方，桃仁 10 克，桂尖 6 克，大黄 12 克，芒硝 6 克，柴胡 24 克，枯芩 10 克，生半夏 12 克，红参 10 克，生姜 10 克，大枣 12 枚，藜芦 1.5 克，炙甘草 10 克。水煎服，每日 1 剂，分早中晚三服。之后又以前方据症状变化酌情加减治疗 80 余剂，诸症状基本消除。
此病案既有瘀热又有气郁少气，更有风痰，以桃核承气汤清泻瘀热，小柴胡汤清热调气益气，藜芦甘草汤化痰息风，故以合方而取效。

热结膀胱①，即下条太阳随经瘀热在里之互词。狂，心病也②。心主血而属火，膀胱，居下焦而属水，膀胱热结，水不胜火，心火无制，则热与血搏，不自归经，反侮所不胜而走下焦，下焦蓄血，心虽未病，以火无制而反侮所不胜，故悖乱颠倒语言妄谬，与病心而狂者无异，故曰如狂也。血自下则邪热不复停，故曰愈也。少腹，指膀胱也。急结者，有形之血蓄积也。桃仁，逐血也；桂枝，解外也；硝黄，软坚而荡热也；甘草，甘平而缓急也。然则五物者，太阳随经入腑之轻剂也。先食，谓先服汤，而饮食则续后进也。

（二十二）太阳病，六七日，表证仍在，脉微而沉，反不结胸，其人发狂者，以热在下焦，少腹当硬满，小便自利者，下血乃愈，所以然者，以太阳随经瘀热在里故也，抵当汤主之。

抵当汤方③

水蛭三十个，熬　虻虫三十个，熬，去翅足　大黄三两　桃仁二十个，去皮尖

上四味为散，以水五升，煮取三升，去滓，温服一升，不下，再服。

少，下血，不下之下，抵当之当，皆去声。瘀，影据切。去，上声。

此承上条而复以其较重者言，详其义，变制以出其治。上言不解，此言表证仍在；上言当先解外，此言脉与反不结胸。发狂，则主血之心亦病，而重于如狂。硬满即急结，皆上条变文之互词。小便自利见下。下血，言不自下者当须下之，皆互相发明④者也。所以然者至末，结上起下以发出治之词。里，膀胱也，腑也，故曰随经。瘀，血气壅秘也。抵，至也。水蛭、虻虫，攻坚而破瘀；桃仁、大黄，润滞而推热。四物者，虽曰比上则为较剧之重剂，然亦至当不易之正治也。

①【注文浅释】

热结膀胱：部位概念，病变部位并不局限于膀胱。膀胱是下焦代名词，热亦见结于肠、胞宫等。

②【注文浅释】

狂，心病也：病变部位及病变证机既可能在心又可能不在心，用多变的思维认识问题。

③【案例犀烛】

男，56 岁，经检查诊断为前列腺结石，伴有小腹少腹胀痛，小便不利，舌质暗红夹瘀紫，苔黄腻，脉沉。遂用抵当汤、甘遂半夏汤与蒲灰散合方，水蛭 10 克，虻虫 6 克，大黄 6 克，桃仁 4 克，滑石 10 克，蒲黄 20 克，甘遂 5 克，生半夏 24 克，白芍 15 克，甘草 10 克。水煎服，每日 1 剂，分早中晚三服。之后又以前方据症状变化酌情加减治疗 100 余剂，经复查病变痊愈。

此病案为瘀热水气内结。以抵当汤攻下瘀热，甘遂半夏汤荡涤水气，蒲灰散利水化瘀，故以合方而取效。

④【注文浅释】
发明：阐述，阐明。

（二十三）太阳病，身黄，脉沉结，少腹硬，小便不利者，为无血也。小便自利，其人如狂者，血证谛也，抵当汤主之。

此总上二条而分晓之，以决言抵当为的于用之意。黄，瘀热外薄也。小便不利以下，承上文以辨白上二条而分别之也。谛，审也，言如此则为血证审实，无复可疑，必须抵当者乃其的对，勉人勿二之意也。

（二十四）太阳病，发汗后，大汗出，胃中乾，烦燥不得眠，欲得饮水者，少少与饮之，令胃气和则愈。若脉浮，小便不利，微热，消渴者，与五苓散主之。

燥，音埽。乾，音干。令字，读平声。

伤寒宜发汗，发汗则病解，中风宜解肌，发汗则变生①。然则太阳病发汗后，大汗出者，中风误于发汗②，变也。胃中干者，汗出过多亡津液也。烦燥者，干则燥，燥则热，热则烦也。不得眠者，胃为阴，干则不足，不足则不和，不和，所以不得眠也，《素问》曰：胃不和，则卧不安，此之谓也。欲得饮水者，热思凉而燥作渴，引水以自救也。少少与者，胃属土，土干固③燥，得水则润，润则和，和则万物生，所以愈也。不然多则涝，涝则反为土所恶矣。若脉浮，言或不即愈，而脉又转单浮之谓，浮则邪见还表可知矣。小便不利，土干则水竭也，微热，邪还表则病已减，故热亦轻也。消，言饮水而小便又不利，则其水有似乎内自消也。渴，言能饮且能多也。五苓散者，导湿滋干，功兼其全也。干得滋而湿得导，则热不期退而自退，病不言愈而愈可知，此又用五苓之一义也。方见前。

（二十五）太阳病，发汗，汗出不解，其人仍发热，心下悸，头眩身瞤动，振振欲擗地者，真武汤④主之。

悸，群季切。眩，匣绢切。瞤，日伦切。振，平声。擗，滂吉切。

此举下篇首条末后为逆之一节，更互其词以详其义，出其治以救其逆。盖太阳中风，误服大青龙而致逆之救法也。发汗而病不解者，其为误汗可知也。仍发热，言汗

① 【医理探微】
解肌之中寓发汗，发汗之中寓解肌，不能将发汗与解肌之间截然分开，言发汗者兼顾于肺，解肌者兼顾于脾胃。

② 【注文浅释】
中风误于发汗，中风可以用桂枝汤发汗解肌，不能用麻黄汤发汗宣肺。

③ 【注文浅释】
固：涸也。

④ 【案例犀烛】
男，59 岁，经检查诊断为心衰、肾衰，伴水肿，心悸，小便不利，口淡不渴，苔白厚腻，脉沉弱。遂用真武汤与小半夏汤合方，制附子 5 克，茯苓 10 克，白芍 6 克，生半夏 24 克，生姜 24 克，白术 6 克。水煎服，每日 1 剂，分早中晚三服。之后又以前方因症状变化酌情加减治疗 30 余剂，诸症状基本消除。

此病案为阳虚水气痰湿证。以真武汤温阳健脾利水，小半夏汤燥湿化痰，故以合方而取效。

虽出,病依旧在也。悸,怔忡也。眩,昏晕也。瞤,胸动也。振振,振作也。擗,拊心也。言心怔而忡,头昏而晕,肉胸而动,手拊心而无何可奈,厥逆筋惕肉瞤变文之互词也。夫太阳中风,阳浮阴弱,汗出恶风,例虽名曰发汗,义则实在解肌。解肌者,桂枝汤也。法曰:遍身漐漐,微似汗者益佳,不可令如水流漓,病必不除。苟至流漓,岂惟病不除,多见亡阳而虚甚也。微弱与浮弱大略相仿佛,亦互文也。汗出恶风,桂枝证也。服大青龙,势必流漓可知。仍发热,翕翕不除而变甚。厥逆而至于振振欲擗地,啬啬渐渐变剧也。病变剧矣,亡阳虚甚矣,大敌在前,良将重选,是故茯苓行水,术性导湿,湿导水行,祖龙归海①也;芍药收阴,附子回阳,阳回阴收,铁甲当关也;生姜以醒其昏,为救厥逆之剧。盖龙之为龙,方其旱也,固奋然升天行雨以显诸仁。及其涝也,则又幡然蹈海潜渊以藏诸用。行雨者,致水也,潜渊者,伏水也。然则水也者,龙之所以神其变化者也。而真武者,则又专位乎北,而为司水之神也。龙既不能外水以自神,水又必由真武以神其主。大哉青龙,吾知其不能不降于真武矣。道之所符而自然之验固如是夫。是故误服神汤而变剧者,必有神汤而后救也。神乎神乎,圣而不可知之之谓,此非细义,读者最宜致思。方见少阴篇。

(二十六)太阳病,发汗,遂漏不止,其人恶风,小便难,四肢微急,难以屈伸者,桂枝加附子汤主之。

桂枝加附子汤方②

于桂枝汤方内加附子三枚,余依桂枝汤法。

此亦太阳中风误汗之变证③。发汗,遂漏不止者,由反治,所以汗反出而势不容已也。恶风者,太阳中风本自汗出腠理疏而恶风,既漏不止,则腠理愈疏而恶愈甚也。小便难者,汗漏不止,则亡阳亡津液,亡阳则气不足,亡津液则水道枯竭。且小便者,膀胱所司也④,膀胱本太阳经

①【注文浅释】

祖龙归海:指水气下行下泄。

②【案例犀烛】

男,19岁,经检查诊断为甲状腺功能减退症,伴有汗多、怕冷、倦怠乏力,小腿抽筋,口渴,脉沉弱。遂用桂枝加附子汤与栝楼牡蛎散合方,桂尖10克,白芍10克,制附子5克,天花粉24克,牡蛎24克,生姜10克,大枣12枚,炙甘草10克。水煎服,每日1剂,分早中晚三服。之后又以前方据症状变化酌情加减治疗90余剂,经复查各项指标基本恢复正常。

此病案为卫虚津伤。以桂枝加附子汤调补卫气,栝楼牡蛎散滋荣阴津,故以合方而取效。

③【注文浅释】

此言甚是。辨太阳病不可局限于太阳中风证,包括所有太阳病的基本证型,既可能是太阳中风误汗之变证,又可能是太阳伤寒误汗之变证,还有可能是太阳温病误汗之变证。

④【注文浅释】

辨识小便病变,症状表现虽不离于膀胱,但病变证机则不尽在膀胱,亦可在心、在肺、在脾、在肝、在肾等。

而为诸阳主气,气不足则化不行也。四肢微急难以屈伸者,脾统血而主四肢,胃司津液而为之合,津液亡而胃不足,则脾亦伤而血亦亏,血气亏涩,筋骨所以不利也。夫固表敛液,无出桂枝之右矣。而欲复阳益气,所以有附子之加焉。然三枚盖出于增补,非经之本文,用者宜参酌。

（二十七）风湿相接^①,骨节烦疼掣痛,不得屈伸,近之则痛剧,汗出短气,小便不利,恶风不欲去衣,或身微肿者,甘草附子汤主之。

甘草附子汤方^②

甘草二两,炙　附子二枚,炮,去皮脐,破　⚪术二两　桂枝四两,去皮

上四味,以水六升,煮取三升,去滓,温服一升,日三服,初服得微汗则解,能食汗出复烦者,服五合,恐一升多者,宜服六七合为妙。

掣,定文切。剧,群吉切。去,溪矩切。

掣,挽聚也,言风与湿挽合团聚,共为一家之病也。有本来感受天地之风湿,而为风湿相挽者,有中风汗出过多,湿沾衣被,致成风湿相挽者,有伤寒发汗过多,衣被不更,变而为风湿相挽者,三者所受之因虽殊,而其为病则一,故其为治亦皆大略相同,此盖以中风之风湿相挽而言。烦,风也。痛,湿也。风淫则掣,湿淫则痛^③。风湿之邪,注经络,流关节,渗骨髓,四体所以烦疼掣痛而不利也。近之则痛剧者,外邪客于内,连之则逆也。短气者,汗多亡阳而气伤也。恶风不欲去衣者,以重伤故恶甚也。或,未定之词。身微肿,湿外薄也,不外薄则不肿,故曰或也。甘草益气和中,附子温经散湿,术能胜水燥脾,桂枝祛风固卫,此四物者,所以为风湿相挽之的药也。

（二十八）太阳病,中风,以火劫发汗,邪风被火热,血

---

①【注文浅释】
接:搏。宋版即"风湿相搏"。后有"风湿相搏"之释,而无"风湿相接"之释,恐"接"乃搏之误。

②【案例犀烛】
男,29岁,经检查诊断为强直性脊柱炎,身体僵硬、怕冷、倦怠乏力,面色不荣,四肢麻木,舌质淡红,苔黄腻夹白,脉沉弱。遂用甘草附子汤、乌头汤与小陷胸汤合方,制附子10克,白术6克,桂尖12克,制川乌10克,麻黄10克,白芍10克,黄芪10克,全瓜蒌30克,生半夏12克,黄连3克,炙甘草10克。水煎服,每日1剂,分早中晚三服。之后又以前方据症状变化酌情加减治疗60余剂,诸症状基本消除。
此病案为阳虚寒凝夹痰热证。以甘草附子汤温补阳气,乌头汤补益温通,小陷胸汤清化痰热,故以合方而取效。

③【注文浅释】
湿淫则痛:湿淫症状表现以困痛或重痛或沉痛为主。

气流溢,失其常度,两阳相熏灼,其身发黄,阳盛则欲衄,阴虚则小便难,阴阳俱虚竭,身体则枯燥,但头汗出,剂颈而还,腹满而喘,口干咽烂,或不大便,久则谵语,甚者至哕,手足躁扰,捻衣摸床,小便利者,其人可治。

衄,疑木切。谵,《素问》作谵,与詹同,下仿此。

强夺而取之之谓劫。邪风被火热,承上起下之词,言太阳中风不当如此治,故曰失其常度,着其变以致戒之意也。两阳,谓风火也。黄,脾土之色也。脾主肌肉,邪热甚则土燥,故色显然着见于外也。阳盛,阳以气言,火能助气,故盛也。欲衄,待衄未衄之词。阴虚,阴以血言,热则耗血,故虚也。小便,血液之类也,血耗,故难也。然火能助气,过则反败气,所以阴阳俱虚竭,言血气俱亏乏也。身体则枯燥,承上文而言亏乏之征也。剂,齐分也,言汗自头出至颈,自颈齐分,还而不下。《灵枢》曰:诸阴脉皆至颈胸中而还,独诸阳脉皆上至头耳。然则是乃阳有汗而阴不汗也。腹满,邪内实也。微喘,热攻于肺,肺受熏蒸而气促急也。口干,阴虚而津液不足也。咽烂,炎蒸而成腐坏也。或不大便,言津液不足,有时或则便硬也。谵语,寐中多言妄语,盖言出于心,火盛血衰,心虚而神乱也。哕,火炽而气逆也。手足为四肢,乃诸阳之本,阳邪盛甚,气乱神昏,所以疾[①]动而不宁也。小便利者,反上文阴虚小便难而言,利则阴未甚虚,阴未甚虚,则阳犹有可以回之者,所以为可治也。

(二十九)太阳病,以火熏之,不得汗,其人必躁,到不解[②],必清血,名为火邪。

清与圊同。

熏,亦劫汗法。盖当时庸俗用之,烧坑铺陈,洒水取气,卧病人以熏蒸之之类是也。躁,手足疾动也。到,言犹反也。谓徒躁扰而反不得解也。清血,便血也。汗为血之液,血得热则行,火性大热,既不得汗,则血必横溢。阴盛者,所以下圊也。

(三十)太阳病,二日,反躁,反熨其背,而大汗出,大

①【注文浅释】
疾:快也;引申为躁动。

②【注文浅释】
宋版为"到经不解"。

热入胃，胃中水竭，躁烦，必发谵语，十余日，振栗自下利者，此为欲解也。故其汗从腰以下不得汗，欲小便不得，反呕，欲失溲，足下恶风，大便鞕，小便当数，而反不数及不多，大便已，头卓然而痛，其人足心必热，谷气下流故也。

尉，俗作熨，鞕与硬同。下利下流之下，去声。数，音朔。

二日，当传之时也。反躁，欲传也。熨其背，亦火劫汗法也。大汗出者，悖道以治，故出骤也。大热，邪热与火热相抟也。入胃，胃属土，故火邪先之也。水竭，火盛则水涸也。躁烦谵语，皆内热也。十余日，过经同也。振，鼓战，栗，悚缩，作欲解之先兆也。下利，阴虚而津液偏于下走也。欲解，待解未解之词。故其汗从腰以下不得汗，至大便硬一节，乃承上文说犹未解之意，言振栗若是作汗，则热散而病解，今自利，津液又偏于下泄，胃中又不足，所以待解不解，汗不到下体，干而不得小便，阳气不下通，反上逆而呕。失，犹言不也。溲，小便也。足下恶风，无阳以为卫护也。大便硬，无津液以为润送也。小便当数而反不数至末，是反上文又说要解的意。盖言以人之津液偏渗而论之，大便既硬，则小便当多而频数，故以不数为反，既反不数，则津液又当回于胃中可知也。及，言待及津液由此而回足，则大便得润而当出。出多者，以待则久，久故多也。卓，特也。头特然而痛，阴气上达也。足心必热，阳气下通也。谷气，食气也。言待解未解以来，为津液又不足，阳不下，阴不上，是以犹不解，今阴上达而头独觉痛[①]，阳下行而足心则热者，以胃中津液回足，大便润而得出，食气已下行也。病虽不言解，而解之意已隐然见于不言之表矣，读者当自悟可也。

（三十一）太阳病，当恶寒发热，今自汗出，不恶寒发热，关上脉细数者，以医吐之过也。一二日吐之者，腹中饥，口不能食；三四日吐之者，不喜糜粥，欲食冷食，朝食暮吐，以医吐之所致，此为小逆。

①【注文浅释】
阴者，浊阴，浊气。该句指浊气上行直达于头即头痛。

此原病变由于误治,因复推其未为大过,亦严戒警之意。关上,脾胃之部位也,细则为虚,数则为热,所以知其误于吐也。一二日,言病之初,犹在太阳也。腹中饥,阳能化谷而吐后胃虚也。口不能食,胃受伤也。三四日,病在阳明也。欲食冷食,阳明恶热也。朝,自寅至辰,少阳之王时,少阳未病,故饮食如常也。暮,自申至戌,阳明之王时,阳明胃伤,故当其时则吐也。小逆,言证未甚变,邪未乱传,但以吐伤其胃气,致使止妨于饮食,所以犹得为小逆也。然逆虽曰小,君子必求无逆而后可,是故致戒如此。

(三十二)太阳病,吐之,但太阳病当恶寒,今反不恶寒,不欲近衣,此为吐之内烦也。

此亦误吐之变证。不恶寒不欲近衣,言表虽不显热而热在里也,故曰内烦。内烦者,吐则津液亡,胃中干,而热悗内作也。

(三十三)太阳病,小便利者,以饮水多,必心下悸,小便少者,必苦里急也。

饮水多而心下悸者,心为火脏,水多则受制也[①]。小便少则水停,所以里急也。

(三十四)太阳中风,下利呕逆,表解者,乃可攻之,其人漐漐汗出,发作有时,头痛,心下痞硬满,引胁下痛,干呕短气,汗出不恶寒者,此表里未和也,十枣汤主之。

十枣汤方[②]

芫花_熬 甘遂 大戟 大枣_{十枚,擘}

上上三味,等分,各别捣为散,以水一升半,先煮大枣肥者十枚,取八合,去滓,纳药末,强人服一钱匕,羸人服半钱,温服之,平旦服,若下少病不除者,明日更服加半钱,得快下利后,糜粥自养。

下利、下少之下,更,皆去声。羸,音雷。养,上声。

乃可攻之以上,喻人勿妄下早之意。漐漐汗出至短

① 【注文浅释】

辨识心下悸病变证机及病变部位既可能在心又可能在脾胃。此为辨水停中焦与下焦,即茯苓甘草汤证与五苓散证之辨。

② 【案例犀烛】

女,35岁,经检查诊断为脑积水,伴有头痛、头沉,舌质淡红,苔白略腻,脉沉略弱。遂用十枣汤与麻黄汤合方,大戟3克,芫花3克,甘遂3克,麻黄10克,桂尖6克,杏仁15克,大枣10枚,炙甘草6克。水煎服,每日1剂,分早中晚三服。之后又以前方据症状变化酌情加减治疗70余剂,诸症状基本消除,仍以经方合方巩固疗效。

此病案为寒痰阻遏清阳。以十枣汤荡涤痰饮,麻黄汤宣通阳气,故以合方而取效。

① 【案例犀烛】

女,54岁,经检查诊断为溃疡性结肠炎,伴有腹痛,大便溏泻夹脓血,食凉加重,手足厥冷,舌质淡、苔白厚腻,脉沉弱。遂用桂枝人参汤与赤丸合方,桂尖 12 克,红参 10 克,白术 10 克,干姜 10 克,制川乌 6 克,生半夏 12 克,茯苓 12 克,细辛 3 克,炙甘草 12 克。水煎服,每日 1 剂,分早中晚三服。之后又以前方据症状变化酌情加减治疗 40 余剂,诸症状基本消除。

此病案为虚寒夹痰湿,以桂枝人参汤益气温阳散寒,赤丸温化寒湿。故以合方而取效。

② 【注文浅释】

否:痞也。

③ 【案例犀烛】

男,65岁,有多年糖尿病病史,伴有大便干结,腹部怕冷,时时恶心欲吐,手足麻木不温,口苦口腻,舌质红,苔黄腻夹白,脉沉弱。可服用中西药未能有效控制症状表现,其餐前血糖仍在 12.0 mmol/L 以上,经病友介绍前来诊治,遂用葛根芩连汤、大黄附子汤、小半夏汤与藜芦甘草汤合方,葛根 24 克,黄连 10 克,枯芩 10 克,大黄 10 克,制附子 15 克,细辛 6 克,生半夏 24 克,生姜 24 克,藜芦 1.5 克,炙甘草 10 克。水煎服,每日 1 剂,分早中晚三服。之后又以前方据症状变化酌情加减治疗 40 余剂,血糖控制在 7.0 mmol/L 左右。

此病案为湿热夹寒结气逆证。以葛根芩连汤清热燥湿,大黄附子汤温通寒兼清,小半夏汤燥湿降逆止吐,藜芦甘草汤息风化痰,以此合方治之而取效。

气,言证虽有里,犹未可下,直至汗出不恶寒,方是承上起下,言当下以出其治。然下之为下,义各不同,此盖邪热伏饮,抟满胸胁,与结胸虽涉近似,与胃实则大不相同。故但散之以芫花,达之以甘遂,泻虽宜苦,用则大戟,胜之必甘,汤斯大枣,是皆蠲饮逐水之物,而用情自尔殊常。羸,瘦劣也。糜粥,取糜烂过熟易化,而有能补之意。

(三十五)太阳病,外证未除,而数下之,遂协热而利,利下不止,心下痞硬,表里不解者,桂枝人参汤主之。

桂枝人参汤方①

桂枝四两,去皮　甘草四两,炙　白术三两　人参三两　干姜三两

上五味,以水九升,先煮四味取五升,纳桂,更煮取三升,去滓,温服一升,日再服,夜一服。

数,读迟数有命之数,音速。数下利下之下,去声。数,言失于急遽,下之太早,所以原反,而为反之互词也。协,互相和同之谓,言误下则致里虚,外热乘里虚而入里,里虚遂协同外热变而为利,利即俗谓泄泻,是也。不止,里虚不守也。痞鞕者,正虚邪实,中成滞碍,否②塞而不通也。以表未除也,故用桂枝以解之;以里下虚也,故用理中以和之;干姜兼能散痞硬之功,甘草亦有和协热之用。是故方则从理中,加桂枝而易名,义则取表里,期两解之必效。

(三十六)太阳病,桂枝证,医反下之,利遂不止,脉促者,表未解也,喘而汗出者,葛根黄连黄芩汤主之。

葛根黄连黄芩汤方③

葛根半斤　黄连三两　黄芩二两　甘草二两,炙

上四味,以水八升,先煮葛根减二升,纳诸药,煮取二

升,去滓,分,温再服。

此与上条因同而变异。利遂不止以上,与上条上节,两相更互发明之词;脉促以下,言变殊,故治异也。促为阳邪上盛,阳主表故为表未解之诊。喘汗者,里虚阴弱而表阳不为之固护也[①]。夫表未解而利则属胃,有阳明之分也。故肌之当解者,从葛根以解之。以喘汗不独表实而有里虚也,故但从中治而用甘草以和之。然利与上条同,而上条用理中者,以痞硬也。此用芩连者,以喘汗属热为多也。然则四物之为用,其名虽与上条殊,其实两解表里则一耳。

(三十七)太阳病,下之后,其气上冲者,可与桂枝汤方,用前法。若不上冲者,不可与之。

下,去声。上,上声。

气上冲者,阳主气而上升,风属阳,所以乘下后里虚入里而上冲也。但上冲而不他变,则亦有可下之机而不足为大误。然终以不先解表,致有上冲之逆,故曰:可与桂枝汤方用前法。言以桂枝汤与前番所下之汤法合汤,再行表里两解之,如桂枝加大黄之类是也。若不上冲,则非阳邪可知,故曰不可与之。

(三十八)太阳病,下之后,脉促,胸满者,桂枝去芍药汤主之。若微,恶寒者,去芍药方中加附子汤主之。

桂枝去芍药汤方[②]

于桂枝汤方内,去芍药一味,余依桂枝汤法。

桂枝去芍药加附子汤方[③]

于桂枝汤方内去芍药,加附子一枚。

下,去声。去,上声。

凡下而证变者,皆误下也。胸满者,阳邪乘虚入里而上抟于膈也。用桂枝者,散胸满之阳邪也。去芍药

① 【临证薪传】
辨识喘汗的病变证机是里热迫津外泄,郁热熏蒸于上,病变不是以里虚为主。

② 【案例犀烛】
女,48岁,有多年胸腔静脉回流受阻病史,伴有胸闷气短,动则气喘,胸中怕冷,时有烦热,手足不温,口腻,舌质淡红,苔白腻夹黄,脉沉弱。遂用桂枝去芍药汤、桂枝人参汤、橘枳姜汤与赤丸合方,桂尖12克、红参10克、干姜10克、白术10克、陈皮45克、枳实10克、生姜24克、制川乌6克、茯苓12克、细辛3克、大枣12枚、炙甘草12克。水煎服,每日1剂,分早中晚三服。之后又以前方据症状变化酌情加减治疗30余剂,诸症状表现消除。

此为阳虚寒痰气郁证。以桂枝去芍药汤温通胸阳,桂枝人参汤温补胸阳,赤丸温化寒痰,橘枳姜汤行气降逆,以此合方治之而取效。

③ 【案例犀烛】
男,39岁,有多年胸中满闷病史,伴有头汗如水流,手足不温,手指麻木,倦怠乏力,失眠多梦,苔白腻。遂用桂枝去芍药加附子汤、桂枝加龙骨牡蛎汤、橘枳姜汤、四逆加人参汤与藜芦甘草汤合方,桂尖10克,制附子5克,白芍10克,龙骨12克,牡蛎12克,陈皮45克,枳实10克,干姜5克,红参3克,藜芦1.5克,大枣12枚,生姜24克,炙甘草10克。水煎服,每日1剂,分早中晚三服,治疗40余剂,诸症状消除。

此病案为阳虚心肾不交,气虚风痰。以桂枝去芍药加附子汤温补阳气,桂枝加龙骨牡蛎汤温阳交通心肾,橘枳姜汤温通行气降逆,四逆加人参汤益气温阳,藜芦甘草汤息风化痰,故以合方而取效。

①【注文浅释】
恶者,担忧,恐怕;担忧芍药走里入阴而酸收敛邪。

②【案例犀烛】
女,22岁,有多年慢性支气管炎、慢性胃炎病史,伴有汗出,头晕目眩,胸闷,倦怠乏力,恶心呕吐,腹胀,舌质淡,苔白腻,脉沉弱。遂用桂枝加厚朴杏仁汤、苓甘五味姜汤、橘枳姜汤、赤丸与藜芦甘草汤合方,桂尖10克,白芍10克,厚朴6克,杏仁10克,茯苓12克,五味子12克,干姜10克,细辛10克,陈皮45克,枳实10克,制川乌6克,生半夏12克,藜芦1.5克,炙甘草10克。水煎服,每日1剂,分早中晚三服。之后又以前方据症状变化酌情加减治疗50余剂,诸症状消除。
此病案肺虚气逆,气夹寒痰。以桂枝加厚朴杏仁汤益肺降逆,苓甘五味姜辛汤益肺散寒降逆,橘枳姜汤行气降逆,赤丸温化寒痰,故以合方治之而取效。

③【注文浅释】
指气郁于肺而逆于上。气者,肺气;夺者,郁结,阻遏。

④【注文浅释】
见道:指遵循基本规律。

者,恶其走阴而酸收也①。微恶寒,阳虚也。加附子,回阳也。

(三十九)喘家作,桂枝汤加厚朴杏子佳。佳,一本作仁。

此揭言阳邪作喘治法之大要。

(四十)太阳病,下之微,喘者,表未解故也,桂枝加厚朴杏仁汤主之。

桂枝加厚朴杏仁汤方②

于桂枝汤方内,加厚朴二两,杏仁五十个,余依桂枝汤法。

此详上条而重出。喘者,气夺于下而上行不利③,故呼吸不顺而声息不续也。盖表既未罢,下则里虚,表邪入里而上冲,里气适虚而下夺,上争下夺,所以喘也。然微者,言气但亏乏耳,不似大喘之气脱也。以表尚在,不解其表,则邪转内攻而喘不可定,故用桂枝解表也;加厚朴,利气也;杏仁有下气之能,所以为定喘当加之要药。

(四十一)太阳病,医发汗,遂发热恶寒,因复下之,心下痞,表里俱虚,阴阳气并竭,无阳则阴独,复加烧针,因胸烦,面色青黄,肤眴者难治,今色微黄,手足温者易愈。

复下之下,去声。

此言病变由于误治,而明可愈不可愈之分,以见道④本自然,人不可苟之意。下原初误,痞言再误,表以误汗言,里以误下言,故曰俱虚。阴指里,阳指表,无阳,以俱虚言也。阴独,谓痞也。青黄,脾受克贼之色。微黄,土见回生之色。手足温,阳气回于四末也。言既经反复之误,又见克贼之色,肌肤眴动而不宁,则脾家之真阴败,而为难治。今则土见回生之色,四末得温,胃家之真阳复,故为易愈也。然则均误也,如彼变则难,如此变则易,自然而然,所谓道也。虽有智者,岂能加毫末?是故君子慎其初以求尽道,不苟道以罔人,小人反是。

（四十二）太阳病，下之，其脉促，不结胸者，此为欲解也。脉浮者，必结胸也。脉紧者，必咽痛。脉弦者，必两胁拘急。脉细数者，头痛未止。脉沉紧者，必欲呕。脉沉滑者，协热利。脉浮滑者，必下血。

凡在太阳，皆表证也。误下则变，亦有乱生而不可以一途拘者。促为阳邪上盛，阳盛于上而不结胸，则邪必待散而欲愈可知。浮为热在上焦，下后脉浮，则邪热上抟必结于胸可诊。紧则寒邪客于下焦，下焦有少阴，少阴之脉，循咽挟舌本，客邪为热，循经而上冲，所以知必作咽痛也[①]。弦为邪抟少阳，少阳之脉循胁，所以知两胁必拘急也。细数者，邪气因循而欲传，故知头痛未止也。沉紧，有寒气也，故气上逆而必欲呕。沉滑邪干水分也，故必协热作利。浮滑，气伤血分也，故知必致下血。夫以病在太阳，一误下之余，而其变乱有如此者，是故君子，不可不慎也。

（四十三）太阳病，脉浮而动数，浮则为风，数则为热，动则为痛，数则为虚，头痛发热，微盗汗出而反恶寒者，表未解也。医反下之，动数变迟，膈内拒痛，胃中空虚，客气动膈，短气躁烦，心中懊憹，阳气内陷，心下因硬，则为结胸，大陷胸汤主之。若不结胸，但头汗出，余无汗，剂颈而还，小便不利，身必发黄也。

大陷胸汤方[②]

大黄六两，去皮　芒硝一升　甘遂一钱，另末

上三味，以水六升，先煮大黄取二升，去滓，纳芒硝，煮一两沸，纳甘遂末，温服一升，得快利，止后服。

懊，影考切。憹，音农。

太阳之脉本浮，动数者，欲传也。浮则为风四句，承上文以释其义。头痛至表未解也，言前证。然太阳本自汗，而言微盗汗，本恶寒，而言反恶寒者，稽久而然也。医反下之，至大陷胸汤主之，言误治之变与救变之治。膈，

① 【临证薪传】
　　方氏之辨识咽痛认为与少阴经有一定内在关系，可作参考，但不能局限于少阴。这里脉紧为邪客于咽，亦可影响到太阴肺经而作咽痛。

② 【案例犀烛】
　　男，59岁，有多年结核性胸膜炎、胸腔积水病史，伴有胸痛胸闷，心胸烦热，情绪低落，倦怠乏力，不思饮食，食凉则胃脘胀满，大便不调，舌质红，苔黄腻夹白，脉沉弱。遂用大陷胸汤、半夏泻心汤、附子花粉汤与小柴胡汤合方，大黄18克，芒硝24克，甘遂2克，生半夏12克，黄连3克，枯芩10克，红参10克，干姜10克，制附子10克，天花粉12克，柴胡24克，生姜10克，大枣12枚，炙甘草10克。水煎服，每日1剂，分早中晚三服。之后又以前方据症状变化酌情加减治疗120余剂，症状消除，经复查结核阳性转为阴性。
　　此病案为痰热气虚，寒湿气郁证。以大陷胸汤清泻痰热，半夏泻心汤益气平调寒热，附子花粉汤温化清热，小柴胡汤益气清热调气，故以合方治之而取效。

心胸之间也。拒，格拒也。言邪气入膈，膈气与邪气相格拒而为痛也。空虚，言真气与食气皆因下而致亏损也。客气，邪气也。短气，真气不足以息也。懊憹，悔恨之意，心为邪乱而不宁也。阳气，客气之别名也，以本外邪，故曰客气。以邪本风，故曰阳气。以里虚①也，因而蹈入，故曰内陷。阳性上浮，故结于胸，以胸有凶道而势大也，故曰：大陷胸汤。芒硝之咸，软其坚硬也；甘遂之甘，达之饮所也；然不有勇敢之才，定乱之武，不能成二物之功用，故必大黄之将军，为建此太平之主将。若不结胸至末，以变之亦有轻者言。盖谓邪之内陷，或不结于胸，则无有定聚。但头汗出者，头乃诸阳之本，阳健其用，故汗出也。余处无汗者，阴脉上不过颈，阳不下通②，阴不任事③，故汗不出也，小便不利者，阳不下通，阴不任事，化不行而湿停也，湿停不行，必反渗土而入胃，胃土本湿，得渗则盛，既盛且停，必郁而蒸热，湿热内发，色必外夺④，身之肌肉，胃所主也，胃土之色黄，所以黄发于身为可必也。发黄可必而不言其治者，以有其条也。学者，从其类以求之，则道在矣。

（四十四）太阳病，重发汗而复下之，不大便五六日，舌上燥而渴，日晡所小有潮热，从心上至少腹，硬满而痛不可近者，大陷胸汤主之。

晡，帮孤切。

此明结胸有阳明内实疑似之辨⑤。晡日加申时也。小有，言微觉有也。盖不大便燥渴，日晡潮热，从心下至少腹硬满而痛，皆似阳明内实而涉疑，且变因又同，惟小有潮热，不似阳明之甚，可以辨差分。苟非义精见切⑥，鲜有不致误者。所以阳明必以胃家实为正，而凡有一毫太阳证在，皆不得入阳明例者，亦以此也。《诗》云：战战兢兢，如临深渊，如履薄冰。司命君子，临此任而无此心者，难以与言仁也。

（四十五）病发于阳而反下之，热入因作结胸。病发于阴而反下之，因作痞，所以成结胸者，以下之太早故也。

① 【注文浅释】
里虚：里气被损伤。

② 【注文浅释】
阳不下通：阳热未下迫下注。

③ 【注文浅释】
阴不用事：阴津未被阳热所迫外泄。

④ 【注文浅释】
色必外夺：夺者，外出，外溢；色泽必定外溢。

⑤ 【临证薪传】
辨识结胸病，既可能是结胸病夹杂阳明病，又可能是结胸病有类似阳明病。结胸证病位偏上，在胸膈，阳明病病位偏下，在肠腑，二者通过腹诊可作鉴别，故临床中必须辨清病变证机，合理选用治疗方药。

⑥ 【注文浅释】
苟非义精见切：假如辨证未能切中病变证机。

反,音板。

此原结胸与痞之因。发于阳发于阴见第八条。结胸,大抵以结硬高当于胸为名。痞者,痞塞于中,而以天地不交之否为义。病发于阴而反下之,不言热入,与末后申明上句而不及下句者,皆欲人同推也。然发于阳而下之早者,未尝无痞,发于阴而下之早者,亦有结胸。疾病之机,每多不期然而然。盖出于反常之变,良由人之气禀不齐,事物之交不一①,如春伤于风,夏生飧泄,夏伤于暑,秋必痎疟,秋伤于湿,冬必咳嗽,冬伤于寒,春必病温。此固圣人谕道之常经,百世不易之定论。然即今之病四病者而观之,必各于其时而各病其病者,千百一二,不拘于时杂错而乱病者,岁岁比比然也。不言四病之故则已,有言四病之故者,必不能外圣人之经而异其说也。是故君子道其常,而善学圣人者,则曰:文载道之具也。六经,圣人之糟粕②,必求圣人之情于言语文字之外,而后圣人之道明。欲学仲景,不可不勉。

(四十六)结胸者项亦强,如柔痉状,下之则和,宜大陷胸丸方。

大陷胸丸方③

大黄半斤,去皮   葶苈半升,熬   芒硝半升   杏仁半升,去皮尖,熬黑

上四味,捣筛二味,纳杏仁芒硝合研如脂,和散,取如弹丸一枚,别捣甘遂末一钱匕,白蜜二合,水二升,煮取一升,温顿服之,一宿乃下,如不下,更服,取下为效,禁如药法。

王氏曰:痉,当作痓,群并切,余仿此。

此以结胸之剧者言,变制以出其治。夫邪结硬于胸,俯则碍而不利,势必常昂,有反张之疑似,如柔痉状之谓也。盖病已至剧,辨之不可不明,治之不可不审。是故,大黄芒硝甘遂前有之矣,葶苈有逐饮之能,杏仁以下气为

①【注文浅释】
良由人之气禀不齐,事物之交不一:的确是由于人的正气禀赋强弱不同,疾病演变规律不尽相同。

②【注文浅释】
糟粕:应该是精华。

③【案例犀烛】
女,48岁,有多年颈椎增生、颈椎椎间管狭窄病史,伴有头晕头痛,手臂疼痛麻木,受凉加重,心烦急躁,舌质红,苔黄腻,脉沉弱。遂用大陷胸丸、乌头汤与小柴胡汤合方,大黄24克,葶苈子12克,芒硝12克,甘遂2克,制川乌10克,麻黄10克,白芍10克,黄芪10克,柴胡24克,枯芩10克,生半夏12克,红参10克,生姜10克,大枣12枚,炙甘草10克。水煎服,每日1剂,分早中晚三服。之后又以前方据症状变化酌情加减治疗60余剂,症状消除。
此病案为痰热郁结,寒郁经脉,气机郁滞。以大陷胸丸荡涤痰热,乌头汤补益温通,小柴胡汤益气调气,平调寒热故以合方治之而取效。

① 【医理探微】

夫结邪之为阳邪内陷:辨识结胸既有阳邪内陷又有阴邪内陷。结胸属于里证,故其脉多见紧或沉迟有力,今其脉反浮大者,则禁用攻下。究其原因,脉浮大无力提示正气已虚,若妄行攻下,则犯虚虚之戒,必然使正气不支而预后不良。

② 【注文浅释】

"结胸证悉具",是指大结胸证脉症具备,表明病情亦极为重笃,此时若再见躁扰不宁是正不胜邪、真气涣散之危候,故断之曰"死"。

③ 【医理探微】

津液损伤是小便不利的主要病变证机,其治当滋补阴津,不能用利小便方法。

④ 【案例犀烛】

女,39岁,有多年产后便秘病史,伴有心胸脘腹烦热,手足发热,口渴不欲饮水,舌质淡红,苔白厚腻夹黄,脉沉弱。遂用调胃承气汤、百合地黄汤与赤丸合方,大黄12克,芒硝12克,百合15克,生地黄50克,制川乌6克,生半夏12克,茯苓12克,细辛3克。水煎服,每日1剂,分早中晚三服。之后又以前方据症状变化酌情加减治疗50余剂,诸症状消除。

此病案为热结血热,寒痰阻滞,以调胃承气汤清泻郁热,百合地黄清热凉血,赤丸温化寒痰,故以合方治之而取效。

用,白蜜甘而润,导滞最为良,名虽曰丸,犹之散耳,较之于汤,力有加焉,此诚因病制胜之良规,譬则料敌添兵之妙算。

(四十七)结胸证,其脉浮大者不可下,下之则死。

此示人凭脉不凭证之要旨,戒人勿孟浪之意。夫结胸之为阳邪内陷①,法固当下,下必待实,浮为在表,大则为虚,浮虚相搏,则表犹有未尽入,而里未全实可知,下则尚虚之里气必脱,未尽之表邪皆陷,祸可立至,如此而命尽,谓非医咎何?是故致戒也。

(四十八)结胸证悉具,烦躁者亦死。

悉具,其候皆见。烦躁,津液竭也。津液竭者,不可下②。下证具矣,不下不可,下之不可,不死而何?

(四十九)太阳病,先下之而不愈,因复发汗,以此表里俱虚,其人因致冒,冒家汗出自愈。所以然者,汗出表和故也。得里未和,然后下之。

冒,昏蒙,言邪蒙幕而外蔽也。汗出则邪散,故表和也。得,谓知则得之也。里以二便言。盖邪无定聚,或前或后,难以定拟,故曰得。举大意而不出方,不出方者,以未得,则方无可出也。

(五十)大下之后,复发汗,小便不利者,亡津液故也,勿治之,得小便利,必自愈。

亡无通,后皆仿此。

复之为言,反也。未汗而下,谓之反下,已下而汗,谓之反汗。既反下,又反汗,谓之重亡津液,津液重亡,则小便少,应不利,非病变也,故曰勿治③。言若治之以利其小便,则小便无可利者,不惟无益而反害,害则转增变矣,亦戒慎之意。

(五十一)太阳病未解,脉阴阳俱停,必先振栗汗出而解。但阳脉微者,先汗出而解。但阴脉微者,下之而解。若欲下之,宜调胃承气汤④主之。

先汗出,《脉经》作先汗之。

此概举汗下之大旨,以为诀人用治之要法。夫病而至于脉阴阳俱停，则气血转和，无相胜负可诊矣。然犹必先振栗，乃得汗出而后始解者，则其人本虚可知也。但阳脉微先汗出而解者，盖《经》曰：阳虚阴盛，汗出而愈是也。但阴脉微下之而解者，《难经》曰：阳盛阴虚，下之而愈是也。滑氏曰：受病为虚，不受病为盛。唯其虚也，是以邪凑之，唯其盛也，是以邪不入^①，即《外台》所谓表病里和，里病表和之谓。学者玩味而有得焉，则于治也，思过半矣。

（五十二）太阳病三日，已发汗，若吐，若下，若温针，仍不解者，此为坏病，桂枝不中与也。观其脉证，知犯何逆，随证治之。中，去声。

三日，传遍三阳之时也。坏，言历遍诸治而犹不愈，则反复杂误之余，血气已惫坏，难以正名名也。不中，犹言不当也。末三句，言所以治之之法也。盖既不可名以正名，则亦难以出其正治，故但示人以随机应变之微旨，斯道一贯，斯言尽之矣。盖亦圣门传心之要义。轮扁所谓疾徐苦甘，应手厌心者，不可以言传，不犹是夫。善学者，心体而自得师焉。则所谓三百九十七、一百一十三者，可以应病变万有于无穷矣，岂惟治中风伤寒云乎哉！

（五十三）太阳病，过经十余日，反二三下之，后四五日，柴胡证仍在者，先与小柴胡汤。呕不止，心下急，郁郁微烦者，为未解也，与大柴胡汤下之，则愈。

大柴胡汤方^②

柴胡半斤　黄芩三两　半夏半升　芍药三两　枳实四枚
大黄二两　生姜五两，切　大枣十二枚，擘

上八味，以水一斗二升，煮取六升，去滓，再煎，温服一升，日三服。

过，平声，下同。

过经与坏同，不知何逆而二三下之，适所以致逆耳，故曰反也。柴胡证仍在者，言下而又下，阳明虽未见伤而

①【注文浅释】

二阳：即阳明。

②【医理探微】

辨治郁烦是可以选用甘草，张仲景于大柴胡汤中没有用甘草的主要原因可能是气虚病变比较轻。

③【案例犀烛】

男，28岁，有多年风疹、荨麻疹病史，皮肤瘙团瘙痒，汗出后瘙痒减轻，受凉或受风后瘙痒加重，项背部瘙痒比较明显，舌质红、苔薄黄白夹杂，脉弱。遂用桂枝加葛根汤、藜芦甘草汤与麻杏石甘汤合方，桂尖10克，白芍10克，葛根10克，藜芦1.5克，麻黄12克，杏仁10克，石膏24克，炙甘草10克，水煎服，每日1剂，分早中晚三服，治疗40余剂，诸症状消除。

此病案为风寒夹郁热。以桂枝加葛根汤疏散风寒，通调项背经脉；藜芦甘草汤息风止痒；麻杏石甘汤宣散郁热，故以合方治之而取效。

④【医理探微】

运用葛根辨治病证的基本思路有二，一是根据六经辨证思维选用，二是根据症状表现及病变证机选用。

邪在少阳者，亦未见除也。先与小柴胡者，赜之之意也。呕不止，郁郁微烦者，邪扰二阳①，故曰未解也。大柴胡者，有小柴胡以为少阳之主治。用芍药易甘草者，以郁烦非甘者所宜，故以酸者收之也②。加枳实、大黄者，荡阳明之郁热，非苦不可也。盖亦一举而有两解之意。

（五十四）太阳病，过经十余日，心下温温欲吐，而胸中痛，大便反溏，腹微满，郁郁微烦，先此时自极吐下者，与调胃承气汤。若不尔者，不可与。但欲呕，胸中痛，微溏者，此非柴胡证，以呕故知极吐下也。

胸中痛，邪在膈也。若曾极吐，则应有心下温温欲吐，何也？以胃口已被吐伤，邪热上抟于膈，反欲吐而不得吐也。腹微满，郁郁微烦，邪在胃也。若曾极下，则应大便微溏，何也？以下则胃虚，邪虽实于胃，大便反不能结硬也。故曰先此时自极吐下者，与调胃承气汤。言当荡其热以和其胃也。不尔，言未极吐下也。但欲呕至末，申明上文。调胃承气汤方见下篇。

（五十五）太阳病，项背强几几，反汗出，恶风者，桂枝加葛根汤主之。

桂枝加葛根汤方③

于桂枝汤方内，加葛根三两，余依桂枝汤法。

几音殊。

几几，鸟之短羽者，动则引颈几几然，形容病人之颈项俱病者，俯仰不能自如之貌。盖太阳之脉，下颈挟脊，太阳之筋，其别者挟脊上项，阳明之脉，其支者从大迎下人迎，循喉咙，入缺盆。阳明之经，其直者上腹而布，至缺盆而结，上颈，上合于太阳。故邪凑太阳，则项背强，加阳明，则颈亦病，故曰几几也。反，转也，言太阳未罢，汗转出不已，而恶风犹在也。以太阳尚在，故用桂枝为主方。以初有阳明，故加葛根为引用。盖葛根者，走阳明之经者也④。然则桂枝加葛根之所以为汤，其太阳阳明差多差少之兼解欤。旧本以葛根汤方为增补，谬甚。今依经文桂枝加例补注。

太阳一经，分荣分卫，桂枝、麻黄，所以同主一经[①]。阳明、少阳，经络脏腑耳，葛根、柴胡，所以各专一经矣[②]。

（五十六）太阳与阳明合病，不下利，但呕者，葛根加半夏汤主之。

葛根加半夏汤方[③]

于葛根汤方内，加半夏半升，余依葛根汤法。

合，见答切。

合之为言，相配偶也，轻重齐，多少等，谓之合。盖阳明切近太阳，所以合也。不下利，乃对中篇必自下利而言，两相反之词，所以为彼此互相发明，以见中风伤寒之分别也。呕，大吐也，盖太阳，膀胱也，膀胱主水，阳明，胃也，胃主饮，风邪属阳，阳主气，阳邪协气[④]，泛溢水饮而上涌，得逆则与俱出，此呕之所以为呕，太阳阳明相合而为一家之证也。桂枝、葛根，散风而解肌，太阳阳明之的药也；半夏辛温，散气而蠲饮，主除热坚而止呕也。然所谓葛根加者，其葛根汤，得非承上条而言，指桂枝加葛根之葛根与，以其无麻黄，殊为允当也。用者请更参详，不浮沉于谬讹，何如？

（五十七）太阳与少阳并病，头项强痛，或眩冒，时如结胸，心下痞硬者，当刺大椎第一间、肺俞、肝俞，慎不可发汗，发汗则谵语，脉弦。五六日，谵语不止，当刺期门。

椎，与槌同。俞，《灵枢》作腧，音庶。

并，犹合也，彼此相兼合而有轻重多寡之不同，谓之并。盖少阳间阳明，去太阳远，故但兼并也。头项强痛见首条。眩，目无常主而旋转也。冒，昏蒙不明也。二阳之脉起于目二眦，风能羊角旋而善偃蔽[⑤]，少阳属木，故得之则眩，太阳属水，故受之则冒。或与时，互言也。少阳之脉络胁，而太阳内陷则为结胸，虽非内陷，然以并入，则几

①【医理探微】
方氏以辨病机在荣（营）卫之病来分太阳病伤寒证与中风证，此说不可为据，重在辨识太阳病的病变证机的寒热、虚实等。

②【医理探微】
方氏言葛根入阳明经，柴胡入少阳经，此说固不为错，但不必过于拘泥此说。因为葛根亦可用于太阳病。

③【案例犀烛】
男，72岁，有多年慢性胃肠炎病史，伴有反复剧烈腹痛，上吐下泻，受凉或食凉加重病情，舌质淡、苔白厚腻，脉沉弱。遂用葛根加半夏汤、大半夏汤与附子粳米汤合方，葛根10克，桂枝10克，白芍10克，生半夏48克，红参10克，制附子5克，粳米12克，生姜10克，大枣12枚，蜂蜜60毫升，炙甘草10克。水煎服，每日1剂，分早中晚三服，之后又以前方据症状变化酌情加减治疗30余剂，诸症状消除。

此病案为风寒夹郁热。以葛根加半夏汤调理脾胃气机，大半夏汤温降益气，附子粳米汤益气温通降逆，故以合方治之而取效。

④【注文浅释】
协气：邪气。

⑤【医理探微】
指出风的症状表现如头晕目眩和昏倒不知人。

于陷矣,故有时或似结胸而心下痞硬,非谓真实常如此也。然胸乃阳明之部分,太少并,阳明不言而可知矣。肺俞,在背第三椎下两旁,肝俞,在第九椎下两旁,皆挟脊,各去同身寸之一寸五分,刺可入同身寸之三分,肺俞留七呼,肝俞留六呼。夫肝与胆合,刺肝俞,泻少阳之太过也。而肺与膀胱非合也,刺肺俞,其以膀胱为津液之府,气化出焉,肺主气,故刺之以通太阳膀胱之气化与。不可发汗者,以不独太而有少,少阳无发汗法也①。谵语者,心火炽而胃土燥也。木火通明,故木盛则火炽,所以弦脉偏见也。期门,见第六十四条。

(五十八)太阳少阳并病,心下硬,颈项强而眩者,当刺大椎、肺俞、肝俞,慎勿下之。

此承上条而又以勿下再出,以明汗下俱不可行,通下文所以为详悉一证之意也。盖太少并病,则五合之表里俱伤,而邪无定聚,汗则偏损表,下则偏虚里,所以两皆不可也。颈项亦头项之互词。上条言眩冒,此有眩无冒,差互详略耳。

(五十九)太阳少阳并病,而反下之,成结胸,心下硬,下利不止,水浆不下,其人心烦。

此又承上条出其误下之变,三条一证互发。前条言慎不可发汗,发汗则谵语脉弦,则是谵语脉弦者,误汗之变也。上言慎勿下之,未言下之之变,然则此条反下者,以上条误下之变言也。结胸即下后阳邪内陷之结胸。下利即协热之下利。水浆不下心烦,结胸下利,两虚其胃也。末后疑有脱简。

(六十)伤寒五六日,中风,往来寒热,胸胁苦满,默默,不欲饮食,心烦喜呕,或胸中烦而不呕,或渴,或腹中痛,或胁下痞硬,或心下悸,小便不利,或不渴,身有微热,或咳者,与小柴胡汤主之。

小柴胡汤方②

柴胡半斤　黄芩三两　人参三两　半夏半升,洗　甘草三

两,炙　生姜三两　大枣十二枚,擘

上七味,以水一斗二升,煮取六升,去滓,再煎取三升,温服一升,日三服。

咳,溪介切。

此少阳之初证,叔和以无少阳明文,故犹类此。凡如此者,今皆从之。伤寒五六日,中风,往来寒热,互文也。言伤寒与中风当五六日之时,皆有此往来寒热以下之证也。五六日,大约言也。往来寒热者,邪入躯壳之里,脏腑之外,两夹界之隙地,所谓半表半里,少阳所主之部位。故入而并于阴则寒,出而并于阳则热,出入无常,所以寒热间作也[1]。胸胁苦满者,少阳之脉循胸络胁,邪凑其经,伏饮抟聚也。默,静也。胸胁既满,谷不化消,所以静默不言,不需饮食也[2]。心烦喜呕者,邪热伏饮抟胸胁者涌而上溢。或为诸证者,邪之出入不常,所以变动不一也。柴胡少阳之君药也;半夏辛温,主柴胡而消胸胁满;黄芩苦寒,佐柴胡而主寒热往来;人参、甘枣之甘温者,调中益胃,止烦呕之不时也。此小柴胡之一汤[3],所以为少阳之和剂[4]与。

伤寒五六日,中风,往来寒热,《脉经》作中风往来寒热,伤寒五六日之后,心烦作烦心,心下,作心中,身有,作外有。

后加减法

若胸中烦而不呕,去半夏人参,加栝楼实一枚。烦,热闷也。去人参,热聚而闷,不宜固气也。不呕,无伏饮以为逆也。去半夏,既无伏饮为逆,不须辛散也。栝楼实者,寒以泄热,苦以散满也。若渴者,去半夏,加人参合前成四两半,栝楼根四两。渴,津液不足也,半夏燥津液,故去之。人参生津而止渴,栝楼根彻热而益津,所以加之也。若腹中痛,去黄芩,加芍药三两。腹中痛,血涩而内寒也。黄芩苦坚而寒中,故去之,芍药通宣而愈痛,故加也。若胁下痞硬,去大枣,加牡蛎四两。胁下痞硬,邪热伏饮抟聚为实也。去大枣,甘能聚气而令人中满也。加

① 【医理探微】

故入而并于阴则寒,阴的基本含义模糊不清;出而并于阳则热,阳的基本含义模糊,以此解读往来寒热似牵强附会;辨识寒的病变证机是正气蓄积力量尚未抗邪,热的病变证机是正气奋力邪气相斗争。

② 【医理探微】

默,静也。辨识默的基本辨治精神有二,一是辨识脾胃病变及症状表现,二是辨识心肝病变及症状表现。

③ 【注文浅释】

小柴胡汤虽辨治少阳病变之重要代表方,但灵活应用小柴胡汤针对太阳、阳明、太阴、少阴厥阴复杂多变的症状表现同样具有显著疗效。

④ 【注文浅释】

和剂:辨识和剂是模糊概念,在临床中不能说明任何问题的本质,认识与应用小柴胡汤必须重视小柴胡汤具有清解、温通、补益、调气作用,以此才能学好用活小柴胡汤。

牡蛎,咸能软坚而主除寒热也。若心下悸,小便不利者,去黄芩,加茯苓四两。悸,心动也,水停心下则悸,所以小便不利也。肾主水,黄芩坚肾,肾坚则水愈蓄,故去之。茯苓利窍,窍利则水渗泄,故加之。若不渴,外有微热者,去人参,加桂三两,温覆取微似汗愈。不渴,津液无亏也,故不须人参以为润。外有微热,表未全罢也,故加桂以解肌。若咳者,去人参、大枣、生姜,加五味子半升、干姜二两。咳,气逆而嗽也。去人参、大枣者,甘能益气也。水寒窒气则咳。本方有半夏,水可燥也。寒宜热散,故易生姜以干姜之热,散其寒也。然咳属肺,肺欲收,加五味子者,酸以收之也。

太阳一经,惟荣卫之不同,所以风寒分异治[①]。阳明一经,虽属经络脏腑,最为切近太阳,荣卫之道在迩,风寒之辨尚严。少阳一经,越阳明,去太阳远,荣卫无相关,经络脏腑而已,经络脏腑无不同者,经络脏腑同,风寒无异治[②]。经以伤寒五六日中风,往来寒热,交互为文者,发明风寒至此,同归于一治也。斯道之精微,其在于斯乎。

(六十一)伤寒中风,有柴胡证,但见一证便是,不必悉具。

此承上条,申言辨认少阳一经为病之大意。

(六十二)服柴胡汤已,渴者,属阳明也,以法治之。

已,毕也。渴亦柴胡或为之一证,然非津液不足。水饮停逆,则不渴,或为之渴,寒热往来之暂渴也[③]。今服柴胡汤已毕而渴,则非暂渴,其为热已入胃,亡津液而渴可知,故曰属阳明也。

(六十三)凡柴胡汤病证而下之,若柴胡证不罢者,复与柴胡汤,必蒸蒸而振,却发热汗出而解。

柴胡证不罢,言病虽不解,亦不他变,则宜再行和之可知也,故曰复与柴胡汤。蒸蒸而振,作战汗也,必如此而后解者,以下后里虚故也。此与中篇第五十五条互义。

(六十四)妇人中风,发热恶寒,经水适来,得之七八日,热除而脉迟身凉,胸胁下满,如结胸状,谵语者,此为热入血室也，当刺期门，随其实而泻之。

发热恶寒，即下文续得寒热。经水适来，妇人血为主，临经不临经，邪热内郁，迫血妄行，多则因而适然错来也。七八日，邪当入里之时，故外热除而脉迟，表罢而身凉也。如，似也，言变胸胁下满，其状有似下后阳邪内陷之结胸而谵语。盖虽非反下，而经水之不当来而来，犹之反下而然也。血室，荣血停留之所，经脉集会之处，即冲脉，所谓血海是也①。其脉起于气街，并少阴之经夹脐上行，至胸中而散，故热入而病作，其证则如是也。期门二穴，在不容两旁，各去同身寸之一寸五分，肝之募也。肝纳血，故刺期门，所以泻血分之实热也。

（六十五）妇人中风，七八日，续得寒热，发作有时，经水适断者，此为热入血室，其血必结，故使如疟状，发作有时，小柴胡汤主之。

上条适来，此言适断，反复更互详言也。续，谓续后得也。寒热以往来寒热言，与上条恶寒发热意同。适断，言值经水正来，适然又断止也。热入血室，与上证同而义异。适来者，因热入室迫使血来，血出而热遂遗②也。适断者，热乘血来而遂入之，与后血相抟，俱留而不出，故曰其血必结也。如疟状，申释寒热也。上言刺，此出小柴胡，皆互相发明也。

（六十六）血弱气尽，腠理开，邪气因入，与正气相抟，结于胁下，正邪分争，往来寒热，休作有时，默默，不欲饮食，脏腑相连，其痛必下，邪高痛下，故使呕也，小柴胡汤主之。

痛，当作病。

此总上二条而申明之，以决言小柴胡汤为的于用之意。血弱气尽，以经水之适来适断言也。腠理开，邪气因入，以中风之热入血室言也③。胁下者，少阳之部分也。邪传少阳，热既入于血室而不出，则邪接于胁下而不散，明前条之如结胸状也。邪正分争三句，言正气与邪气并争，则寒热交作，分则退，明上条之如疟状也。默默，不欲

①【医理探微】

辨识血室，病变部位未必尽在冲脉而是具有广泛的部位概念。后世认为血室有肝脏说、冲脉说、子宫说，其相应的病变证机及症状表现也有不同。

②【注文浅释】

遂遗：随之即消除。

③【注文浅释】

对此理解不可局限于热入血室，根据张仲景论述应针对各科杂病气血虚弱以气虚为主。

饮食者,少阳经中或为之一证,脾胃亦伤之故也。脏腑相连者,以主热入血室之厥阴肝,与主往来寒热之少阳胆言①,而明其义也。夫以脏腑论之,心肺之配大小肠,以言其居,则有上下之远隔,肾配膀胱,其相去则差别前后之分,脾胃之为配合,虽则皆位乎中,亦是各开而不相着,独有肝之配胆,乃得相连而不相离,夫性必恋于妇,所以阳邪之热,必下就而入于阴之血室。阴主受,故受其热而通其往来,所以谓之必,必者,定然之词也。邪高病下者,言惟其邪乃阳邪,阳上浮而居高,惟其病在血室,属乎阴而低下,下往上来,脾胃间中,虽不受病,未免受伤,呕之为呕者,此也。然小柴胡汤者,出表入里,往来寒热之主治也。而热入血室者,乃下往上来之寒热,似不相同,亦以之为主治,何也? 曰:出入上下虽不同,其主往来为寒热之少阳则一也。邪属少阳,发表则无表可发,攻里则胃不可攻,取之于血室,则邪又结于胁下,肝胆同归一治,妇道必从于夫,故从少阳之小柴胡为解厥阴之血室,乃主其夫妇之和,而潮热期之于必愈。此热入血室之为病,所以决于用小柴胡而无二也。中篇末条,与此互相发明,下篇无出,由此其推也。然则妇人风寒为病之治,其所以殊于男子者,止惟如此乎? 曰:非谓止于如此也。谓大要差在血气之分耳,循经以为治,则一也。观热入血室不外小柴胡一汤,则他可知矣。经之所以反复详明以示教,岂非开谕后学,当知致力于斯乎,噫! 微矣哉。

伤寒论条辨

卷之二

辨太阳病脉证并治中篇第二

凡五十七条　方三十二

太阳统摄之荣卫，乃风寒始入之两途，寒则伤荣，故以营伤于寒而病者为中篇。夫寒，冬令也，秋末春初以间乎冬，寒则有之，他时虽或暴变清冷，大率不外本序之令气耳，终不得入隆冬严寒之例。以病言之，必也证候显见如经，始可谓为伤寒，不可少有分毫违错，盖经之所以条例各病，对比而辨论者，正为与伤寒分别争差也。读者极力反复精究其旨，久久成熟，一旦贯通，则认病自然亲切，而于凡异说之纷纭者，皆不为其所惑矣，慎哉！

（一）太阳病，或已发热，或未发热，必恶寒，体痛，呕逆，脉阴阳俱紧者，名曰伤寒。

或，未定之词。寒为阴，阴不热，以其着人而客于人之阳经，郁而与阳争，争则蒸而为热。已发热者，时之所至，郁争而蒸也。未发热者，始初之时，郁而未争也。必，定然之词。恶寒见上篇，然此以寒邪郁荣，故荣病而分见恶寒。曰必者，言发热早晚不一，而恶寒则必定即见也。体痛者，寒主坚凝而伤荣，则荣实而强，卫虚而弱矣，荣强则血涩，卫弱则气滞，故痛也。呕，吐也。逆，俗谓恶心是也，胃口畏寒而寒涌也[①]。阴谓关后，阳谓关前，俱紧，三关通度而急疾，寒性强劲而然也。《难经》曰：伤寒之脉，阴阳俱盛而紧涩，是也。伤，犹中也。彼此两相更互发明，言太阳之为病，中风固如彼矣。若或有如此者，则又

① 【医理探微】
胃口畏寒而寒涌也：畏寒即怕冷，寒涌即寒气上逆。

是触犯于寒而中之也。然阴寒之袭人，从荣而入，荣，血道也。寒之所以从荣入者，荣亦阴，亦从类也，犹龙虎之于风云，水火之于燥湿，各以其类而相从之自然也。此揭太阳分病之纪二，乃此篇之小总，下条乃申此而互言之，详其义以出其治，余皆此条之差分耳，首尾脉络，纲领条目，大端悉类上篇，乃上篇之对待，太阳之太三辨，上篇一，此其二。以下凡首称伤寒者，则又皆指有此云云之谓也。

（二）太阳病，头痛，发热，身疼，腰痛，骨节疼痛，恶风，无汗，而喘者，麻黄汤主之。

麻黄汤方[①]

麻黄三两，去节　桂枝二两，去皮　甘草一两，炙　杏仁七十个，汤浸，去皮尖

上四味，以水九升，先煮麻黄减二升，去上沫，内诸药，煮取二升半，去滓，温服八合，复取微似汗，不须啜粥，余如桂枝法将息。

此申上条而更互言之，所以致其详而出其治也。头痛已见太阳病，而此犹出者，以其专太阳而主始病也。上条先言或已发热，或未发热，而此先言头痛，次言发热者，则是以其已发热者言也。身疼腰痛，骨节疼痛，即上条之体痛而详言之也。上条言必恶寒，而此言恶风者，乃更互言之，与上篇啬啬恶寒，淅淅恶风，双关互文之意同。无汗，乃对上篇之有汗而言，以见彼此两相反，所以为风寒之辨别，不然无是证者，则不言也。然所以无汗者，汗乃血之液，血为荣，荣强则腠理闭密，虽热，汗不出也。喘，气逆也。卫主气，卫弱则气乏逆[②]，呼吸不利而声息所以不遂也。然上条言呕而此言喘，呕与喘，皆气逆，亦互言以明互见之意。麻黄味苦而性温，力能发汗以散寒，然桂枝汤中忌麻黄，而麻黄汤中用桂枝，何也？曰：麻黄者，突阵擒敌之大将也；桂枝者，运筹帷幄之参军也。故委之以

麻黄，必胜之算也，监之以桂枝，节制之妙也，甘草和中而除热，杏仁下气而定喘，惟麻黄有专功之能，故不须啜粥之助。

（三）伤寒一日，太阳受之，脉若静者，为不传，颇欲吐。若燥烦脉数急者，为传也。

伤寒者，以上二条互言者而言也，下仿此。一日太阳受之，太阳主表而属外，故外者先当也。静谓恬退而和平也，紧退恬静和平，其为不传而欲愈可诊矣。颇欲吐属上言，不甚待吐而不吐，盖呕逆未全止也。燥，干也。数，五六至以上也，其主热^①。急，躁疾也，欲传而加进可知也。

（四）伤寒二三日，阳明、少阳证不见者，为不传也。

见，音现。

上条举太阳而以脉言，此复举阳明、少阳而以证言，次第反复互相发明也。然不传有二，一则不传而遂自愈；一则不传而犹或不解。若阳明、少阳虽不见，太阳亦不解，则始终太阳者有之，余经同推，要皆以脉证所见为准。若只蒙龙拘拘，数日以论经，则去道远矣。

（五）脉浮者，病在表，可发汗，宜麻黄汤。

表，太阳也。伤寒脉本紧，不紧而浮，则邪见还表而欲散可知矣。发，拓而出之也。麻黄汤者，乘其欲散而拓出之之谓也。

方见前。

（六）脉浮而数者，可发汗，宜麻黄汤。

浮与上同，而此多数，数者，伤寒之欲传也。可发汗而宜麻黄汤者，言乘寒邪有向表之浮，当散其数，而不令其至于传也。

（七）脉浮数者，法当汗出而愈。若下之，身重，心悸者，不可发汗，当自汗出乃解。所以然者，尺中脉微，此里虚，须表里实，津液自和，便自汗出，愈。

此承上条复以其治不如法，因而致变者言，晓人当知谨也。身重，下后阴虚而倦怠也^②。悸属心，心主血，阴虚

① 【临证薪传】
辨识脉数的基本概念有，一是代表正邪斗争出现脉数，并不局限于脉象数；二是代表症状表现及病变证机是热证；三是代表疾病发生变化的特殊脉象。

② 【医理探微】
方氏将"身重"解读为误下后阴血亏虚所致，恐有不当。本条重在言误下致里虚者禁汗。脉浮数者，为邪在表，表实证初起未发热时一般脉多浮紧，但发热后则可见脉浮数，邪既在表当用汗法治疗，方用麻黄汤。若表证误用攻下之法，则正气受损，结合后面尺中脉微，应为阳气亏虚而发生变证，清阳之气不能温养肢体，故身体困重；阳虚而心神无所主持，故见心悸；阳气不足故见尺中脉微。

则血虚，所以心不宁也，盖不当下而反下之，故证变如此。不可汗者，禁勿重亡津液以复损其阴也①。当自汗出乃解者，言下虽反而病未甚变，须待其津液回，当得自汗而解也。所以然者以下，乃申释上文之词。里虚，以亡津液言，须表里实，以待津液回，邪还表言也②。

（八）伤寒发汗，解，半日许，复烦，脉浮数者，可更发汗，宜桂枝汤主之。更，平声。

伤寒发汗者，服麻黄汤以发之之谓也。解，散也。复，重复也。既解而已过半日之久矣，何事而复哉？言发汗不如法，汗后不谨，重新又有所复中也。盖汗出过多，则腠理反开，护养不谨，邪风又得易入，所以新又烦热而脉转浮数，故曰可更发汗。更，改也，言当改前法，故曰宜桂枝汤。桂枝汤者，中风解肌之法，微哉旨也。庸俗不省病加小愈之义，不遵约制，自肆粗下，不喻汗法微似之旨，骋以大汗为务，病致变矣，反谓为邪不尽，汗而又汗，辗转增剧，卒致莫救，不知悔悟。噫！读书不喻旨，赵括鉴矣，学医废人命，伊谁鉴邪？伤哉。

（九）发汗已，脉浮数烦渴者，五苓散③主之。

已，言发汗毕，非谓病罢也。浮数烦，与上同。而此多渴，渴者，亡津液而内燥，里证也。以证有里而人燥渴，故用四苓以滋之④。以表在而脉浮数，故凭一桂以和之。谓五苓散能两解表里者，此也。方见上篇。

（十）伤寒，汗出而渴者，五苓散主之。不渴者，茯苓甘草汤主之。

茯苓甘草汤方⑤

茯苓二两　桂枝二两，去皮　生姜三两，切　甘草一两上四味,以水四升,煮取二升,去滓,分,温三服。

伤寒不汗出,汗出者,以发之而出者言也。然则此条二节,上节乃承上条而以其不烦者再言,下节乃承上节而以其更不渴者又出也。不烦,则热较轻可知,故治亦不殊。不渴,则内燥更减可识,故但用四苓之一以润之①。然里证既轻,则表为犹多可必,故须桂枝之三以解之。然则此汤之四物,其桂枝五苓二方之变制与。

（十一）伤寒,汗出解之后,胃中不和,心下痞硬,干噫食臭,胁下有水气,腹中雷鸣,下利者,生姜泻心汤主之。

生姜泻心汤方②

生姜四两,切　甘草三两,炙　人参三两　干姜一两　黄芩三两　半夏半升,洗　黄连一两　大枣十二枚,擘

上八味,以水一斗,煮取六升,去滓,再煎取三升,温服一升,日三服

噫,影戒切。

解,谓大邪退散也。胃为中土,温润则和,不和者,汗后亡津液,邪乍退散,正未全复而尚弱也。痞硬,伏饮抟膈也。噫,饱食息也。食臭,鰕气③也。平人过饱伤食,则噫食臭。病人初瘥,脾胃尚弱,化输未强,虽无过饱,犹之过饱而然也。水气,亦谓饮也。雷鸣者,脾为阴,胃为阳,阴阳不和,薄动④之声也。下利者,惟阴阳之不和,则水谷不分清,所以杂进而走注也。生姜大枣,益胃而健脾;黄芩黄连,清上而坚下;半夏干姜,蠲饮以散痞;人参甘草,益气而和中。然则泻心者,健其脾而脾输,益其胃而胃化,斯所以为泻去其心下痞硬之谓也。

（十二）发汗,病不解,反恶寒者,虚故也,芍药甘草附子汤主之。

芍药甘草附子汤方①

芍药三两　甘草三两,炙　附子一枚,炮,去皮,破八片

以上三味,以水五升,煮取一升五合,去滓,分,温三服。

未汗而恶寒,邪盛而表实,仇雠之恶也。已汗而恶寒,邪退而表虚,怯懦之恶也。盖汗出之后,大邪退散,荣气衰微,卫气疏慢,病虽未尽解,不他变而但恶寒,故曰虚,言表气新虚而非病变也。然荣者阴也,阴气衰微,故用芍药之酸以收之。卫者阳也,阳气疏慢,故用附子之辛以固之。甘草甘平,合荣卫而和谐之,乃国老之所长也。

(十三)发汗后,恶寒者,虚故也。不恶寒,但热者,实也,当和胃气,与调胃承气汤②。

上节乃略上条而复言,所以起下文,而以其反者出也。不恶寒,其人表气强也。但热,亡津液而胃中干,故曰实也③。当和胃气,以干在胃而实也。故曰:与调胃承气汤。然汤以泻实,而甘草则和中益气,何也?盖实成于虚也,所谓量凿而正柄,其斯之谓欤。

方见太阳下。

(十四)发汗后,身疼痛,脉沉迟者,桂枝加芍药生姜各一两人参三两新加汤主之。

桂枝新加汤方④

桂枝三两,去皮　芍药四两　甘草二两,炙　人参三两　生姜四两,切　大枣十二枚,擘

①【案例犀烛】

女,49岁,有2年围绝经期综合征病史,白天怕冷,手足不温、夜间身热,手足烦热,肌肉抽动,倦怠乏力,舌质淡红,苔薄黄白夹杂,脉沉弱。遂用芍药甘草附子汤、附子花粉汤与藜芦甘草汤合方,白芍10克,制附子10克,天花粉12克,藜芦1.5克,炙甘草10克。水煎服,每日1剂,分早中晚三服。之后又以前方据症状变化酌情加减治疗30余剂,诸症基本消除。

此病案为寒热夹虚夹风证,以芍药甘草附子汤益气温阳缓急,以附子花粉汤温阳清热益阴,藜芦甘草汤化痰息风,故以合方治之而取效。

②【案例犀烛】

男,44岁,有多年心胸烦热瘙痒病史,经多次检查未发现明显器质性病变,伴有口苦,舌质红,苔黄略腻,脉沉。遂用调胃承气汤、藜芦芍药汤与栀子豉汤合方,大黄12克,芒硝12克,藜芦1.5克,白芍12克,栀子15克,淡豆豉10克,炙甘草10克。水煎服,每日1剂,分早中晚三服。之后又以前方据症状变化酌情加减治疗20余剂,诸症状消除,随访1年,一切尚好。

此病案为郁热虚夹风痰。以调胃承气汤清泻郁热,栀子豉汤清宣郁热,藜芦芍药汤补血息风化痰,故以合方而取效。

③【临证薪传】

根据张仲景治病用调胃承气汤,得知病变证机不是"亡津液而胃中干,故曰实也",而是郁热内结夹气虚。

④【案例犀烛】

女,36岁,有多年类风湿性关节炎病史,伴有手指麻木冷痛,头汗出,倦怠乏力,口淡不渴,舌质淡红,苔薄黄白夹杂,脉沉弱。遂用桂枝新加汤、当归四逆汤与藜芦甘草汤合方,桂尖10克,白芍12克,红参10克,当归10克,细辛10克,通草6克,藜芦1.5克,生姜12克,大枣12枚,炙甘草10克。水煎服,每日1剂,分早中晚三服。之后又以前方据症状变化酌情加减治疗100余剂,诸症消除。

此病案为气血虚夹寒,瘀夹风痰证。以桂枝新加汤温补气血,当归四逆汤益气补血温通血脉,藜芦甘草汤息风化痰,故以合方治之而取效。

上六味，以水一斗一升，微火煮取三升，去滓，分，温服，如桂枝法。

发汗后，身疼痛，脉沉迟者，邪气骤去，血气暴虚也。用桂枝者，和其荣卫，不令暴虚易得重伤。加人参、芍药者，收复其阴阳以益其虚也。加生姜者，健其乍回之胃以安其谷也。曰新加者，得非足一百一十三而成之之谓邪。微火皆当仿效首方，此盖后人之赘耳。

（十五）发汗后，不可更行桂枝汤，汗出而喘，无大热者，可与麻黄杏仁甘草石膏汤主之。

麻黄杏仁甘草石膏汤方①

麻黄四两，去节　杏仁五十个，去皮尖　甘草二两，炙　石膏半斤，碎，绵裹

上四味，以水七升，先煮麻黄减二升，去上沫，内诸药，煮取二升，去滓，温服一升。

更行，犹言再用，不可再用桂枝汤，则是已经用过所以禁止也。盖伤寒当发汗，不当用桂枝，桂枝固卫②，寒不得泄，而气转上逆，所以喘益甚也。无大热者，郁伏而不显见也。以伤寒之表犹在，故用麻黄以发之，杏仁下气定喘，甘草退热和中，本麻黄正治之佐使也。石膏有彻热之功，尤能助下喘之用，故易桂枝以石膏，为麻黄汤之变制，而太阳伤寒，误汗转喘之主治，所以必四物者而后可行也。

（十六）发汗后，饮水多者必喘，以水灌之亦喘。

喘属肺，肺属金，金性寒，故曰形寒饮冷则伤肺。汗后肺气新虚，易得重伤，饮水，饮冷也，水灌则形寒，肺伤矣，其主气所以皆喘也。

（十七）发汗过多，其人叉手自冒心，心下悸，欲得按者，桂枝甘草汤主之。

桂枝甘草汤方③

桂枝四两，去皮　甘草二两，炙

①【案例犀烛】

男，26岁，有3年低热病史，每天低热之前先出现心烦急躁，心烦急躁随低热出现而消退，然后低热随汗出而散，每天发作至少3次，倦怠乏力，手足冰凉，口苦，舌质绛红，苔薄黄夹白，脉沉弱。遂用麻黄石甘汤、小柴胡汤、四逆汤与蜀漆散合方，麻黄12克，杏仁10克，石膏24克，柴胡24克，枯芩10克，生半夏12克，红参10克，附子5克，干姜5克，蜀漆1.5克，云母20克，龙骨20克，生姜10克，大枣12枚，炙甘草10克。水煎服，每日1剂，分早中晚三服。之后又以前方据症状变化酌情加减治疗30余剂，诸症消除，随访1年，一切尚好。

此病案为郁阳阳虚夹风痰证。以麻杏石甘汤宣散郁热，小柴胡汤益气平调寒热，四逆汤温补阳气，蜀漆散宣透郁热，故以合方治之而取效。

②【临证薪传】

辨治伤寒可以用桂枝，如麻黄汤是也；言"盖伤寒当发汗，不当用桂枝，桂枝固卫"，似牵强附会，不切临床实际。张仲景不用桂枝的根本原因是病变发生了变化。

③【案例犀烛】

男，48岁，有多年心动过速病史，伴有手足冰凉，周身怕冷，倦怠乏力，舌质淡红，苔黄厚腻夹白，脉沉弱。遂用桂枝甘草汤、四逆加人参汤与小陷胸汤合方，桂尖12克，附子5克，干姜5克，红参3克，黄连3克，全瓜蒌30克，生半夏12克，炙甘草10克。水煎服，每日1剂，分早中晚三服。之后又以前方据症状变化酌情加减治疗50余剂，经复查心动过速消除，随访1年，一切尚好。

此病案为阳虚夹痰热证。以桂枝甘草汤温补阳气，四逆加人参汤温壮阳气，小陷胸汤清热涤痰，故以合方治之而取效。

①【医理探微】

根据张仲景辨治精神及用方特色,病变证机的主要矛盾方面不是血伤而是伤气及阳。

②【医理探微】

桂枝走阴的重点是温阳而不是敛液,治疗在里病变以温通为主。

③【案例犀烛】

女,51岁,有4年围绝经期综合征病史,伴有脐周及脐下水气左右上下窜动,失眠,恶梦频繁,情绪低落,舌质淡红,苔薄黄白夹杂,脉沉弱。遂用苓桂枣草汤、酸枣仁汤、小柴胡汤与藜芦芍药汤合方,茯苓24克,桂尖24克,酸枣仁45克,川芎6克,知母6克,柴胡24克,枯芩10克,生半夏12克,红参10克,藜芦1.5克,白芍12克,生姜10克,大枣15枚,炙甘草10克。水煎服,每日1剂,分早中晚三服。之后又以前方据症状变化酌情加减治疗100余剂,诸证消除,随访1年,一切尚好。

此病案为气郁水气夹风夹虚证。以苓桂枣草汤益气温阳利水,酸枣仁汤补益心肝,安神舍魂,小柴胡汤调理气机,平调寒热,藜芦芍药汤补血化痰息风,故以合方治之而取效。

④【案例犀烛】

女,47岁,有多年胸腔静脉回流障碍病史,伴有胸闷胸满,上气不接下气,倦怠乏力,手足不温,舌质淡红,苔腻黄白夹杂,脉沉弱。遂用厚朴生姜半夏甘草人参汤、枳实薤白桂枝汤与四逆汤合方,厚朴24克,生半夏12克,红参3克,枳实10克,薤白24克,

上二味,以水三升,煮取一升,去滓,顿服。

汗多则血伤,血伤则心虚,心虚则动惕而悸①,故叉手自冒覆而欲得人按也。桂枝走阴,敛液宅心,能固疏慢之表②,甘草缓脾,和中益气,能调不足之阳。然则二物之为方,收阴补阳之为用也。

(十八)发汗后,其人脐下悸者,欲作奔豚,茯苓桂枝甘草大枣汤主之。

茯苓桂枝甘草大枣汤方③

茯苓半斤　桂枝四两,去皮　甘草二两,炙　大枣十五枚,擘

上四味,以甘澜水一斗,先煮茯苓减二升,内诸药,煮取三升,去滓,温服一升,日三服。

作甘澜水法

取水二斗,置大盆内,以杓扬之,水上有珠子五六千颗相逐,取用之。

脐下悸者,肾乘心汗后液虚,欲上凌心而克之,故动惕于脐下也。欲作,待作未作之谓。奔豚见上篇。然水停心下则悸。茯苓淡渗胜水,能伐肾脏之淫邪;桂枝走阴降肾,能御奔豚于未至;甘草益气,能补汗后之阳虚;大枣和土,能制于邪之肾水;甘澜水者,操之而使其性抵于纯,不令其得以助党而长祸也。

(十九)发汗后,腹胀满者,厚朴生姜半夏甘草人参汤主之。

厚朴生姜半夏甘草人参汤方④

厚朴半斤,去皮,炙　生姜半斤,切　半夏半升,洗　人参一两

全瓜蒌30克,厚朴10克,桂尖6克,附子5克,干姜5克,生姜24克,炙甘草10克。水煎服,每日1剂,分早中晚三服,治疗40余剂,诸证消除,随访1年,一切尚好。

此病案为气郁阳虚夹痰证。以厚朴生姜半夏甘草人参汤益气行气,枳实薤白桂枝汤行气通脉,化痰兼清,四逆汤温壮阳气,故以合方治之而取效。

甘草二两,炙

上五味,以水一斗,煮取三升,去滓,温服一升,日三服。

汗后腹胀满者,胃中干,阳虚气滞而伏饮停蓄也。人参、甘草之甘,益胃而滋干;生姜、半夏之辛,蠲饮而散满。然胀非苦不泄,所以厚朴者,君四物而主治也。

(二十)伤寒中风,医反下之,其人下利日数十行,谷不化,腹中雷鸣,心下痞硬而满,干呕,心烦不得安,医见心下痞,谓病不尽,复下之,其痞益甚,此非结热,但以胃中虚,客气上逆,故使硬也,甘草泻心汤主之。

甘草泻心汤方①

甘草四两,炙　黄芩三两　黄连一两　干姜三两　半夏半升,洗　大枣十二枚,擘

上六味,以水一斗,煮取六升,去滓,再煎取三升,温服一升,日三。

伤寒中风,言伤寒与中风皆有此变证,大意与上篇第六十条同。医反下之至心下痞鞕而满,大略与上篇第三十五条同,此多既误而复误,不得安以上,前误成痞也。医见至益甚,言复误而痞加重也。此非结热至末,乃原致痞之因,以出其治也。甘草、大枣之甘,益反下之虚;干姜、半夏之辛,散上逆之满;黄芩、黄连之苦,解邪热之烦。然证大略与上篇第三十五条同,而方物有同有异者。不用桂枝,以无表也②,同用甘草、干姜同为益虚而散硬也。不用参、术,恶益气也。用大枣,取滋干也。以既误复误而痞益甚,故用芩、连以为干姜之反佐,协同半夏以主散。此其所以有异同之分焉。

(二十一)伤寒,服汤药,下利不止,心下痞硬,服泻心汤已,复以他药下之,利不止,医以理中与之,利益甚。理中者,理中焦,此利在下焦,赤石脂禹余粮汤主之,复利不止者,当利其小便。

①【案例犀烛】
男,35岁,有多年阴囊湿疹病史,伴有倦怠乏力,怕冷,心烦急躁,舌质淡红,苔腻黄白夹杂,脉沉弱。遂用甘草泻心汤、牡蛎泽泻散与四逆加人参汤合方,黄连3克,枯芩10克,生半夏12克,红参10克,牡蛎15克,泽泻15克,商陆15克,天花粉15克,羊栖藻15克,葶苈子15克,蜀漆15克,干姜10克,炙甘草10克。水煎服,每日1剂,分早中晚三服。之后又以前方据症状变化酌情加减治疗50余剂,诸证消除,随访1年,一切尚好。

此病案为湿热下注夹阳虚证。以甘草泻心汤益气平调寒热,牡蛎泽泻散清热燥湿,软坚利水,四逆加人参汤益气壮阳散寒,故以合方治之而取效。

②【医理探微】
方氏将不用桂枝的理由归为无表证,此说恐有误人之嫌,虽论中用桂枝多有表证,但亦有内伤在里之杂病应用。如桂枝汤治脏无他病之汗出,乌梅丸之用桂枝等皆可证实桂枝用于里证。

① 【案例犀烛】

男,75岁,有多年慢性溃疡性结肠炎病史,伴有腹部冷痛,大便夹杂脓血,倦怠乏力,舌质淡红,苔白腻夹黄,脉沉弱。遂用赤石脂禹余粮汤、理中丸、干姜黄连黄芩人参汤与附子粳米汤合方,赤石脂50克,禹余粮50克,红参10克,白术10克,干姜10克,黄连10克,枯芩10克,制附子5克,生半夏12克,粳米15克,大枣12枚,炙甘草10克。水煎服,每日1剂,分早中晚三服。之后又以前方据症状变化酌情加减治疗80余剂,诸证消除,随访1年,一切尚好。

此病案为阳虚寒湿夹郁热证。以赤石脂禹余粮汤温涩固脱,理中丸益气温中散寒,干姜黄连黄芩人参汤益气温阳清热,附子粳米汤温阳燥湿,故以合方治之而取效。

② 【注文浅释】

愈:多次。

③ 【临证薪传】

辨识利仍不止者的病变证机有在膀胱,在脾,在肺,在肾等,不能仅仅局限于膀胱。

④ 【案例犀烛】

女,32岁,有多年习惯性便秘病史,伴有经常感冒且反复不愈,倦怠乏力,头汗出,口苦口腻,舌质淡红,苔白腻,脉沉弱。遂用大黄黄连泻心汤、桂枝汤与赤丸合方,大黄6克,黄连3克,桂尖10克,白芍10克,制川乌6克,生半夏12克,茯苓12克,细辛3克,生姜10克,大枣12枚,炙甘草10

赤石脂禹余粮汤方①

赤石脂一斤,碎　　禹余粮一斤,碎

以上二味,以水六升,煮取二升,去滓,分三服。

服泻心汤已,以上承上条而再言之也。复以他药下之利不止,言再治之不对。医以理中与之利益甚,言愈②误也。理中者以下,乃明其误而出其治。《难经》曰:中焦者,在胃中脘,主腐熟水谷,下焦者,当膀胱上口,主分别清浊,主出而不内,以传道也。《灵枢》曰:水谷者,常并居于胃中,成糟粕而俱下于大、小肠而成下焦,渗而俱下,济泌别汁,循下焦而渗入膀胱焉。然则利在下焦者,膀胱不渗而大肠滑脱也,禹余粮甘、平,消痞鞕而镇定其脏腑,赤石脂甘温,固肠虚而收其滑脱。然收滑脱矣,而利仍不止者,膀胱不渗而水谷不分也③。利小便者,导其水而分清之,使腑司各行其所有事也。腑司各行其所有事,则利无余治,而愈可必矣。

(二十二)伤寒,大下后,复发汗,心下痞,恶寒者,表未解也,不可攻痞。当先解表,表解,乃可攻痞,解表,宜桂枝汤;攻痞,宜大黄黄连泻心汤④。

表,非病初之表。下复发汗,言疏缓其表之表也。解,犹救也,如解渴解急之类是也。解表,与发表不同,伤寒病初之表当发,故用麻黄汤。此以汗后之表当解,故曰宜桂枝汤。言与中风之表同,当解肌而固卫也。

桂枝汤方见上篇,攻痞方说见下篇。

(二十三)伤寒,医下之,续得下利,清谷不止,身疼痛者,急当救里;后身疼痛,清便自调者,急当救表。救里,

克。水煎服,每日1剂,分早中晚三服。之后又以前方据症状变化酌情加减治疗30余剂,诸证消除,随访1年,一切尚好。

此病案为湿热寒痰夹营卫不固证。以大黄黄连泻心汤清泻湿热,桂枝汤调理脾胃营卫,赤丸温化寒湿,故以合方治之而取效。

宜四逆汤；救表，宜桂枝汤[①]。

　　清谷不止，身疼痛者，下后胃伤，里虚寒甚，饮食不腐化，而水谷不分，亡津液而骨属不利也。救，护也。利其身疼痛，而急当救护其里者，下后里虚为重也。清便自调，言小便清而大便调也。小便清大便调，里气和矣。里气和而身疼痛者，卫不外固而不与荣和也。急当救护其表者，不令重虚之表又易得重伤也。救里宜四逆汤者，复阳而收阴也。救表宜桂枝汤者，固卫以和荣也。此救表救里之所以各有其急也。

　　四逆汤方见下篇，桂枝汤方同上。

　　（二十四）伤寒，发汗，若吐，若下，解后，心下痞硬，噫气不除者，旋复代赭石汤主之。

───── 旋复代赭石汤方[②] ─────

　　旋复花三两　人参二两　生姜五两，切　代赭石一两　半夏半升，洗　甘草三两，炙　大枣十二枚，擘

　　上七味，以水一斗，煮取六升，去滓，再煎取三升，温服一升，日三服。

　　解，谓大邪已散也。心下痞硬，噫气不除者，正气未复，胃气尚弱而伏饮为逆也。旋复、半夏，蠲饮以消痞鞕；人参、甘草，养正以益新虚；代赭以镇坠其噫气；姜、枣以调和其脾胃。然则七物者，养正散余邪之要用也。

　　（二十五）伤寒八九日，下之，胸满烦惊，小便不利，谵语，一身尽重不可转侧者，柴胡加龙骨牡蛎汤主之。

───── 柴胡加龙骨牡蛎汤方[③] ─────

　　柴胡四两　半夏二合，洗　龙骨一两半　牡蛎一两半，煅

剂,分早中晚三服。之后又以前方据症状变化酌情加减治疗120余剂,癫痫未发。又以前方继续巩固治疗120余剂,随访3年,至今一切尚好。

此病案为心胆郁热,阳虚风痰证。柴胡加龙骨牡蛎汤益气清泻郁热,四逆汤益气温阳,藜芦甘草汤益气息风化痰,故以合方治之而取效。

① 【案例犀烛】

男,45岁,有多年失眠病史,伴有心胸烦热满闷,卧则烦躁不宁,舌质淡,苔白厚腻夹黄,脉沉弱。遂用栀子厚朴汤、黄连阿胶汤、甘草汤与赤丸合方,栀子14克,厚朴12克,枳实12克,黄连12克,枯芩6克,阿胶珠6克,鸡子黄2枚(烊化冲服),白芍10克,制川乌6克,生半夏12克,茯苓12克,细辛3克,生甘草10克。水煎服,每日1剂,分早中晚三服。之后又以前方据症状变化酌情加减治疗60余剂,诸证消除,随访1年,一切尚好。

此病案为郁热寒痰夹虚证。以栀子厚朴汤行气清热,黄连阿胶汤清热燥湿益阴,甘草汤益气清热,赤丸温化寒痰,故以合方治之而取效。

② 【注文浅释】

虚邪壅胃:虚邪者,郁热也,郁热壅胃。

③ 【注文浅释】

彭亨:阻塞、堵塞。

人参—两半　茯苓—两半　铅丹—两半　桂枝—两半,去皮　生姜—两半,切　大黄二两　大枣六枚,擘

上十一味,以水八升,煮取四升,纳大黄,切如棋子,更煮一二沸,去滓,温服一升。

胸满者,下后里虚,外热入里挟饮而上抟于膈所以烦也。惊属心,心藏神而居膈,正虚邪胜,所以不宁也。一身尽重不可转侧者,伤寒本一身疼痛,亡津液而血涩不利,故变沉滞而重甚也。夫以心虚则惊也,故用人参、茯苓之甘淡,入心以益其虚;龙骨、牡蛎、铅丹之重涩,敛心以镇其惊;半夏辛温,以散胸膈之满;柴胡苦寒,以除郁热之烦;亡津液而小便不利,参、苓足以润之;胃中燥而谵语,姜、枣有以调也。满在膈中,半夏开之,非大黄不能涤;重在一身,人参滋之,非桂枝不能和。然是证也,虽无三阳之明文,而于是汤也,总三阳以和之之治可征也。

(二十六) 下后,不可更行桂枝汤,若汗出而喘,无大热者,可与麻黄杏仁甘草石膏汤主之。

前第十五条发汗后不可更行桂枝汤云云,与此止差下字,余皆同。夫以汗下不同而治同者,汗与下虽殊,其为反误而致变喘则一,惟其喘一,所以同归于一治也。然以上篇第四十条误汗变喘用桂枝厚朴杏子汤而观之,则此汗下后不可更用桂枝汤可知矣,通考则义全。

(二十七) 伤寒,下后,心烦,腹满,卧起不安者,栀子厚朴汤主之。

栀子厚朴汤方①

栀子十四枚,擘　厚朴四两,姜炙　枳实四两,汤浸,去穰,炒

以上三味,以水三升半,煮取一升半,去滓,分三服,温进一服,得吐,止后服。

凡下而致变者,皆误也。心烦者,外邪入里抟膈而郁闷也。腹满者,虚邪壅胃②,彭亨③而不散也。卧属阴,腹

满者,阴滞也;起属阳,心烦者,阳郁也。所以皆不安宁也。栀子苦寒,快涌心胸之烦;厚朴枳实,主泄胃腹之满。所以三物者,能安误下后之不安也。

(二十八)伤寒,医以丸药大下之,身热不去,微烦者,栀子干姜汤主之。

栀子干姜汤方①

栀子十四枚,擘　干姜二两

上二味,以水三升半,煮取一升半,去滓,分二服,温进一服,得吐者,止后服。

丸药误用,不惟病变而且毒遗,误于大下,不独亡阴而阳亦损,所以身热不去而微烦也。栀子酸苦,涌内热而除烦;干姜辛热,散遗毒而益气。吐能散滞,辛能复阳,此之谓也。

(二十九)伤寒五六日,大下之后,身热不去,心中结痛者,未欲解也,栀子豉汤主之。

栀子豉汤方②

栀子十四枚,擘　香豉四合,绵裹

上二味,以水四升,先煮栀子得二升半,纳豉,煮取一升半,去滓,分为二服,温进一服,得吐者止后服。

此条结痛,比上条微烦则较重,一证而争差分也。前以差轻,故散之以干姜;此以差重,故解之以香豉。盖香豉能主伤寒寒热恶毒,烦躁满闷。然则二条者,大同小异之分也。

(三十)发汗,若下之,而烦热,胸中窒者,栀子豉汤主之。

此条亦与上同。窒者,邪热壅滞而窒塞,未至于痛而比痛较轻也。心居胸膈,所以同为一治。

(三十一)发汗,吐下后,虚烦不得眠,若剧者,必反复

① 【案例犀烛】
女,5 岁,有 2 年腹泻病史,伴有腹胀,手足不温,怕冷,舌质红,苔薄黄,脉沉弱。遂用栀子干姜汤、橘枳姜汤与枳术汤合方,栀子14 克,干姜 6 克,陈皮 45 克,枳实 10 克,白术 10 克,生姜 24 克。水煎服,每日 1 剂,分早中晚三服。之后又以前方据症状变化酌情加减治疗 20 余剂,诸证消除,随访 1年,一切尚好。

此病案为寒热气滞夹虚证。以栀子干姜汤清热温中,橘枳姜汤行气降逆温中,枳术汤行气健脾和胃,故以合方而取效。

② 【案例犀烛】
女,82 岁,有多年冠心病病史,近 5 年来胸中窒塞沉闷加重,伴有心痛,心中烦热,手足不温,舌质淡红,苔薄黄白夹杂,脉沉弱。遂用栀子豉汤、黄连阿胶汤、四逆加人参汤与小半夏汤合方,栀子14 克,淡豆豉 10 克,黄连 12克,阿胶珠 6 克,白芍 6 克,枯芩 6克,附子 5 克,干姜 5 克,红参 3克,生半夏 24 克,生姜 24 克,炙甘草 6 克。水煎服,每日 1 剂,分早中晚三服。之后又以前方据症状变化酌情加减治疗 30 余剂,胸中窒塞沉闷症状基本消除,之后又以前方继续巩固治疗效果,随访 1 年,一切尚好。

此病案为郁热阳虚痰湿夹虚证。以栀子豉汤清宣郁热,黄连阿胶汤清心除烦益阴,四逆加人参汤益气温阳,小半夏汤温降止逆,故以合方治之而取效。

颠倒,心中懊𢙐,栀子豉汤主之。

虚烦不得眠者,大邪乍退,正气暴虚^①,余热闷乱胃中干而不和也。剧,极也。反复颠倒心中懊𢙐者,胸膈壅滞不得舒快也。所以用栀子豉,高者因而越之之法也。

若少气者,栀子甘草豉汤主之。若呕者,栀子生姜豉汤主之。

栀子甘草豉汤方

于栀子豉汤方内,加入甘草二两,余依前法,得吐,止后服。

栀子生姜豉汤方

于栀子豉汤方内,加生姜五两,余依前法,得吐,止后服。

少气者,气伤也,故加甘草以益之;呕者,气逆也,故加生姜以散之。

(三十二)凡用栀子汤,病人旧微溏者,不可与服之。

栀子酸苦大寒而涌泄,病人旧微溏者,里气本虚而脏腑寒也。里气虚则易涌,脏腑寒则易泄,故揭示禁止如此。

(三十三)下之后,复发汗,必振寒,脉微细,所以然者,以内外俱虚故也。

内,谓反下则亡阴而里虚,所以脉微细也;外,谓复汗则亡阳而表虚,所以振寒也。

(三十四)下之后,复发汗,昼日烦躁不得眠,夜而安静,不呕不渴,无表证,脉沉微,身无大热者,干姜附子汤主之。

干姜附子汤方^②

干姜一两 附子一枚,去皮,生用,破八片

---

① 【医理探微】
言"正气暴虚",与用栀子豉汤辨治病变不符。

② 【案例犀烛】
男,57岁,有多年抑郁焦虑病史,白天烦躁易怒,夜间相对比较安静,舌质淡,苔白厚腻,脉沉。辨为阳虚寒痰夹郁证,以干姜附子汤、赤丸与四逆散合方,干姜3克,附子5克,制川乌6克,生半夏12克,柴胡15克,枳实15克,白芍15克,炙甘草15克。水煎服,每日1剂,分早中晚三服。之后又以前方据症状变化酌情加减治疗80余剂,一切基本恢复正常。

白天烦躁辨为阳虚,苔白厚腻辨为寒痰,易怒辨为气郁。以干姜附子汤温阳壮阳,赤丸温化寒痰,四逆散调理气机,故以合方治之而取效。

上二味,以水三升,煮取一升,去滓,顿服。

反下亡阴,阴既虚矣,又复发汗以亡其阳,则阳之虚,比之阴为尤甚。然阳用事于昼,热之烦,阳之亢也。躁虽阴,阳之扰也。不得眠者,阳不能胜阴而争夺于阴也。阴用事于夜。安静者,无阳事也。不呕不渴,无表证,脉沉微,身无大热,则阳大虚不足以胜阴为谛矣。故用干姜、附子偏于辛热以为汤者,恢复重虚之阳,而求以协和于偏胜之阴也。

(三十五)伤寒,若吐,若下后,心中逆满,气上冲胸,起则头眩,脉沉紧,发汗则动经,身为振振摇者,茯苓桂枝白术甘草汤主之。

茯苓桂枝白术甘草汤方①

茯苓四两　桂枝三两,去皮　白术二两　甘草二两,炙

上四味,以水六升,煮取三升,去滓,分,温三服。

心下逆满,伏饮上溢抟实于膈也。气上冲胸,寒邪上涌挟饮为逆也。动经,伤动经脉。振振,奋动也。盖人之经脉,赖津液以滋养,饮之为饮,津液类也。静则为养,动则为病,病宜制胜之,不宜发汗,既吐下后,脉又沉紧而复发汗,则重亡津液,气血衰耗,故变如此。术与茯苓,胜湿导饮。桂枝、甘草,固表和中。故发汗动经,所需者四物也。

(三十六)伤寒吐下后,发汗,虚烦,脉甚微,八九日,心下痞硬,胁下痛,气上冲咽喉,眩冒,经脉动惕者,久而成痿。

此申上条而复言失于不治则致废之意,上条脉沉紧,以未发汗言也;此条脉甚微,以已发汗言也。经脉动,即动经之变文。惕,即振振摇也,大抵两相更互发明之词。久,言既经八九日,若犹不得解而更失于不治,则津液内亡,湿淫外渍,必致痹而成痿。痿者,两足痿软而不相及也。

①【案例犀烛】

女,65岁,有多年耳源性眩晕、高血压病史,伴有耳鸣,听力下降,恶心呕吐,手足不温,舌质淡红,苔薄黄白夹杂,脉沉弱。遂用苓桂术甘汤、肾气丸与小半夏汤合方,茯苓12克,桂尖10克,白术6克,生地黄24克,山药12克,山茱萸12克,泽泻10克,牡丹皮10克,制附子3克,生半夏24克,生姜24克,炙甘草6克。水煎服,每日1剂,分早中晚三服。之后又以前方据症状变化酌情加减治疗50余剂,诸证基本消除。又以前方继续巩固治疗效果,随访1年,一切尚好。

此病案为肾虚痰湿气逆证。以苓桂术甘汤益气健脾利湿,肾气丸调补阴阳,小半夏汤降逆和中,故以合方治之而取效。

（三十七）太阳伤寒者,加温针必惊也。

温针者,针用必先烧温以去其寒性也。惊者,心有所动而惶惧也。盖心乃神之舍,故谓心藏神。荣气通于心,故荣与心皆主血。寒邪伤于荣,郁而蒸热矣。温针以攻寒,火之性大热,血得热则耗,耗则虚,血虚则心虚,心虚则舍空,舍空则神无所依而气浮越于外,故失守而惊惶也。

（三十八）伤寒二三日,心中悸而烦者,小建中汤主之。

小建中汤方①

桂枝三两,去皮　芍药六两　甘草二两,炙　生姜三两,切　胶饴一升　大枣十二枚,擘

上六味,以水七升,煮取三升,去滓,内胶饴,更上微火消解,温服一升,日三服,呕家不可用建中汤,以甜故也。

二三日,当传之时,不传不变,但心中悸而烦者,邪虽衰微正亦虚弱,不足以退散之,所以持也。小建中者,桂枝汤倍芍药而加胶饴也。桂枝汤扶阳而固卫,卫固则荣和。倍芍药者,酸以收阴,阴收则阳归附也;加胶饴者,甘以润土,土润则万物生也。建,定法也,定法惟中,不偏不党,王道荡荡,其斯之谓乎。

（三十九）伤寒,脉结代,心动悸,炙甘草汤②主之。

甘草四两,炙　生姜三两,切　桂枝三两,去皮　麦门冬半升　麻子仁半升　大枣十二枚,擘　人参二两　生地黄一斤　阿胶二两

上九味,以清酒七升,水八升,先煮八味取三升,去滓,内胶烊消尽,温服一升,日三服,一名复脉汤。

脉结代而心动悸者,虚多实少,譬如寇欲退散,主弱不能遣发而反自彷徨也。人参、甘草、麦冬,益虚以复结代之脉;地黄、阿胶、麻仁,生血以宁动悸之心;桂枝和荣

卫以救实;姜、枣健脾胃以调中;清酒为长血气之助。复脉乃核实义之名。然则是汤也,必欲使虚者加进,而驯至于实,则实者自退散,而还复于元之意也。

本条结代,下文无代而有代阴,中间疑漏代一节。

脉,按之来缓而时一止,复来者名曰结。又脉来动而中止,更来小数,中有还者反动,名曰结阴也。脉来动而中止,不能自还,因而复动,名曰代阴也。得此脉者必难治。结阴也下当有代脉一股。

此承结代,而推言结阴代阴,以各皆详辨其状,与辨脉下第四章意同。

(四十)伤寒八九日,风湿相抟,身体疼烦,不能自转侧,不呕不渴,脉浮虚而涩者,与桂枝附子汤主之。

桂枝附子汤方①

桂枝四两,去皮　附子三枚,炮,去皮,破八片　生姜三两,切　甘草二两,炙　大枣十二枚,擘

上五味,以水六升,煮取二升,去滓,分温,三服。

风湿相抟见上篇,此以得之寒因,故身体疼烦不呕不渴也。不能自转侧者,湿主重着也。浮,风也,虚则汗后之不足。涩,湿也,与上篇小异而大同。桂枝附子汤者,即上篇之甘草附子汤,以姜枣易术之变制也。去术者,以寒本无汗,不似风之自汗而湿多也;用姜枣者,以寒属阴,不如风阳之能食也。然去彼取此虽少殊,而其所以为散风除湿则均耳。

若其人大便硬,小便自利者,去桂枝加白术汤主之。脉经末句汤名无白字。

桂枝附子去桂枝加白术汤方②

于桂枝附子汤方内,去桂枝加术三两,余依前法。

大便硬,里实矣,故去桂枝,恶其主表而不知里也。

①【案例犀烛】

女,52岁,有多年血管神经性头痛病史,伴有手足不温,怕冷,倦怠乏力,口腻,舌质淡红,苔黄厚腻夹白,脉沉弱。遂用桂枝附子汤、麻黄汤与小陷胸汤合方,制附子15克,桂尖12克,麻黄10克,杏仁15克,黄连3克,全瓜蒌30克,生半夏12克,生姜10克,大枣12枚,炙甘草12克。水煎服,每日1剂,分早中晚三服。之后又以前方据症状变化酌情加减治疗30余剂,诸证消除,随访1年,一切尚好。

此病案为阳虚寒凝夹痰热证,以桂枝附子汤温阳通经散寒,麻黄汤宣散经气脉络,小陷胸汤清热化痰,故以合方治之而取效。

②【案例犀烛】

男,60岁,有多年习惯性便秘病史,伴有手足不温,怕冷,倦怠乏力,口苦口腻,舌质淡红,苔腻黄白夹杂,脉沉弱。遂用桂枝去桂加白术汤、大黄附子汤与半夏泻心汤合方,制附子15克,白术10克,大黄10克,细辛6克,生半夏12克,红参10克,干姜10克,黄连3克,枯芩10克,大枣12克,炙甘草10克。水煎服,每日1剂,分早中晚三服。之后又以前方据症状变化酌情加减治疗40余剂,诸证消除,随访1年,一切尚好。

此病案为阳虚寒凝夹湿热证。以桂枝去桂加白术汤益气散寒通经,大黄附子汤温通寒结,半夏泻心汤益气平调寒热,故以合方治之而取效。

小便自利,湿胜也,故加术,以其益土而能燥湿也。

此加减旧阙,今补。

(四十一)太阳病,项背强几几,无汗恶风者,葛根汤主之。

葛根汤方

葛根四两　麻黄三两,去节　桂枝二两,去皮　芍药二两　甘草二两,炙　生姜三两,切　大枣十二枚,擘

上七味,㕮咀,以水一斗,先煮麻黄葛根减二升,去沫,内诸药,煮取三升,去滓,温服一升,覆取微似汗,不须啜粥,余如桂枝法将息,及禁忌。

太阳病项背强几几与上篇同者,风寒过太阳之荣卫,初交阳明之经络①,经络同,所以风寒皆然也。无汗者,以起自伤寒,故汗不出,乃上篇有汗之反对,风寒之辨别也。恶风乃恶寒之互文,风寒皆通恶,而不偏有无也。夫以太阳中风,项背强几几,汗出,恶风,用桂枝加葛根而论之。则此太阳伤寒,项背强几几,无汗,恶风,当用麻黄加葛根。而用葛根汤者何哉?盖几几乃加阳明之时,喘已不作,故去杏仁,不用麻黄汤之全方,不可以麻黄加为名。而用麻黄、桂枝、甘草、葛根以为汤者,实则是麻黄加之规制也。用姜、枣、芍药者,以阳明属胃,胃为中宫,姜、枣皆和中之物,芍药有缓中之义也。不须啜粥,麻黄类例也。

(四十二)太阳与阳明合病,喘而胸满者,不可下,麻黄汤主之。

合病见上篇。肺主气,气逆则喘,喘甚则肺胀。胸满者,肺胀也,胸乃阳明之部分,喘乃太阳伤寒之本病②,以喘不除,甚而至于胸满,故曰合病。然肺不属太阳阳明,而太阳阳明合病之伤寒,病全在肺,何也?曰:肺为五脏之华盖,内受诸经百脉之朝会,其脏金,其性寒,寒邪凑于荣,肺以寒召寒,类应故也。不可下者,喘来自太阳之初,

① 【医理探微】
辨识项背强几几的病变证机有的在太阳营卫经络,有的在阳明经络经筋,不可仅仅局限于"风寒过太阳之荣卫,初交阳明之经络"。

② 【医理探微】
方氏言喘乃太阳伤寒之本病,但喘既可见于太阳病,又可见于太阴肺、少阴心肾、少阴病、厥阴病等,不能仅仅局限于太阳伤寒。

满惟在胸,不在胃也。夫麻黄汤者,主治太阳伤寒之初病,有阳明,何以独从太阳之主治也?曰:麻黄固善于散寒,其功尤能泻肺家之实满;杏仁惟其利于下气,故其效则更长于定喘;桂枝虽佐,其实有纲维之妙;甘草虽使,其才有和缓之高。是故太阳表之治行,则阳明胸之功自奏矣。

（四十三）太阳与阳明合病者,必自下利,葛根汤主之。

必,定然之词。自,谓自然而然也。盖太阳者,膀胱也,膀胱主水;阳明者,胃经也,胃主谷。寒为阴,阴气主下降,故伤寒无他故。自然而然下利者,太阳阳明合病,经中之邪热甚[①],胃气弱不化谷不分清,杂进而走注,所以谓之必也。以必定自然而然下利,故但用葛根汤散经中之寒邪,而以不治治利。以不治治利者,麻黄散太阳之表,葛根解阳明之肌[②],桂枝主荣卫之和,姜、枣健脾胃之弱,甘草者,和中之国老,芍药者,缓中而佐使。夫如是而经中之邪散,则胃中之正回,不分清者自分清,不显治者而治在其中矣。噫!王者不治夷狄而夷狄治,圣人无为而无不为,所谓仁之尽义之至。吾于是乎重有感焉,彼以煦煦为仁,孑孑为义,窃圣人之王道以乱名实者,谓不自欺以欺人,公孙龙不能为之说也,悲哉!

（四十四）二阳并病,太阳初得病时发其汗,汗先出不彻,因转属阳明,续自微汗出,不恶寒,若太阳病证不罢者,不可下,下之为逆,如此可小发汗,设面色缘缘正赤者,阳气怫郁在表,当解之熏之,若发汗不彻,不足言,阳气怫郁不得越,当汗不汗,其人躁烦,不知痛处,乍在腹中,乍在四肢,按之不可得,其人短气,但坐以汗出不彻故也,更发汗则愈。何以知汗出不彻,以脉涩故知也。

转,与传同,见第五问。

并病见上篇,太阳初得病时至不恶寒,是原致并之因。若太阳证不罢,至解之熏之,是言治之之次第。若发

①【注文浅释】
经中之邪热甚:经者,太阳阳明也,邪热者,寒热夹杂;即太阳阳明寒热夹杂之邪比较明显。

②【注文浅释】
葛根既治阳明之肌筋又治太阳之经筋。

①【医理探微】

辨识脉涩的病变证机以营卫郁滞为主,即使有血虚也居次;根据张仲景辨证精神不是汗出过多而是汗出不彻。

②【注文浅释】

辨脉紧为热为实,非为寒也。

③【案例犀烛】

女,51岁,有多年过敏性鼻炎、额窦炎病史,伴有头痛,头沉烦热,鼻塞,受凉加重,倦怠乏力,口苦口腻,舌质淡红,苔黄腻夹白,脉沉弱。遂用小陷胸汤、大青龙汤、小柴胡汤与四逆汤合方,黄连3克,全瓜蒌30克,生半夏12克,麻黄20克,杏仁10克,桂尖6克,石膏50克,柴胡24克,枯芩10克,红参10克,附子5克,干姜5克,生姜10克,大枣12克,炙甘草10克。水煎服,每日1剂,分早中晚三服。之后又以前方据症状变化酌情加减治疗50余剂,诸证消除,随访1年,一切尚好。

此病案为痰热阳虚证。以小陷胸汤清热化痰,大青龙汤宣透清热,小柴胡汤益气调中,四逆汤益气温阳散寒,故以合方治之而取效。

④【注文浅释】

辨识大结胸病变部位,根据张仲景辨治精神既在上焦又在中焦,更有在下焦。

汗不彻至末,是反复申上文之详。彻,除也,去也。不彻,言汗发不如法病不除去也。越,散也,言怫郁不散也。涩为血虚,血虚者,汗出过多也①,所以转阳明也。

(四十五)伤寒六七日,结胸热实,脉沉紧,心下痛,按之石硬者,大陷胸汤主之。

沉为里,紧为寒②,结胸,故心下痛。热实,故石硬。方见上篇,盖证同也。

(四十六)小结胸,病正在心下,按之则痛,脉浮滑者,小陷胸汤主之。

小陷胸汤方③

黄连一两　半夏半升,洗　栝楼实一枚,大者

上三味,以水六升,先煮栝楼取三升,去滓,内诸药,煮取二升,去滓,分,温三服。

正在心下,言不似大结胸之高而在上也④。按之则痛,言比不按亦痛则较轻也。浮则浅于沉,滑则缓于紧,此结胸之所以有大小之分也。黄连苦寒,以泄热也;半夏辛温,以散结也;栝楼实苦而润,苦以益苦,则致热于易泄为可知,润以济辛,则散结于无难开可必。所谓有兼人之勇而居上功者,惟此物为然也。

(四十七)伤寒十余日,热结在里,复往来寒热者,与大柴胡汤。但结胸无大热者,此为水结在胸胁也,但头微汗出者,大陷胸汤主之。

水,即饮也,以不实硬,故曰水结。胸胁亦里也,以热结不高,故曰在里。此条两节,上节以往来寒热,故用大柴胡汤;下节以水结无大热,故用大陷胸汤。然热结与水结,胸胁与里,皆互词,大同小异,皆下法也。

二方俱见上篇。

(四十八)太阳与少阳合病,自下利者,与黄芩汤。若呕者,黄芩加半夏生姜汤主之。

黄芩汤方[①]

黄芩三两　甘草二两,炙　芍药二两　大枣十二枚,擘

上四味,以水一斗,煮取三升,去滓,温服一升,日再,夜一服。

黄芩加半夏生姜汤方

于黄芩汤方内,加半夏半升,生姜三两,余依黄芩汤法。

阳明间太少而中居,太少病,阳明独能逃其中乎?是故芍药利太阳膀胱而去水缓中[②];黄芩除少阳寒热而主肠胃不利;大枣益胃;甘草和中。是则四物之为汤,非合三家而和调一气乎?然气一也。下夺则利,上逆则呕。半夏逐水散逆,生姜呕家圣药,加所当加,无如二物。

(四十九)伤寒六七日,发热微恶寒,支节烦疼,微呕,心下支结,外证未去者,柴胡加桂枝汤主之。

柴胡加桂枝汤方[③]

柴胡四两　桂枝一两半,去皮　人参一两半　甘草一两,炙
半夏二合半,洗　黄芩一两半　芍药一两半　生姜一两半,切　大枣六枚,擘

上九味,以水七升,煮取三升,去滓,分温服。

支节,四肢百节也。支结言支饮搏聚而结也。发热至微呕,太阳之表也,故曰外证未去,以微而未去也。故加桂枝以解之。支结属少阳,以结则难开也,故用柴胡为主治。然则是证也,虽无太少之明文,而于太少之治以究

①【案例犀烛】
男,51岁,有多年慢性胃肠炎病史,伴有脘腹热痛,恶心呕吐,大便灼热,食凉或受凉加重,倦怠乏力,口苦,舌质红,苔黄腻夹白,脉沉弱。遂用黄芩加半夏生姜汤、四逆汤、半夏泻心汤与桂枝汤合方,枯芩10克,白芍10克,生半夏12克,附子5克,干姜10克,黄连3克,红参10克,桂尖10克,生姜10克,大枣12克,炙甘草10克。水煎服,每日1剂,分早中晚三服。之后又以前方据症状变化酌情加减治疗30余剂,诸证消除,随访1年,一切尚好。

此病案为郁热夹寒证。以黄芩加半夏生姜汤清热温化降逆,四逆温阳散寒,半夏泻心汤益气平调寒热,桂枝汤调补脾胃营卫,故以合方治之而取效。

②【医理探微】
与其说"是故芍药利太阳膀胱而去水缓中",不如说芍药清热缓急收敛止利更切合临床。

③【案例犀烛】
女,46岁,有多年类风湿关节炎病史,伴有手指关节冷痛,汗出怕冷,倦怠乏力,口苦,舌质淡红,苔薄黄白夹杂,脉沉弱。遂用柴胡桂枝汤、乌头汤与半夏泻心汤合方,柴胡24克,枯芩10克,红参10克,生半夏12克,桂尖10克,白芍10克,制川乌10克,黄芪10克,麻黄10克,黄连3克,

干姜10克,生姜10克,大枣12克,炙甘草10克。水煎服,每日1剂,分早中晚三服。之后又以前方据症状变化酌情加减治疗80余剂,诸证消除,随访1年,一切尚好。

此病案为郁热夹寒,营卫不固证。以柴胡桂枝汤调理脾胃,和调营卫,乌头汤补益温通宣散,半夏泻心汤益气平调寒热,故以合方治之而取效。

①【案例犀烛】

男，52 岁，有多年颈椎膨出、突出、增生、颈椎椎间管狭窄病史，伴有耳鸣、头痛头晕，手足不温，怕冷，倦怠乏力，口苦，舌质红，苔薄黄白夹杂，脉沉弱。遂用小柴胡汤、乌头汤、藜芦甘草汤与栝楼桂枝汤合方，柴胡 24 克，枯芩 10 克，生半夏 12 克，红参 10 克，制川乌 10 克，麻黄 10 克，黄芪 10 克，白芍 10 克，天花粉 6 克，桂尖 10 克，藜芦 1.5 克，生姜 10 克，大枣 12 枚，炙甘草 10 克。水煎服，每日 1 剂，分早中晚三服。之后又以前方据症状变化酌情加减治疗 120 余剂，诸证基本消除，随访 1 年，一切尚好。

此病案为郁热夹虚，寒凝筋脉证。以小柴胡汤益气调气，平调寒热，乌头汤补益温通，藜芦甘草汤息风化痰，栝楼桂枝汤舒筋柔筋，调理营卫，故以合方治之而取效。

②【注文浅释】

辨识颈项强病变部位，根据三阳篇相关条文可知既有在太阳病者，亦有在阳明者，更有在少阳者。

③【案例犀烛】

女，41 岁，有多年结核性胸膜炎病史，伴有容易感冒，胸胁胀满疼痛，口渴不欲多饮，倦怠乏力，手足不温，大便不畅，口苦口腻，舌质淡红，苔黄腻夹白，脉沉弱。遂用柴胡桂枝干姜汤、小柴胡汤、桂枝汤、甘草甘遂汤与四逆汤合方，柴胡 24 克，桂尖 10 克，干姜 10 克，天花粉 12 克，枯芩 10 克，牡蛎 10 克，生半夏 12 克，红参 10 克，白芍 10 克，甘遂 3 克，附子 5 克，生姜 10 克，大枣 12 枚，炙甘草 10 克。水煎服，每日 1 剂，分早中晚三服。之后又以前方据症状变化酌情加减治疗 120 余剂，经复查各项指标均恢复正常，随访 1 年，一切尚好。

此病案为寒热虚水气夹营卫不固证。以柴胡桂枝干姜汤散寒生津敛阴，小柴胡汤益气调气，平调寒热，桂枝调补气血，甘草甘遂汤益气涤湿，四逆汤渐通阳气，故以合方治之而取效。

④【注文浅释】

"胸"，当是太阳、太阴、少阴也。

之，则亦因药可以知病矣。

（五十）伤寒四五日，身热恶风，颈项强，胁下满，手足温而渴者，小柴胡汤①主之。

身热恶风，太阳表也。颈项强，有阳明也②。胁下满，少阳也。然则三阳俱见病矣。手足温而渴者，邪凑半表半里而里证见也。夫以三阳俱见病而独从少阳之小柴胡以为治者，太阳阳明之邪微，少阳近里而里证见，故从少阳一于和而三善则皆得也。

（五十一）伤寒阳脉涩，阴脉弦，法当腹中急痛者，先与小建中汤，不差者，与小柴胡汤主之。

阳主气，涩主痛，阴主血，弦主急。投以小建中者，求之于益阴而和阳也。不差，则不对可知矣。小柴胡者，少阳之主治也。盖少阳属木，其脉弦，木盛则土受制，故涩而急痛也。然则是治也者，伐木以救土之谓也。

（五十二）伤寒五六日，已发汗，而复下之，胸胁满，微结，小便不利，渴而不呕，但头汗出，往来寒热心烦者，此为未解也，柴胡桂枝干姜汤主之。

柴胡桂枝干姜汤方③

柴胡半斤　桂枝三两，去皮　干姜三两　栝楼根四两　黄芩三两　牡蛎三两，熬　甘草二两，炙

上七味，以水一斗二升，煮取六升，去滓，再煎取三升，温服一升，日三服，初服微烦，后服汗出便愈。

胸，太阳、阳明也④。胁，少阳也。小便不利，太阳之

膀胱不清也。渴而不呕,阳明之胃热而气不逆也。头汗出者,三阳之邪热甚于上而气不下行也。往来寒热心烦者,少阳半表半里之邪出入不常也。柴胡、黄芩,主除往来之寒热;桂枝、甘草,和解未罢之表邪;牡蛎、干姜,咸以软其结,辛以散其满;栝楼根者,苦以滋其渴,凉以散其热。是汤也,亦三阳平解之一法也。

(五十三)太阳病,十日以去,脉浮细而嗜卧者,外已解也,设胸满胁痛者,与小柴胡汤,脉但浮者,与麻黄汤。

脉浮细而嗜卧者,大邪已退,血气乍虚而肢体倦怠也。胸满胁痛,则少阳未除,故与小柴胡以和之。脉但浮则邪还表,故与麻黄汤以发之。

(五十四)伤寒十三日,胸胁满而呕,日晡所,发潮热,已而微利,此本柴胡证,下之而不得利,今反利者,知医以丸药下之,非其治也。潮热者实也,先宜小柴胡汤以解外,后以柴胡加芒硝汤主之。

柴胡加芒硝汤方①

于小柴胡汤方内,加芒硝六两,余依小柴胡汤法。

十三日,过经也。不解,坏例也。非其治也以上,乃原其坏由于医之误。以下至末,救误之治也。然微利矣,加芒硝以更下之者,丸之为丸,大率辛热物,虽快攻下,下者药也。热以益热,热结反实而不出,故须咸以软之也。

(五十五)伤寒五六日,呕而发热者,柴胡汤证具,而以他药下之,柴胡证仍在者,复与柴胡汤,此虽已下之,不为逆,必蒸蒸而振,却发热汗出而解。若心下满而硬痛者,此为结胸也,大陷胸汤主之。但满而不痛者,此为痞,柴胡不中与之,宜半夏泻心汤。

半夏泻心汤方②

半夏^{半升,洗} 黄芩^{三两} 干姜^{三两} 人参^{三两} 黄连^{一两}

①【案例犀烛】

女,37岁,有8年产后便秘病史,伴有手足烦热,汗出后怕冷,倦怠乏力,口苦,舌质淡红,苔薄黄白夹杂,脉沉弱。遂用柴胡加芒硝汤、大黄附子汤与桂枝汤合方,柴胡24克,枯芩10克,生半夏12克,红参10克,芒硝6克,大黄10克,附子15克,细辛6克,桂尖10克,白芍10克,生姜10克,大枣12枚,炙甘草10克。水煎服,每日1剂,分早中晚三服。之后又以前方据症状变化酌情加减治疗50余剂,诸证基本消除,随访1年,一切尚好。

此病案为郁热内结夹寒,营卫不固证。以柴胡加芒硝汤益气调理,平调寒热,大黄附子汤温阳通泻,桂枝汤调补气血,故以合方治之而取效。

②【案例犀烛】

女,62岁,有多年萎缩性胃炎伴腺体增生及肠化生病史,伴有脘腹痞满,食凉或因情绪异常加重,倦怠乏力,手足不温,口苦口腻,舌质淡红,苔腻黄白夹杂,脉沉弱。遂用半夏泻心汤、小柴胡汤、干姜附子汤与甘草海藻汤合方,生半夏12克,黄连3克,枯芩10克,红参10克,干姜10克,柴胡24克,附子5克,海藻24克,生姜10克,大枣12枚,炙甘草10克。水煎服,每日1剂,分早中晚三服。之后又以前方据症状变化酌情加减治疗150余剂,经复查萎缩性胃炎伴腺体增生及肠化生消失,随访2年,一切尚好。

此病案为寒热夹郁证。以半夏泻心汤益气平调寒热,小柴胡汤益气调气,平调寒热,干姜附子汤温阳散寒,甘草海藻汤益气软坚散结,故以合方治之而取效。

甘草三两，炙　大枣十二枚，擘

上七味，以水一斗，煮取六升，去滓，再煎取三升，温服一升，日三服。

此条上节，与上篇第六十三条互相发明。盖风寒至少阳证治无差殊，故更互为文而互言之，以见彼此皆然也。若心下满以下二节，乃复言其变以出其治，结胸乃其变之重者，以其重而结于胸，故从大陷胸汤。痞则其变之轻者，以其轻而痞于心①，故用半夏泻心汤。半夏、干姜，辛以散虚满之痞；黄芩、黄连，苦以泄心膈之热；人参、甘草，甘以益下后之虚；大枣甘温，润以滋脾胃于健。曰泻心者，言满在心膈而不在胃也。

（五十六）本以下之，故心下痞，与泻心汤。痞不解，其人渴而口燥烦，小便不利者，五苓散主之。

泻心汤者，本所以治虚热之气痞也。治痞而痞不解，则非气聚之痞可知矣。渴而口燥烦小便不利者，津液涩而不行，伏饮停而凝聚，内热甚而水结也。五苓散者，润津液而滋燥渴，导水饮而荡结热②，所以又得为消痞满之一治也。

（五十七）妇人伤寒，发热，经水适来，昼日明了，暮则谵语，如见鬼状者，此为热入血室，无犯胃气及上二焦，必自愈。

无，与毋通。

此与上篇末三条文少异而证同，上篇言脉与如结胸状，此言昼日明了，暮则谵语；上篇言刺期门及与小柴胡汤，此言无犯胃气及上二焦，皆互言以明互见之意。昼属阳，明了者，阴邪退也。暮属阴，谵语者，血证得阴而剧也。毋者，禁止之词。犯胃气，以禁下言也。上二焦，谓上焦中焦，以禁汗吐言也，盖卫气出上焦，津液蓄于中焦，汗则损卫气而亡津液，是汗则犯二焦也。又上焦主受纳，中焦主受盛，吐则纳与盛俱为逆，是吐则上中二焦亦俱犯也。然下固损胃，下焦犯矣，是三法皆不可用也。三法皆不可用者，邪本在血室，亦非三者攻之所可能及也。必自

① 【医理探微】
　　本条传变过程中都出现了"心下满"，方氏所谓变之重为结胸，表现在心下满而按之痛，变之轻为痞证，表现为心下满而不痛。

② 【临证薪传】
　　五苓散的基本作用是温阳气化津液，利水饮消郁热。

愈者,言伺其经行血下,则邪热得以随血而俱出,犹之红汗而然,故决言必定自解而愈,以警人勿妄攻取,致谬误以生变乱之意。夫以三法既皆不可用,则与其欲治,宁刺期门,及与小柴胡汤,而法在焉。即此条之必自愈而观之,则上篇之期门虽不刺,小柴胡汤虽不行,亦皆得终当自愈,从可知矣。且上篇出三条,而此篇一条,下篇虽无出,要皆欲人同推也。读者通考而参详之,则男子妇人风寒为病,证治之异同,大端可见矣。

伤寒论条辨

卷之三

辨太阳病脉证并治下篇第三

凡三十八条　方十八

中风者,单只卫中于风而病也。伤寒者,单只荣伤于寒而病也^①。若风寒俱有而中伤,则荣卫皆受而俱病,故以荣卫俱中伤风寒而病者为下篇。盖寒虽专令乎冬,而风则无时不有,所以或则单中单伤,或则俱有而中伤也。单中单伤而为病者已云难治矣,然则俱中伤而病者,其治不尤难乎,何也。寒须发汗,风则解肌,欲并行而不悖,其为两难也。何如哉? 故能发两难发之汗者名曰青龙,能解两难解之热者名曰白虎。能救无两难,而误服大青龙之逆者则曰真武焉。夫所谓青龙白虎真武者,言其灵应不难于其所难,妙效验于不可测度,有如此其神,神汤之谓也。神其神,《礼记》曰唯圣者能之。其斯之谓乎? 学者能明诸此,始可与言医也已。

(一) 太阳中风,脉浮紧,发热,恶寒,身疼痛,不汗出而烦躁者,大青龙汤主之,若脉浮弱,汗出,恶风者,不可服,服之则厥逆,筋惕肉瞤,此为逆也^②,以真武汤救之。

末后六字,旧本大青龙汤主之,黄氏正之如此。盖既曰不可服,服之为逆,则安得又复有大青龙汤主之之文,传写之误甚明,黄氏正之甚是,当从之。后人又因其更改致疑,并六字皆删之,删之则上篇第二十五条无凭证据,故存朱以备通考。然此与下条互相发明而同一治,故合二说并见于下。

---

① 【医理探微】

中风者,风寒相互为因以风为主;伤寒者,风寒相互为因以寒为主,辨识中风伤寒之病因不能将风寒截然分开。

---

② 【案例犀烛】

女,23 岁,有多年慢性鼻窦炎、额窦炎、慢性扁桃体炎病史,头痛鼻塞因受凉加重,无汗,咽喉红肿疼痛,舌质淡,苔薄白,脉沉。以大青龙汤、白虎汤与桔梗汤合方,麻黄 20 克,杏仁 10 克,桂尖 6 克,石膏 50 克,知母 20 克,桔梗 10 克,粳米 15 克,生姜 10 克,大枣 10 枚,生甘草 20 克。水煎服,每日 1 剂,分早中晚三服,之后又以前方据症状变化酌情加减治疗 70 余剂,一切正常。

此案例为寒热夹杂证。辨识头痛鼻塞因风寒加重为寒,咽喉红肿为郁热。以大青龙汤宣散寒热,白虎汤清泻郁热,桔梗汤宣利咽喉,故以合方治之而取效。

（二）伤寒脉浮缓，身不疼但重，乍有轻时，无少阴证者，大青龙汤发之。

大青龙汤方①

麻黄<small>六两，去节</small>　桂枝<small>二两，去皮</small>　甘草<small>二两，炙</small>　杏仁<small>四十枚，去皮尖</small>　生姜<small>三两，切</small>　大枣<small>十二枚，擘</small>　石膏<small>如鸡子大绵裹，碎</small>

上七味，以水九升，先煮麻黄减二升，去上沫，内诸药，煮取三升，去滓，温服一升，取微似汗，汗出多者温粉扑之，一服汗者，停后服，汗多亡阳，遂虚，恶风烦躁不得眠也。

上条太阳中风者，言有上篇第三条之证也。病属太阳则脉浮，然浮以候风，紧以候寒。发热者，中风热即发也。恶寒身疼痛，不汗出，皆寒也。风为烦，寒则躁，盖谓风寒俱有而中伤，风多寒少之证，犹指言此风之中有寒之谓也。此条伤寒者，言有中篇首条之证也。缓者风之诊，身不疼亦风也。但重，寒也。乍有轻时，亦为有风而然也。无少阴证者，言若是但欲寐，则涉于少阴之疑似矣，今是但重，故曰无少阴证。亦谓风寒两中伤，荣卫俱受病，寒多风少之证，犹指言此寒之中有风之谓也。盖风寒二者，大率多相因而少相离，有寒时，不皆无风，有风时，不皆无寒。所以单中单伤者，固尝自是，相兼而中伤者，亦尝多有，此大青龙之所以作也。二条者互文而互相发明，以为此篇之小总，太阳分病之纪，上篇一，中篇二，此其三焉。三者，太阳一经吃紧太三辨也。以下凡似此云云以为称首者，皆风寒俱有而中伤之证，其例则又皆统乎此也。夫风寒二治，大法不外乎桂枝麻黄之二汤。然桂枝汤中忌麻黄，而麻黄汤中反用桂枝，此中有极深奥义，非言语文字可以形容暴白者，要在人之心领神会耳。大青龙者，桂枝麻黄二汤合剂之变制也，故为并中风寒之主治，校之桂枝麻黄各半汤，与桂枝二麻黄一汤，则少芍药而多石膏。去芍药者，不欲其收也。以其无芍药而观之，

①【案例犀烛】

女，42岁，有多年肌肉风湿病史，全身肌肉酸麻胀痛沉重，口淡不渴，舌质淡红，苔白厚腻夹黄，脉浮。以大青龙汤、赤丸与藜芦甘草汤合方，麻黄 20 克，杏仁 10 克，桂尖 6 克，石膏 50 克，制川乌 6 克，生半夏 12 克，茯苓 12 克，细辛 3 克，藜芦 1.5 克，生姜 10 克，大枣 10 克，炙甘草 10 克。水煎服，每日 1 剂，分早中晚三服。之后又以前方据症状变化酌情加减治疗 50 余剂，诸证消除。

此案例为太阳湿郁营卫风痰证。辨识全身肌肉酸麻胀痛沉重为湿郁风痰。以大青龙汤宣泄湿郁，赤丸温化寒湿，藜芦甘草汤息风化痰，故以合方治之而取效。

①【注文浅释】

当为甘以生津。

②【案例犀烛】

女,19岁,有多年鼻衄病史,每周至少鼻衄三次,无汗,月经量少色淡,口淡不渴,舌质淡,苔薄白,脉浮。以麻黄汤与胶姜汤合方,麻黄10克,杏仁15克,桂尖6克,阿胶珠10克,干姜10克,炙甘草6克。水煎服,每日1剂,分早中晚三服。之后又以前方据症状变化酌情加减治疗30余剂,鼻衄痊愈,月经恢复正常。

此案例为太阳伤寒夹血虚证。辨识鼻衄、口淡不渴为寒;月经量少色淡为血虚。以麻黄汤宣散寒郁伤肤,胶姜汤温阳补血,故以合方治之而取效。

即麻黄汤方加石膏姜枣也,姜枣本桂枝汤中所有,其制则重在石膏。按本草,石膏辛甘大寒,辛以散风,甘以散寒①,寒以除热,故为并中风寒发热之用。然青龙以桂枝麻黄得石膏之辛甘而有青龙之名,其白虎亦以知母粳米得石膏之辛寒而有白虎之名。一物二用,得君而成其功名于异世,神变于时者也。夫所谓青龙白虎者,青乃木色,龙乃木神,木主春,春热而烦躁,雷雨解而致和焉。人之汗,以天地之雨名之,龙兴云雨至,发烦躁之汗而荣卫以和。龙之所以为汤,神汤之谓也。白乃金色,虎乃金神,金主秋,秋热而燥渴,金风解而荐凉焉。人之气以天地之疾风名之,虎啸谷风生,解燥渴之热而表里以凉,虎之所以为汤,神汤之谓也。然均是龙也。而一则曰主之,一则曰发之,何也?主之者,以烦躁之急疾属动而言;发之者,以但重之沉默属静而言之也。

上条末节,脉微弱汗出恶风,盖指上篇阳浮而阴弱中风之证而言,中风误服大青龙则为逆,其第二十五条是也,与此参看,其义自合。夫以中风之用桂枝汤,伤寒用麻黄汤,风寒俱中伤而用大青龙汤。向使认病亲切于克始,用汤的对于及时,则三法行之之下,风寒尚有余治乎?然则三百九十七、一百一十三者,医药注误之所致十八九,病病传变之所致无二三。由此观之,司命君子可能不惕惕于心乎?是故,仲景氏之所以若然者,岂得已哉,惟其不得已。故谆谆然曰:知犯何逆,随证治之,知犯何逆,以法治之。斯言也,岂非深忧天下后世而自致其不能尽其所欲言之意耶!呜呼!以仲景氏方法之多如许,而犹自致其不能尽其所欲言之意如此,则后之以截江、杀车、活人、类证、纂要,自谓能尽伤寒之治,而胶柱以待天下后世者,吾不知其是诚何心也!

(三)太阳病,脉浮紧,无汗发热身疼痛,八九日不解,表证仍在,此当发其汗。服药已,微除,其人发烦目瞑,剧者必衄,衄乃解,所以然者阳气重故也,麻黄汤②主之。

太阳病,脉浮紧无汗发热身疼痛,皆与首条同。而无恶寒烦躁，则是较轻于首条，亦风寒俱有而中伤之证也。微除，言虽未全罢亦已减轻也。发烦，风壅而气昏也。目瞑，寒郁而血滞也。剧，作衄之兆也。衄，鼻出血也。鼻为肺之窍，肺为阳中之阴而主气，阳邪上盛，所以气载血上妄行而逆出于鼻也。阳气，以风而言也，风为阳而由气道，所以得随衄散解，故曰阳气重故也。用麻黄汤者，以寒属阴，性沉滞而难解，所以须发之也。

方见中篇，下同。

（四）太阳病，脉浮紧，发热，身无汗，自衄者愈。

此承上条复以其更较轻者言，以见证亦有不治自愈之变，所以晓人勿妄治以致误之意。太阳病，脉浮紧，发热，身无汗与上条同，而无疼痛。既无疼痛，则比之上条又更较轻于首条可知矣。所以不待攻治，得衄则亦自愈。得衄自愈者，汗本血之液，北人谓衄为红汗，达此义也。

（五）伤寒，脉浮紧，不发汗，因致衄者，麻黄汤主之。

以伤寒为首称，而承之以脉浮紧者，寒多风少之谓也。上二条皆风多寒少，前条以服药已微除，汗发不对而致衄，上条以较轻得自衄，此以寒多不发汗而致衄，三条之所以辨差分也。盖寒多则于法当发汗，当发而失于不发，热郁血乱，所以衄也①。衄则阳邪之风散，麻黄汤者，发其尚未散之寒也。

（六）脉浮紧者法当身疼痛，宜以汗解之，假令尺中迟者，不可发汗，何以知之，然以荣气不足，血少故也。

令，平声。此总上三条而着其不可汗之脉，所以严致戒慎之意也。盖尺以候阴。迟为不足。血，阴也，荣主血。汗者，血之液。尺迟不可发汗者，嫌夺血也。

（七）太阳病，得之八九日，如疟状，发热，恶寒，热多寒少，其人不呕，清便欲自可，一日二三度发，脉微缓者，为欲愈也。脉微，而恶寒者，此阴阳俱虚，不可更发汗更下更吐也。面色反有热色者，未欲解也。以其不能得小汗出，身必痒，宜桂枝麻黄各半汤。

①【注文浅释】
寒伤脉络，所以衄也；热郁血乱，用麻黄汤治疗热郁血乱于理不通。

①【案例犀烛】

女，23岁，有多年慢性荨麻疹病史，伴有头痛，无汗，手足不温，倦怠乏力，口苦口腻，舌质淡红，苔黄腻夹白，脉沉弱。遂用桂枝麻黄各半汤、半夏泻心汤与四逆汤合方，麻黄10克，桂尖10克，杏仁15克，白芍10克，生半夏12克，黄连3克，枯芩10克，红参10克，干姜10克，附子5克，大枣12枚，炙甘草10克。水煎服，每日1剂，分早中晚三服。之后又以前方据症状变化酌情加减治疗40余剂，经复查各项指标均恢复正常，随访1年，一切尚好。

此病案为湿热夹寒，营卫郁滞证。以桂枝麻黄各半汤宣散调补营卫，半夏泻心汤益气平调寒热，四逆汤温化寒湿，故以合方治之而取效。

②【临证薪传】

热多寒少反映的是正邪力量对比与斗争的演变关系，方氏用寒少风多解释似恐有机械对应之嫌疑。

③【案例犀烛】

女，36岁，有3年低热病史，伴有手足不温，恶寒，头痛，倦怠乏力，口干口苦，舌质淡红，苔黄略腻，脉浮。辨为太阳温病夹虚夹湿证，以桂枝二越婢一汤、蜀漆散与小柴胡汤合方，桂尖10克，白芍10克，麻黄20克，石膏24克，蜀漆1.5克，云母20克，龙骨20克，柴胡24克，枯芩10克，生半夏12克，红参10克，生姜10克，大枣15枚，炙甘草10克。水煎服，每日1剂，分早中晚三服。之后又以前方据症状变化酌情加减治疗40余剂，低热痊愈。

桂枝麻黄各半汤方①

杏仁二十四个，去皮尖　桂枝一两十六铢，去皮　芍药一两　生姜一两，切　甘草一两，炙　麻黄一两，去节　大枣四枚，擘

上七味，以水五升，先煮麻黄一二沸，去上沫，内诸药，煮取一升八合，去滓，温服六合。

八九日，约言久也。如疟状，谓有往来寒热而无作辍之常也。发热恶寒热多寒少者，风寒俱有而寒少风多也②。不呕，不渴，清便欲自可，邪之往来，出者未彻表，入亦未及里也。一日二三度发，乃邪居浅近，则往来易及而频数，故脉亦微缓而谓为欲愈也。脉微而恶寒以下，重以不得解者言而出其治。阴言后，阳言前，俱虚，故禁攻也。更，再也。不可汗，已过表也。不可吐下，未见有里也。热色，阳浮外薄也。然阳虽外薄，以阴寒持之而不能散，所以小汗亦不能得出，气郁而痒也。桂枝麻黄各半汤者，总风寒而两解之之谓也。

此与第十四篇第二十章互看。

（八）太阳病，发热，恶寒，热多寒少，脉微弱者，此无阳也，不可更汗，宜桂枝二越婢一汤。

桂枝二越婢一汤方③

桂枝十八铢，去皮　芍药十八铢　甘草十八铢，炙　生姜一两三钱，切　大枣四枚，擘　麻黄十八铢，去节　石膏二十四铢，碎，绵裹

上七味，㕮咀，以水五升，煮麻黄一二沸，去上沫，内诸药，煮取二升，去滓，温服一升。本方当裁为越婢汤桂枝汤合饮一升，今合为一方桂枝二越婢一。

辨低热、恶寒、手足不温为寒；口干口苦、苔薄黄为热，倦怠乏力为虚。以桂枝二越婢一汤宣散寒热，蜀漆散清化郁热，小柴胡汤益气平调寒热，故以合方治之而取效。

发热恶寒,热多寒少,与上条同。上条以脉微而恶寒为阴阳俱虚,此以脉微弱为无阳,两皆不可更汗亦同。然风为阳,病属太阳,而曰无阳,诚不可晓,阙疑可也。或曰:无阳者,谓有疾在阴而无在阳也。审药识病,即越婢观之可知矣。越,逾也过也。婢,女子之卑者也。女子,阴也,卑,少也,言其人本来虚弱,有宿疾在少阴,少阴之脉本微弱而有不可发汗之义。所以但责其难发汗之过在于少阴,法则谓之无阳,方则谓之越婢。且是汤也,名虽越婢之辅桂枝,实则桂枝麻黄之合济,乃大青龙以芍药易杏仁之变制耳。去杏仁者,恶其从阳而主气也;用芍药者,以其走阴而酸收也。以此易彼而曰桂枝二,则主之以不发汗可知。而越婢一者,乃麻黄石膏之二物,则是寓微发于不发之中亦可识也。寓微发者,寒少也,主之以不发者,风多而宿疾在少阴也。又况首条末节不可服大青龙以发汗,亦由脉微弱。首条末节者,以太阳中风言也。此与上二条者,皆以风多寒少言也。合而观之,则无阳之阳义不微矣乎? 说者如此,未知是否。

(九)服桂枝汤,大汗出,脉洪大者,与桂枝汤如前法,若形如疟日再发者,汗出必解,宜桂枝二麻黄一汤。

桂枝二麻黄一汤方[①]

桂枝_{一两十七铢,去皮}　芍药_{一两六铢}　麻黄_{十六铢,去节}
生姜_{一两六铢,切}　杏仁_{十六个,去皮尖}　甘草_{一两二铢,炙}　大枣_{五枚,擘}

上七味,以水五升,先煮麻黄一二沸,去上沫,内诸药,煮取二升,去滓,温服一升,日再服。

服桂枝汤,证转大汗出,脉转洪大者,风多寒少,风邪欲散而寒持之[②],两皆不得解而热反甚也。与桂枝汤如前法者,重赜之也。形如疟日再发者,邪居浅而外向,终为微寒所持,故曰汗出必解,言须发之也。桂枝二麻黄一汤者,重解风而轻于散寒也。

①【案例犀烛】

女,48 岁,有 3 年低热病史,伴有恶寒,手足不温,汗出,头痛,倦怠乏力,口淡不渴,舌质淡红,苔薄白夹黄,脉弱。辨为太阳中风夹虚证,以桂枝二麻黄一汤、四逆汤与小柴胡汤合方,桂尖 10克,白芍 10 克,麻黄 3 克,杏仁 5克,附子 5 克,干姜 5 克,柴胡 24克,枯芩 10 克,生半夏 10 克,红参 10 克,生姜 10 克,大枣 12 枚,炙甘草 10 克。水煎服,每日 1剂,分早中晚三服,之后又以前方据症状变化酌情加减治疗 30 余剂,低热痊愈。

辨低热、恶寒、手足不温为寒;汗出、脉浮弱为虚,苔薄白夹黄为寒夹热。以桂枝二麻黄一汤调和宣透营卫,四逆汤益气温阳,小柴胡汤益气平调寒热,故以合方治之而取效。

②【临证薪传】

本条的大汗出、脉洪大乃卫阳受辛温药力鼓舞,一时浮盛于表使然,并非阳明燥热亢盛。因为除大汗出、脉洪大外,并未出现身大热、大烦渴等症,反倒是下面一条提及大烦渴不解。

根据证不变治亦不变的原则,仍从太阳治疗,故用桂枝汤。

①【案例犀烛】

男,37岁,有多年头汗如流水病史,伴有倦怠乏力,时时怕冷,手足不温,口渴饮水比较多,舌质红,苔黄厚腻夹白,脉浮弱。辨为郁热生痰夹阳虚证,以白虎加人参汤、桂枝汤、四逆汤与小陷胸汤合方,石膏50克,知母20克,红参10克,桂尖10克,白芍10克,附子5克,干姜5克,黄连3克,生半夏12克,全瓜蒌30克,生姜10克,大枣12枚,炙甘草10克。水煎服,每日1剂,分早中晚三服。之后又以前方据症状变化酌情加减治疗20余剂,头汗痊愈。

辨头汗出、口渴为郁热;怕冷、手足不温为阳虚,苔黄厚腻为痰热。以白虎加人参汤益气泻热,桂枝汤调补营卫脾胃,四逆汤益气温阳,小陷胸汤清热燥湿化痰,故以合方治之而取效。

②【案例犀烛】

男,60岁,有多年颈椎增生、颈椎椎间管粘连、慢性胃炎病史,伴有颈项僵硬,头痛,无汗,受凉加重,不思饮食,小便不利,舌质淡红,苔薄白夹黄,脉沉弱。辨为郁热生痰夹阳虚证,以桂枝去桂加茯苓白术汤、麻黄汤、乌头汤与栝楼桂枝汤合方,桂尖10克,白芍10克,茯苓10克,白术10克,麻黄10克,杏仁15克,制川乌10克,黄芪10克,天花粉6克,生姜10克,大枣12枚,炙甘草10克。水煎服,每日1剂,分早中晚三服。之后又以前方据症状变化酌情加减治疗120余剂,诸证基本消除。

辨颈项僵硬为经脉阻滞、不思饮食为脾胃不和;受凉加重为寒,舌质淡红、苔薄白夹黄为寒夹热。以桂枝去桂加茯苓白术汤益气补血缓急,麻黄汤宣散寒郁,乌头汤补益温通宣散,栝楼桂枝汤益气补血柔筋缓急,故以合方治之而取效。

（十）服桂枝汤,大汗出后,大烦渴不解,脉洪大者,白虎加人参汤①主之。

此与上条同而多大烦渴。盖比上条汗更出过多,亡津液而表里燥热更甚,所以用白虎两解表里之热,加人参润其燥而消其渴也。方见下。

（十一）服桂枝汤,或下之,仍头项强痛,翕翕发热,无汗,心下满,微痛,小便不利者,桂枝汤去桂加茯苓白术汤主之。

桂枝去桂加茯苓白术汤方②

于桂枝汤方内,去桂枝,加茯苓、⑪术各三两,余依桂枝汤法煎服,小便利则愈。

服桂枝汤病不解而证变者,不独中风而且有寒也。又或下之,益误也。仍头项强痛翕翕发热无汗者,风寒之表皆在而未除也。心下满微痛者,误下而证入里也。小便不利,下后亡津液而水饮停也。去桂枝用芍药、甘草者,收重伤之阴而益里伤之虚也;姜、枣健脾胃而和中,下后用之更宜,故二物仍其旧也。茯苓淡渗以利窍;术能益土以胜水,本其有停饮之故,所以加之,以为拯前治之误也。《脉经》术上无白字。

（十二）伤寒,不大便六七日,头痛,有热者,与承气汤,其小便清者,知不在里,仍在表也,当须发汗。若头痛者,必衄,宜桂枝汤。

有热则不大便为里实明矣,故虽头痛亦宜承气汤下之。小便清则里无热可知,故曰仍在表宜发汗。然小便清而头痛,阳邪上盛也。故衄可必,而宜桂枝汤解之。

承气汤有四方,此不明言,要当随证辨用耳。桂枝汤方见上篇。

（十三）伤寒,脉浮滑,此表有热,里有寒,白虎汤主之。

白虎汤方①

知母六两　石膏一斤,碎,绵裹　甘草二两,炙　粳米六合

上四味,以水一斗,煮米熟汤成,去滓,温服一升,日三服。

伤寒见中篇首条。其脉不浮,浮者,风也,言不独伤于寒而亦有风则然也。滑为里热,以滑且浮,知热不独在里也。故指言此表有热,盖表里俱热之谓也。里有寒者,里字非对表而称,以热之里言。盖伤寒之热本寒因也,故谓热里有寒,指热之所以然者言也。夫寒与风俱中伤,表与里既皆热,欲两皆而解之,诚哉极其难也。譬如夏秋两届之间,燥热酷甚,非金风之荐凉,则暑毒不解也。是故白虎者,西方之金神,司秋之阴兽,虎啸谷风冷,凉生酷暑消,神于解秋,莫如白虎。知母、石膏,辛甘而寒,辛者金之味,寒者金之性,辛甘且寒,得白虎之体焉;甘草、粳米,甘平而温,甘取其缓,温取其和,缓而且和,得伏虎之用焉。饮四物之成汤,来白虎之嗥啸。阳气者,以天地之疾风名也,汤行而虎啸者同气相求也。虎啸而风生者,同声相应也。风生而热解者,物理必至也。抑尝以此合大、小青龙真武而论之。四物者,四方之通神也。而以命方,盖谓化裁四时,神妙万世,名义两符,实自然而然者也。方而若此可谓至矣,然不明言其神,而神卒不容掩者。君子盛德,此其道之所以大也欤。

此与厥阴篇第二十五条互看。

(十四)伤寒,脉浮,发热无汗,其表不解者,不可与白虎汤,渴欲饮水,无表证者,白虎加人参汤主之。

白虎加人参汤方

用白虎汤方内加人参三两,余依白虎汤法。

伤寒脉浮与上条同。发热无汗,风寒之表在也,故谓

①【案例犀烛】

女,23岁,有多年面痘、面斑病史,伴有心烦急躁,大便干结,口渴,舌质暗红夹瘀紫,苔白腻夹黄,脉沉。辨为瘀热内结夹寒证,以白虎汤、大承气汤、桂枝茯苓丸与赤丸合方,石膏50克,知母20克,大黄12克,芒硝8克,枳实5克,厚朴24克,桂尖24克,茯苓24克,桃仁24克,丹皮24克,白芍24克,制川6克,生半夏12克,细辛3克,粳米15克,炙甘草10克。水煎服,每日1剂,分早中晚三服。之后又以前方据症状变化酌情加减治疗60余剂,诸证基本消除。

辨识面痘、大便干结为热盛热结,舌质暗红夹瘀紫为瘀;苔白腻夹黄为寒痰夹热。以白虎汤清泻郁热,大承气汤清泻热结,桂枝茯苓丸活血化瘀,赤丸温化寒痰,故以合方治之而取效。

女，23岁，有多年抑郁焦虑症病史，伴有容易感冒，烦躁、卧起不安，胆小易惊，手足不温，全身怕冷，口淡不渴，舌质淡，苔白厚腻，脉沉弱。辨为阳虚不固证，以桂枝去芍药加蜀漆龙骨牡蛎救逆汤、桂枝汤、小半夏汤与茯苓四逆汤合方，桂枝10克，白芍10克，蜀漆10克，龙骨12克，牡蛎15克，茯苓12克，生半夏12克，附子5克，干姜5克，生姜24克，大枣12枚，炙甘草10克。水煎服，每日1剂，分早中晚三服。之后又以前方据症状变化酌情加减治疗80余剂，诸证消除。

辨病变为阳虚不固，神不守舍。以桂枝去芍药加蜀漆龙骨牡蛎救逆汤益气调中安神，桂枝汤益气调补营卫，小半夏汤温化痰湿，茯苓四逆汤益气温阳安神，故以合方治之而取效。

男，48岁，有多年心动过速（心率110次以上/分钟）病史，心悸，烦躁，失眠，多梦，梦多险恶，全身怕冷，口淡不渴，舌质淡红，苔白厚腻，脉沉细弱。辨为阳虚夹心肝不足证，以桂枝甘草龙骨牡蛎汤、赤丸与酸枣仁汤合方，桂尖6克，龙骨12克，牡蛎12克，制川乌6克，生半夏12克，茯苓12克，细辛3克，酸枣仁45克，知母6克，川芎6克，炙甘草10克。水煎服，每日1剂，分早中晚三服。之后又以前方因症状变化酌情加减治疗60余剂，诸证消除。

辨识烦躁、全身怕冷为阳虚，多梦、梦多险恶为心肝不足，以桂枝甘草龙骨牡蛎汤益气温阳安神，赤丸温化寒痰，酸枣仁汤调补心肝，安神舍魂，故以合方治之而取效。

不解。不可与白虎者，白虎义取解秋，啸谷风而凉收燥热，非为发表也。渴欲饮水者，里热燥甚，希救也。无表证，谓恶寒头身疼痛皆除，非谓热也。以证大意与上条同，故主治亦与之同，以多渴也，故加人参之润以滋之也。

（十五）伤寒，无大热，口燥渴，心烦，背微恶寒者，白虎加人参汤主之。

无大热，风微也。口燥渴心烦，里热甚也。背者，太阳经脉之所适，人身至阴之地。不胜寒而有余，恶所以微也。以上三条大意互相发明，所以治亦相仿佛而不甚殊。

（十六）伤寒，脉浮，医以火迫劫之，亡阳，必惊狂，起卧不安者，桂枝去芍药加蜀漆龙骨牡蛎救逆汤主之。

桂枝去芍药加蜀漆龙骨牡蛎救逆汤方①

桂枝三两，去皮　甘草二两，炙　生姜三两，切　牡蛎五两，熬

龙骨四两　大枣十二枚，擘　蜀漆三两，洗，去脚

上为末，以水一斗二升，先煮蜀漆减二升，内诸药，煮取三升，去滓，温服一升。

亡阳者，阳以气言，火能助气，甚则反耗气也。惊狂，起卧不安者，神者，阳之灵，阳亡则神散乱所以动皆不安，阳主动也。桂枝、甘草，和伤寒之脉浮；蜀漆辛平，散火邪之错逆；龙骨、牡蛎，固涩以收阳神之散乱；大枣、生姜，醒脾以缓起卧之不安。去芍药者，嫌其主阴，则反得以胜阳也。

（十七）火逆下之，因烧针，烦躁者，桂枝甘草龙骨牡蛎汤主之。

桂枝甘草龙骨牡蛎汤方②

桂枝一两，去皮　甘草二两，炙　牡蛎二两，熬　龙骨二两

上四味为末，以水五升，煮取二升半，去滓，温服八合，日三服。

火逆,承上条而言也,然虽逆而又逆,而证则未变重,故方物反差少而大意不殊。

(十八)脉浮,宜以汗解,用火灸之,邪无从出,因火而盛,病从腰以下必重而痹,名火逆也。

痹,湿病也^①。因火逆治,火邪夹阳邪而上逆,真阳不下通,阴不用事,化不行而水不得泄,故湿着下体而重痹也。

(十九)伤寒,脉浮,自汗出,小便数,心烦,微恶寒,脚挛急,反与桂枝汤欲攻其表,此误也,得之便厥。咽中干,烦燥吐逆者,作甘草干姜汤与之,以复其阳。若厥愈足温者,更作芍药甘草汤与之,其脚即伸。若胃气不和谵语者,少与调胃承气汤。若重发汗复加烧针者,四逆汤主之。

甘草干姜汤方^②

甘草四两,炙 干姜二两,炮

上咬咀,以水三升,煮取一升五合,去滓,分温再服。

芍药甘草汤方

白芍药四两 甘草四两,炙

上二味,咬咀,以水三升,煮取一升半,去滓,分,温再服之。

调胃承气汤方

大黄四两,去皮,清酒浸 芒硝半斤 甘草二两,炙

上三味,咬咀,以水三升,煮取一升,去滓,内芒硝,更上微火煮令沸,少少温服。

四逆汤方

甘草二两,炙 干姜一两半 附子一枚

①【注文浅释】
辨识痹的病变证机是经气脉壅滞不通,未必局限于湿。

②【案例犀烛】
女,51岁,有多年甲状旁腺功能减退症病史,伴有手足不温,怕冷,小腿抽筋,心胸烦热,大便干结,口角手指麻木,情绪低落,倦怠乏力,舌质淡红,苔厚腻黄白夹杂,脉沉弱。辨为阳虚郁热内结证,以甘草干姜汤、芍药甘草汤、调胃承气汤、小柴胡汤、藜芦甘草汤与四逆汤合方,干姜6克,白芍12克,大黄12克,芒硝12克,柴胡24克,枯芩10克,生半夏12克,红参10克,藜芦1.5克,附子5克,生姜10克,大枣12枚,炙甘草10克。水煎服,每日1剂,分早中晚三服。之后又以前方据症状变化酌情加减治疗80余剂,诸证消除,随访1年,一切尚好。

辨手足不温、怕冷、倦怠乏力为阳虚,情绪低落为气郁,心胸烦热、大便干结为郁热内结,小腿抽搐、苔厚腻为风痰。以甘草干姜汤益气温阳,芍药甘草汤补血益气,调胃承气汤益气清泻郁热,小柴胡汤益气平调寒热,藜芦甘草汤息风化痰,四逆汤益气壮阳,故以合方治之而取效。

上三味，㕮咀，以水三升，煮取一升二合，去滓，分，温再服，强人可大附子一枚，干姜三两。

数，音朔。反，音板。

脚挛急者，足经始终于足，寒则拘挛也。以上言风寒俱有之表里证，故谓与桂枝汤为反。盖桂枝是中风之主治。反，不顺也。厥，谓四肢冷也。咽中干烦燥吐逆者，误汗损阳阳虚阴独盛也。甘草益气，干姜助阳，复其阳者，充其气之谓也。厥愈足温，阳气复也。芍药用白，酸能敛阴而主血也；甘草用炙，甘能补中而益脾也。脚即伸，阴血行也。盖以一误治而表里俱伤，故必求阴阳如此次第而俱复。胃不和而谵语者，亡津液[①]而胃实也。承气而曰调胃者，以胃属阳而主里，故用甘草和阴阳而缓中也。重发汗而复加烧针，则二者皆有以大损于阳矣，故用偏于助阳之四逆，以救其阳也。

①【注文浅释】
调胃承气汤辨治的病变证机是郁热夹气虚，并非亡津液。

问曰：证象阳旦，按法治之而增剧，厥逆，咽中干，两胫拘急而谵语。师曰：言夜半手足当温，两脚当伸。后如师言，何以知此？答曰：寸口脉浮而大，浮则为风，大则为虚，风则生微热，虚则两胫挛，病证象桂枝，因加附子参其间，增桂令汗出，附子温经，亡阳故也。厥逆，咽中干，烦燥，阳明内结，谵语烦乱，更饮甘草干姜汤。夜半阳气还，两足当热，胫尚微拘急，重与芍药甘草汤，尔乃胫伸，以承气汤微溏，则止其谵语，故知病可愈。

胫，音幸。

此申释上文意。象，似也。阳以风言。旦，晓也。言似中风分晓，以不啻中风，故设难详申其义，且明治不可苟，序不可紊，以致戒慎之意。末后不复言若重发汗以下一节者，以其或然或不然故也。

（二十）伤寒，腹满谵语，寸口脉浮而紧，此肝乘脾也，名曰纵，刺期门。

寸口，气口也。《五脏别论》，帝曰：气口何以独为五脏主？岐伯对曰：胃者水谷之海，六腑之大源也。五味入口，藏于胃，以养五脏气，而变见于气口也。故寸口主脾胃。浮紧为弦，是肝脉也。乘脾者，肝木自盛，脾胃之土受制也。纵见辨脉法上篇，期门见太阳上篇，刺之者泻木以救土也。

（二十一）伤寒发热，啬啬恶寒，大渴欲饮水，其腹必满，自汗出，小便利，其病欲解，此肝乘肺也，名曰横，刺期门。

伤寒发热，啬啬恶寒，风寒尚在太阳而未除也。大渴欲饮水者，肝木本自盛而邪热炽欲得润也。腹必满者，水漫而泛滥也[1]。自汗出，则津液得外渗矣。小便利，则水得下行矣。夫水，木之母也，母必为子，木得水则益甚而横，故挟水为邪，反侮所不胜而上乘于肺。肺金若虚，受其邪而不能派散之，则水不得泄而肿作矣。乃金脏实，不纳其邪而转运散之，涣[2]为自汗而外渗，潴[3]为小便而下行，此肝乘肺者所以不足为害，而反欲自解也。横亦见辨脉法上纵同条。然纵横不同，而同刺期门者，纵以木贼土，横以木侮金，皆由木自盛，而以泻木为主治一也。

（二十二）脉浮而紧，而复下之，紧反入里，则作痞，按之自濡，但气痞耳。

濡，与软同，古字通用。

复，亦反也。紧反入里，言寒邪转内伏也。濡，言不硬不痛而柔软也。痞，言气隔不通而痞塞也。《易》曰：天地不交而万物不生也。内阴而外阳也，内柔而外刚也。《本义》曰：盖乾往居外而坤来居内也。虽然，倾痞有先痞后喜之象，故君子不可不勉，学者不可不知所务。

（二十三）心下痞，按之濡，其脉关上浮者，大黄黄连泻心汤主之。

大黄黄连泻心汤方[4]

大黄二两　黄连一两

上二味，以麻沸汤二升渍之，须臾绞去滓，分，温再服。

①【注文浅释】
辨识其腹必满的病变证机以气机郁滞为主，未必局限于水漫而泛滥也。

②【注文浅释】
涣者，散也，外也，即邪从外散。

③【注文浅释】
潴者，水气内留也，水气内聚也，即水气内聚下行。

④【案例犀烛】
男，38岁，有多年慢性化脓性中耳炎病史，伴有耳痛，耳胀，耳闷，听力下降，手足烦热，盗汗，口渴，舌质红，苔黄厚腻，脉沉。辨为湿热夹阴虚证，以大黄黄连泻心汤、栀子柏皮汤与百合地黄汤合方，大黄6克，黄连3克，栀子15克，黄柏6克，百合15克，生地黄50克。水煎服，每日1剂，分早中晚三服。之后又以前方据症状变化酌情加减治疗50余剂，诸证消除。

辨耳痛、苔黄厚腻为湿热，手足烦热、盗汗辨为阴虚。以大黄黄连泻心汤泻热燥湿，栀子柏皮汤清热燥湿，百合地黄汤清热凉血滋阴，故以合方治之而取效。

①【案例犀烛】

女，29 岁，有多年慢性牙龈炎病史，伴有牙龈肿痛，食凉食热加重疼痛，倦怠乏力，口渴不欲饮水，舌质淡红，苔黄夹白，脉沉。辨为湿热夹阳虚证，以附子泻心汤、甘草泻心汤与栀子干姜汤合方，制附子 5 克，大黄 6 克，黄连 6 克，枯芩 10 克，生半夏 12 克，红参 10 克，干姜 10 克，栀子 15 克，大枣 12 枚，炙甘草 12 克。水煎服，每日 1 剂，分早中晚三服，之后又以前方据症状变化酌情加减治疗 30 余剂，诸证消除。

辨识牙龈肿痛为湿热，口渴不欲饮水辨为热夹寒。以附子泻心汤温阳清热，甘草泻心汤益气平调寒热，栀子干姜汤温阳清热，故以合方治之而取效。

②【注文浅释】

倾者，泻也。

③【注文浅释】

辨识无阳证的基本概念有二，一是症状表现无太阳病变，二是症状表现无阳热病变。

④【注文浅释】

辨识苔滑的病变证机尽管有诸多，但最基本的病变证机是痰湿水饮。

⑤【注文浅释】

在临床实际中既有热在下寒在上，又有热在上寒在下，因人不同可有不同的寒热夹杂病变。

此申上条言脉以出其治。脉见关上者，以痞在心下也。以气痞而濡，所以浮也。然痞之濡，由热聚也，故用黄连清之于上。聚虽气也，痞则固矣，故用大黄倾之于下。麻沸汤者，其取《图经》所谓去瘀之义欤。

（二十四）心下痞，而复恶寒汗出者，附子泻心汤主之。

附子泻心汤方①

大黄二两　黄连一两　黄芩一两　附子一枚，炮，去皮，别煮取汁

上四味，切三味，以麻沸汤二升渍之，须臾绞去滓，纳附子汁，分，温再服。

痞，本阴邪内伏，而虚热上凝。复恶寒汗出，则表虚而阳不为卫护可知矣。泻心汤，固所以为清热倾②痞之用，加附子盖所以为敛其汗而固其阳也。黄芩为附子而更加，表里两解具见矣。

（二十五）病，胁下素有痞，连在脐旁，痛引少腹入阴筋者，此名脏结，死。

素，旧常也。脐旁，阴分也。脏，阴也。以阴邪结于阴经之脏，攻之不可及，所以于法为当死也。

（二十六）脏结无阳证，不往来寒热，其人反静，舌上苔滑者，不可攻也。

无阳证，言当脏结之时，表已罢除，无太阳也③。不往来寒热，言痞虽属胁下，由素常有而发，非少阳传经之邪也。反静，言无阳明之谵妄也。舌，心之苗也，苔滑，生长滑腻如胎膜也。苔滑本由丹田有热，胸中有寒而成④。然丹田，阴也。胸中，阳也。热反在阴而寒反在阳⑤，所以为不可攻也。

（二十七）问曰：病有结胸，有脏结，其状何如？答曰：按之痛，寸脉浮，关脉沉，名曰结胸也。何谓脏结？答曰：如结胸状，饮食如故，时时下利，寸脉浮，关脉小细沉紧，名曰脏结，舌上白苔滑者难治。

此设问答以明结胸脏结之同异。时时下利者,阴邪结于阴脏而寒甚也。以寒甚,故脉多小细与紧,此其所以下同。盖结胸以阳邪结于阳①,脏结以阴邪结于阴故也。末复申言脏结有难治之故者,叮咛戒谨之意也。

(二十八)伤寒表不解,心下有水气,干呕发热而咳,或渴,或利,或噎,或小便不利,少腹满,或喘者,小青龙汤主之。

小青龙汤方②

麻黄三两,去节　芍药三两　五味子半升　干姜二两　甘草三两,炙　半夏半升,洗　桂枝三两,去皮　细辛三两

上八味,以水一斗,先煮麻黄减二升,去上沫,内诸药,煮取三升,去滓,温服一升。

水气,谓饮也。咳与喘,皆肺逆也。盖肺属金,金性寒,水者金之子,故水寒相抟则伤肺也。或为多证者,水流行③不一,无所不之也。夫风寒之表不解,桂枝、麻黄、甘草所以解之。水寒之相抟,干姜、半夏、细辛所以散之。然水寒欲散而肺欲收,芍药、五味子者,酸以收肺气之逆也。然则是汤也,乃直易于散水寒也,其犹龙之不难于翻江倒海之谓欤。夫龙,一也,于其翻江倒海也。而小言之,以其兴云致雨也;乃大言之,能大能小,化物而不泥于物,龙固如是夫。白虎、真武虽无大小之可言,其于主乎人身而为四体之元神则不偏殊。故在风寒之厉病,皆有感而遂通之妙应。若谓与在天之主四时者期如此,则去道远矣。故曰道不远人,而不为索隐行怪者,圣贤无身外之道也。老氏以降龙伏虎为造道之始,其亦知夫反求诸身之谓乎?读者,顾可忽哉。

加减法或为诸证之治。

若微利者,去麻黄,加荛花如鸡子大,熬令赤色。麻黄发汗,利则不宜,而或为诸证皆去者,以汗则重亡津液也,利,水横行也,加荛花,导水也。若渴者,去半夏,加栝

① 【注文浅释】
结胸证虽言阳邪结于胸膈,但亦有阴邪相结于胸。故结胸证有热实结胸和寒实结胸之不同,故临床辨证当具体而定。

② 【案例犀烛】
男,79岁,有40余年支气管哮喘病史,近3年又有间质性肺疾病,伴有咳嗽,哮喘,夜间加重,手足冰凉,倦怠乏力,舌质淡,苔白略腻,脉沉弱。可服用中西药未能有效控制症状表现,经病友介绍前来诊治,辨为肺寒夹阳虚证,以小青龙汤与茯苓四逆汤合方,麻黄10克,桂尖10克,细辛10克,干姜10克,白芍10克,生半夏12克,五味子12克,茯苓12克,附子5克,红参3克,炙甘草10克。水煎服,每日1剂,分早中晚三服。之后又以前方据症状变化酌情加减治疗100余剂,诸证消除,病情稳定。

辨咳嗽、哮喘,受凉加重为肺寒,手足冰凉,倦怠乏力辨为阳虚。以小青龙汤宣降温通肺气,茯苓四逆汤益气温阳化湿,故以合方治之而取效。

③ 【注文浅释】
流行:指浸淫也。

楼根三两。渴,津液不足也。去半夏,以其燥津液也;加栝楼根,以其彻热而生津也。若噎者,去麻黄,加附子一枚炮。噎与饩咽同,水寒室气也。附子者,利气散水寒也。若便不利,少腹满,去麻黄加茯苓四两。水停下焦而不行,则小便不利而少腹满。茯苓淡渗,故能通窍而利水道也。若喘者,去麻黄,加杏仁半升,去皮尖。喘,水气射肺而声息不利也,加杏仁,润肺以下其气也。

(二十九)伤寒心下有水气,咳而微喘,发热不渴,服汤已渴者,此寒去欲解也,小青龙汤主之。

发热不渴,寒胜也。故以服汤已而渴,为寒去欲解,大意与上条相仿,故治亦同①。

(三十)太阳病,二三日,不能卧但欲起,心下必结,脉微弱者,此本有寒分也。反下之,若利止,必作结胸。未止者,四日复下之,此作协热利也。

二三日,邪热正炽之时也。不能卧但欲起者,邪属里而热壅甚,所以知其心下必结也。寒分,与温病等篇第四条之寒分同,所以脉微弱也。利止作结胸,热反上逆也。四日,承上文二三日而言也。末句此下疑有脱误。

(三十一)伤寒发热,汗出不解,心下痞硬,呕吐而下利者,大柴胡汤主之。

伤寒不汗出,得汗出则解。不解者,以有风而误于偏攻,热反入里,所以变痞硬呕吐而下利也。大柴胡汤者,合表里而两皆解之也。方见上篇。

(三十二)发汗,若下之,病仍不解,烦燥者,茯苓四逆汤主之。

茯苓四逆汤方②

茯苓六两　人参一两　甘草二两,炙　干姜一两　附子一枚,生用,去皮,破八片

上五味,以水五升,煮取三升,去滓,温服七合,日三服。

① 【临证薪传】

服汤已口渴是寒去欲解,是小青龙汤温化寒饮的作用,但临床中还应防服小青龙汤过量温热伤津血导致口渴。二者鉴别在于舌脉与伴随症状之不同。

② 【案例犀烛】

女,19岁,有3年双向情感障碍病史,伴有昼夜烦躁不安,手足冰凉,恶心呕吐痰涎,倦怠乏力,舌质淡,苔薄白,脉沉弱。辨为阳虚烦躁证,以茯苓四逆汤、小半夏汤与桂枝甘草龙骨牡蛎汤合方,茯苓12克,附子5克,干姜5克,红参3克,生半夏24克,桂枝12克,龙骨10克,牡蛎10克,炙甘草12克。水煎服,每日1剂,分早中晚三服。之后又以前方据症状变化酌情加减治疗70余剂,诸证基本消除,病情趋于稳定。

辨昼夜烦躁,手足冰凉为阳虚,恶心呕吐痰涎为痰饮。以茯苓四逆汤益气温阳散寒,小半夏汤温降痰浊,桂枝甘草龙骨牡蛎汤益气潜阳安神,故以合方治之而取效。

误汗则亡阳而表疏，误下则亡阴而里伤。烦燥者，风寒俱有而热甚也。茯苓、人参，入心以益虚，心安则液敛也。四逆汤者，回阳以复阴，阳倡则阴随也。

（三十三）伤寒病，若吐若下后，七八日不解，热结在里，表里俱热，时时恶风，大渴，舌上干燥而烦，欲饮水数升者，白虎加人参汤主之。

不解，以大势言，不独谓表也。表里俱热，言风寒俱有也。时时恶风，言表未除也。以舌干燥烦而表里之热俱甚，故用白虎。以大渴欲饮水，故加人参。

方见前。

（三十四）伤寒五六日，头汗出，微恶寒，手足冷，心下满，口不欲食，大便硬，脉细者，此为阳微结，必有表复有里也。脉沉，亦在里也。汗出为阳微，假令纯阴结，不得复有外证，悉入在里，此为半在里，半在外也。脉虽沉紧，不得为少阴病。所以然者，阴不得有汗，今头汗出，故知非少阴也。可与小柴胡汤，设不了了者，得屎而解。

表以头汗出，微恶寒，手足冷言；里以心下满，口不欲食，大便硬言。阳微结，谓由阳气衰微故结，不可全责病于阴也。脉沉亦在里，言不但细为在里，以见表里证俱有也。汗出为阳微，至此为半在里半在外也①。一节，是申释上文，脉虽沉紧，至故知非少阴也。一节，言此但以头汗可辨为有阳，不然余皆似少阴，晓人当致精细，大意类第二条。第二条以中伤之初，故脉如彼，而用大青龙以发汗。此以五六日证属半表半里，而脉如此，故从小柴胡以和解之也。末言和之若犹不愈，则当消息胃实而用治，故曰得屎而解。

（三十五）伤寒，胸中有热，胃中有邪气，腹中痛，欲呕吐者，黄连汤主之。

黄连汤方②

黄连三两　甘草三两，炙　干姜三两　人参二两　桂枝三

① 【临证薪传】

首言有表证有里证，接着论表里证俱，又论此为半在表半在里，阐述半表半里证的病变是既有表证又有里证，符合临床实际，小柴胡汤既可治表证又可治里证，还可治表里证俱者。

② 【案例犀烛】

男，49岁，有多年胃反流性食管炎病史，伴有胸中烦热，食凉即加重恶心呕吐，手足不温，大便溏泻，舌质淡红，苔薄黄白夹杂。辨为寒热夹虚，浊气上逆证，以黄连汤、四逆汤、橘枳姜汤与黄连粉方合方，黄连24克，干姜10克，桂尖10克，生半夏12克，红参10克，附子5克，陈皮45克，枳实10克，大枣12枚。炙甘草10克。水煎服，每日1剂，分早中晚三服。之后又以前方据症状变化酌情加减治疗30余剂，诸证基本消除。

以黄连汤益气温通清热，四逆汤温阳壮阳，橘枳姜汤温中降逆，黄连粉方清热燥湿，故以合方治之而取效。

两,去皮　半夏半升,洗　大枣十二枚,擘

上七味,以水一斗,煮取六升,去滓,温服一升,日三服,夜二服。

胸,上焦也。热以风言,阳也。言阳热抟于上焦也。胃,中焦也。邪气以寒言,阴也,言阴寒郁于中焦也。腹中痛,阴凝而窒滞也。欲呕吐,热壅而上逆也。夫热抟上焦,黄连清之,非桂枝不解也;寒郁中焦,人参理之,非干姜不散也;甘草、大枣,益胃而和中;半夏辛温,宽胸而止呕吐也。

(三十六)伤寒,有热,少腹满,应小便不利,今反利者,为有血也,当下之,不可余药,宜抵当丸。

抵当丸方[①]

水蛭二十个,熬　虻虫二十五个,熬,去翅　桃仁二十个,去皮尖　大黄三两

上四味,杵,分为四丸,以水一升,煮一丸,取七合,服,晬时当下血,若不下,更服。

应,平声。晬,音醉。

此与上篇第二十一以下三条同。以风寒俱有,而比上篇为难解,故用上篇之方而变汤为丸。然名虽丸也,犹煮汤焉。夫汤,荡也。丸,缓也。变汤为丸而犹不离乎汤,其取欲缓不缓,不荡而荡之意欤。且曰不可余药,言即使如上篇之用汤犹未为对,必如是而后可,亦奇制也。其犹兵家之八阵欤?八阵武侯兵也,变则反正为奇,以奇为正。谓医与将同道者,尚在同一权变哉。晬时,周时也。

(三十七)得病六七日脉迟浮弱,恶风寒,手足温,医二三下之,不能食而胁下满痛,面目及身黄,颈项强,小便难者,与柴胡汤。后必下重,本渴而饮水呕者,柴胡汤不中与也,食谷者哕。

六七日经尽之时也。脉迟浮弱,风寒入里而表未除,

① 【案例犀烛】
男,58岁,有多年间质性膀胱炎病史,伴有小便不利疼痛,少腹拘急胀满,心烦不得卧,时时怕冷,时时发热,手足不温,怕冷,倦怠乏力,口苦口渴,舌质淡红略暗,苔腻黄白夹杂,脉沉弱。辨为寒热瘀夹虚证,以抵当丸、四逆汤、蒲灰散与小柴胡汤合方,水蛭6克,虻虫6克,大黄10克,桃仁4克,附子5克,干姜5克,蒲黄20克,滑石20克,柴胡24克,枯芩10克,生半夏12克,红参10克,生姜10克,大枣12枚,炙甘草10克。水煎服,每日1剂,分早中晚三服。之后又以前方据症状变化酌情加减治疗100余剂,诸证消除。

以抵当丸泻热化瘀,四逆汤温壮阳气,蒲灰散利水化瘀,小柴胡汤益气平调寒热,故以合方治之而取效。

所以犹恶风寒也。手足温，半入于里而未可下也。不能食，误下而里伤也。胁下满痛，邪抟少阳也。面目及身黄，土受木贼而色外薄也。颈项强，太阳阳明之证犹在也。小便难，亡津液也。后，以大便言。下重者，柴胡寒[①]，里阴已虚而气滞也。本渴而饮水呕者，水逆也。柴胡不中与者，以呕由水逆，非少阳或为之证也。食谷者哕，言过饱则亦当哕噫，申明上文。呕，非柴胡所宜之意。末后疑有脱落。

（三十八）伤寒十三日不解，过经谵语者，以有热也，当以汤下之，若小便利者，大便当硬，而反下利脉调和者，知医以丸药下之，非其治也。若自下利者，脉当微厥，今反和者，此为内实也，调胃承气汤主之。

热，风也。言俗谓伤寒过经不解者，以庸下不省并中有风，误于治之所致也。若自下利至末，乃推明其所以为误，而出其救误之治。反和以不厥言，非宜谓平和。

方见前。

伤寒论条辨

卷之四

辨阳明病脉证并治第四

凡七十七条　方十

阳明者,胃经也。其法不以经病为例,而例以胃家实为正。不以经病为例者,阳明路接太阳。经病,由传从太阳过而后受,多则太阳未除,故须仍从太阳例,如几几合病之类是也。过此再入阳明,胃实当之。病一入胃,胃为五脏六腑之海,而吉凶生死几焉,不复有经可言矣。故经无例可出。而凡胃实者不得不出例,此阳明所以与余经不同也。彼以一经再经循经越经,规规于数日以论证者,乌足与语圣贤言外之意哉。

（一）阳明之为病,胃家实也。

阳明,经也。胃,腑也。实者,大便结为硬满,而不得出也①。作于迟早不同,非日数所可拘。所谓二日阳明者,以经言也。经主三阳,传路之中,不专病,而专病在胃实。故胃实反得以揭阳明之总,与太阳之揭总者,经病虽不同,要之所以为揭例则一也。余经皆有总揭,其例则通乎二者而同推。以此观之,则非全书之言,不出于轻视而漫易哉。

（二）问曰：病有太阳阳明,有正阳阳明,有少阳阳明,何谓也? 答曰：太阳阳明者,脾约是也。

此条三节,此节三问一答,通下文二节乃三答词。盖原三阳所以入胃之殊因也。太阳阳明者,谓太阳受病经入胃而成胃实也。脾约见第六十一条,此举大意,详

①【医理探微】

根据张仲景辨证精神,胃家实之实的症状表现未必尽是大便硬,腹胀、腹满、腹痛皆属胃家实的病变。

见后。

正阳阳明者,胃家实是也。

正,谓本经也。以病到本经遂入胃而成胃实,故指首条谓即此是也,然大概亦只是如此。

少阳阳明者,发汗,利小便已,胃中燥烦,实,大便难是也。

少阳阳明者,以病到少阳,方才入胃而成胃实者言也。发汗以下,三阳皆然,乃独于少阳发者,以少阳主半表半里,表里皆不可攻故也。然三者之因虽少殊,要亦不过互明耳。

(三)**问曰:阳明病,外证云何? 答曰:身热,汗自出,不恶寒反恶热也。**

身热汗自出,起自中风^①也。不恶寒,反恶热,邪过荣卫入里而里热甚也。此以太阳传入中风阳明之外证言。

(四)**问曰:何缘得阳明病? 答曰:太阳病,发汗,若下,若利小便,此亡津液,胃中干燥,因转属阳明,不更衣,内实,大便难者,此名阳明也。**

亡、转皆见太阳篇。

中风本自汗,故发汗以下皆致传阳明,势易也。古人大便必更衣,不更衣,言不大便。此以太阳中风传入阳明之表证言^②。

(五)**问曰:病有得之一日,不发热而恶寒者,何也?答曰:虽得之一日,恶寒将自罢,即自汗出而恶热也。**

不发热而恶寒,起自伤寒也。恶寒将自罢,邪过表也。即自汗出,邪热郁于阳明之肌肉,腠理反开,津液反得外泄也。恶热,里热甚也,此以太阳伤寒传入阳明之外证言。

(六)**问曰:恶寒何故自罢? 答曰:阳明居中,土也,万物所归,无所复传,始虽恶寒,二日自止,此为阳明病也。**

此承上条之答词,复设问答而以其里证言。无所复传者,胃为水谷之海,五脏六腑四体百骸皆资养于胃,最

① **【注文浅释】**

中风:即中热,阳明热证,非太阳中风证。此汗出乃热迫液泄也,非太阳中风之汗出可比。

② **【医理探微】**

方氏言阳明病是由太阳中风传变而来,这仅作示范,并非固定。因为根据张仲景辨证精神,太阳病并不局限于太阳中风证,应包括太阳病的所有基本证型,如太阳伤寒证等。

宜通畅,实则秘固,复得通畅则生,止于秘固则死,死生决于此矣,尚何复传?恶寒二日自止者,热入里而将反恶热,以正阳阳明言也。以病二日而其几有如此,则斯道之精微,岂专专必于谈经论日所能窥测哉。

(七)伤寒,发热无汗,呕不能食,而反汗出濈濈然者,是转属阳明也。

濈,照吉切。

发热无汗,追言太阳之时也,呕不能食,热入胃也。反汗出者肌肉着热,肤腠反开也。濈濈,热而汗出貌。

(八)伤寒,转系阳明者,其人濈濈然微汗出也。

此承上条复以微汗申言,重致叮咛也。

(九)本太阳,初得病时,发其汗,汗先出不彻,因转属阳明也。

彻,除也,言汗发不对,病不除也。此言由发太阳汗不如法,致病入胃之大意,以为总结上文。

(十)伤寒三日,阳明脉大。

伤寒三日,该^①中风而大约言也,凡类此者,皆仿此。脉大,阳明气血俱多也。

(十一)阳明病欲解时,从申至戌上。

申酉戌,阳明之王时也。正气得其王时,则邪不能胜,故退而自解也。

(十二)阳明病,脉迟,汗出多,微恶寒者,表未解也,可发汗,宜桂枝汤^②。

迟者,缓之变。汗出多微恶寒者,风邪犹有在表者,故曰未解也。可发汗,例也。宜桂枝汤,谓仍须解其肌,则入胃之路自绝也。

方见太阳上。

(十三)阳明病,脉浮,无汗而喘者,发汗则愈,宜麻黄汤。

浮者,紧之转,邪外向也。无汗而喘者,寒邪在表未全除也,故曰发汗则愈,言当仍从解外也。宜麻黄汤者,言当散穷寇于境界也。

①【注文浅释】
该:包括。

②【案例犀烛】
男,48岁,有多年慢性萎缩性胃炎伴腺体增生、肠化生病史,伴有容易感冒,胃脘胀闷,恶心呕吐,倦怠乏力,手足不温,大便溏泻,口苦口腻,舌质淡红,苔黄腻夹白,脉沉弱。遂用桂枝汤、半夏泻心汤、橘枳姜汤与四逆汤合方,桂尖10克,白芍10克,生半夏12克,黄连3克,枯芩10克,干姜10克,红参10克,陈皮45克,枳实10克,生姜24克,附子5克,大枣12枚,炙甘草10克。水煎服,每日1剂,分早中晚三服。之后又以前方据症状变化酌情加减治疗180余剂,经复查萎缩性胃炎、腺体增生、肠化生消失,随访1年,一切尚好。

此病案为寒热气虚夹营卫不固证。以桂枝汤调补脾胃,半夏泻心汤益气平调脾胃寒热,橘枳姜汤行气降逆化痰,四逆汤温补脾胃,故以合方治之而取效。

方见太阳中。

（十四）阳明病，若能食者，名中风，不能食者，名中寒。

此以食之能否，喻人验风寒之辨。盖阳明主水谷，风能食，阳能化谷也。寒不能食，阴不杀谷也，名犹言为也。中寒即伤寒之互词，大意推原风寒传太阳而来。其辨验有如此者，非谓阳明自中而然也。《玉机微义》谓：惜乎仲景不言中寒。经言中寒殆不止此，何尝不言？彼以经为不言者，其意将以为中之与伤，有各别之分也。殊不知经称中伤二字于风寒者，要亦从来之通称，经因通称以为称，非经之称始也。想从来通称之意，大约不过以风寒本天之二气。中伤是以人之被之而为称，譬如称人之中于箭伤于刃，只可在刀箭疮上认病，岂可向中伤上摸影！由此言之，则中风与伤寒之说，必须于风寒二病上认得证候分晓，不当在中伤上各别寻头脑①也。且以经文大义考之，措词多是互相发，则中伤二字亦是互相为用，不言可知矣。通篇虽无伤风一说，然以伤寒复称中寒论之，则中风得称伤风，亦可推也。世俗又有感冒之称，盖由愚夫愚妇，不知中伤与感本《素》《灵》之互文，乃讳中伤为重，而起趋感冒为轻，以便慰问之风，遂成弊习耳，原无关轻重之义。读书贵格致穷理，明道以正俗。乃舍古不稽，一从流俗，直欲于虚文上争差分，不究事实而求多于往哲，可不正谓之冥行索涂，东西一听候于呼叱哉！

（十五）脉阳微而汗出少者，为自和也，汗出多者，为太过。

轻高而上前者为阳微，以中风之缓言②。中风本自汗，故言出少为自和，和对太过言，谓未至太过耳，非直谓平和。太过者，以其失于不治，与凡治之不对，致出不已者言也。

阳脉实，因发其汗，出多者亦为太过，太过为阳绝于里，亡津液，大便因硬也。

实以伤寒之紧言。伤寒本无汗，故曰因发其汗，发而

①【注文浅释】
头脑：思路、方法。

②【注文浅释】
阳微为阳明脉微，汗出少，提示邪衰之征；若汗出多，为阳越于外。

①【医理探微】

辨识"阳绝"的基本概念有，一是阳气盛极于里，二是阳气损伤于阳；亦即辨识大便硬的病变证机既可能是阳热津伤又可能是阳虚津伤，辨治必须因人而异。

②【注文浅释】

楂滓：即渣滓。

③【案例犀烛】

女，50 岁，有多年习惯性便秘、结肠黑病变病史，伴有食凉加重腹痛腹胀，呃逆呕吐，倦怠乏力，手足烦热，大便 5～6 日 1 次，口苦，舌质暗红夹瘀紫，苔腻黄白夹杂，脉沉。遂用土瓜根汁方、大猪胆汁方、大黄附子汤与小半夏汤合方，土瓜根 3 克，猪胆汁 30 毫升（冲服），大黄 10 克，制附子 15 克，细辛 6 克，生半夏 24 克，生姜 24 克。水煎服，每日 1 剂，分早中晚三服。之后又以前方据症状变化酌情加减治疗 100 余剂，经复查结肠黑病变消失，随访 1 年，一切尚好。

此病案为寒热瘀虚内结证。以土瓜根汁方泻热通便散瘀，大猪胆汁清热润燥，大黄附子汤温通泻下兼清，小半夏汤降逆和中，故以合方治之而取效。

出之过多，则与自出过多者同一致，故曰亦为太过。自此以下，乃总结上文以申其义。阳绝即亡阳①。盖汗者血之液，血为阴，阴主静，本不自出，盖所以出者阳气之动鼓之也。故汗多则阳绝，岂惟阳绝，亡津液即亡阴也。读者最宜究识。

（十六）太阳病，三日，发汗不解，蒸蒸发热者属胃也，调胃承气汤主之。

此概言阳明发热之大意。三日举大纲言也。蒸蒸，热气上行貌，言热自内腾达于外，犹蒸炊然，故曰属胃也。调胃，和阳明之正也。

方见太阳下篇。

（十七）阳明病，本自汗出，医更重发汗，病已差，尚微烦不了了者，此大便必硬故也。以亡津液，胃中干燥，故令大便硬，当问其小便日几行，若本小便日三四行，今日再行，故知大便不久出。今为小便数少，以津液当还入胃中，故知不久必大便也。

差，与瘥同，穿介切。令，平声。为，去声。

差，小愈也。以亡津液至大便硬，是申释上文。当问其小便日几行，至末，是详言大便出不出之所以然。盖水谷入胃，其清者为津液，粗者成楂滓②。津液之渗而外出者则为汗，潴而下行者为小便。故汗与小便出多，皆能令人亡津液。所以楂滓之为大便者，干燥结硬而难出也。然二便者，水谷分行之道路，此通则彼塞，此塞则彼通。小便出少，则津液还停胃中，胃中津液足，则大便润，润则软滑，此其所以必出可知也。

（十八）阳明病，自汗出，若发汗，小便自利者，此为津液内竭，虽硬，不可攻之，当须自欲大便，宜蜜煎导而通之，若土瓜根，及与大猪胆汁，皆可为导③。

蜜煎导方

蜜七合，一味内铜器中，微火煎之，稍凝似饴状，搅之，勿令焦者，欲可丸，并手捻作梃子，令头锐大如指，长二寸许，当热时急作，冷则硬，以内谷道中，以手急按，欲大便时，乃去之。

猪胆汁方

大猪胆一枚，泻汁，和醋少许，以灌谷道中，如一食顷，当大便出。

虽，上或下，当有大便二字。

竭，亦亡也。上条以小便数少，故知大便当自出，此以小便自利而用导，反复互相发也。然皆不用下者，以非热也。

（十九）阳明病，脉迟，虽汗出不恶寒者，其身必重，短气腹满而喘，有潮热者，此外欲解，可攻里也。手足濈然而汗出者，此大便已硬也，大承气汤主之①。若汗多，微发热恶寒者，外未解也，其热不潮，未可与承气汤。若腹大满不通者，可与小承气汤，微和胃气，勿令大泄下②。

大承气汤方

大黄_{四两，酒洗}　厚朴_{半斤，炙，去皮}　枳实_{五枚，炙}　芒硝_{三合}

上四味，以水一斗，先煮二物取五升，去滓，内大黄煮取二升，去滓内芒硝，更上火，微一两沸，分，温再服，得下，余勿服。

小承气汤方

大黄_{四两，酒洗}　厚朴_{二两，炙，去皮}　枳实_{三枚，炙，大者}

以上三味，以水四升，煮取一升二合，去滓，分，温二服，初服汤当更衣，不尔者，尽饮之，若更衣者，勿服之。

脉迟不恶寒，表罢也。身必重，阳明主肌肉也。短气

① 【案例犀烛】

女，37岁，有多年不完全性肠梗阻病史，伴有腹痛剧烈，肛门灼热，手足不温，倦怠乏力，口苦口腻，舌质淡红，苔腻黄白夹杂，脉沉弱。遂用大承气汤、大黄附子汤与半夏泻心汤合方，大黄12克，芒硝8克（烊化），枳实5克，厚朴24克，制附子15克，细辛6克，生半夏12克，黄连3克，桔梗10克，干姜10克，红参10克，大枣12枚，炙甘草10克。水煎服，每日1剂，分早中晚三服。之后又以前方据症状变化酌情加减治疗80余剂，随访1年，一切尚好。

此病案为热结阳虚证。以大承气汤清泻热结，大黄附子汤温通降泻，半夏泻心汤益气平调寒热，故以合方治之而取效。

② 【案例犀烛】

男，44岁，有多年腹胀病史，伴有身体烦热，呕吐，倦怠乏力，肌肤枯燥，口舌干燥，舌质淡红，苔薄白夹黄，脉沉弱，经检查未发现明显器质性病变。遂用小承气汤、麦门冬汤与大黄附子汤合方，大黄12克，厚朴6克，枳实3克，麦冬170克，生半夏24克，红参10克，粳米15克，制附子15克，细辛6克，大枣12枚，炙甘草10克。水煎服，每日1剂，分早中晚三服。之后又以前方据症状变化酌情加减治疗80余剂，随访1年，一切尚好。

此病案为热结阴虚证。以小承气汤清泻积热，麦门冬汤滋阴益气降逆，大黄附子汤温通降泄，故以合方治之而取效。

腹满而喘,胃实也。潮热,阳明王于申酉戌,故热作于此时,如潮之有信也。手足濈然汗出者,脾王四肢而胃为之合,胃中热甚而蒸发,腾达于四肢,故曰此大便已硬也。承气者,承上以逮下,推陈以致新之谓也。曰大者,大实大满,非此不效也。枳实,泄满也;厚朴,导滞也;芒硝,软坚也;大黄荡热也,陈之推新之所以致也。汗多,微发热恶寒,皆表也。故曰:外未解也,其热不潮,胃中未定热,阳明信不立^①也。小承气者,以满未硬,不须软也。故去芒硝而未复致大下之戒也。更衣,古人致大便之恭也。夫胃实,一也。以有轻重缓急之不同,故承气有大小调胃之异制,汤有多服少服之异度。盖称物平施,由义之谓道也。然则窃三益而滥称承气者冒也。恶足与语道哉!

(二十)阳明病,潮热,大便微硬者,可与大承气汤,不硬者不与之。若不大便六七日,恐有燥屎,欲知之法,少与小承气汤,汤入腹中,转失气者,此有燥屎,乃可攻之。若不转失气,此但初头鞕,后必溏,不可攻之,攻之必胀满不能食也。欲饮水者,与水则哕,其后发热者,必大便硬而少也,以小承气汤和之。不转失气者,慎不可攻也。

黄氏曰:失,汉书作屎,古屎失通,矢传写误。上条诀人以手足汗出为当下之时,此以潮热转失气次第而详言,亦诀人当下之二候也。转失气,反屁出也。胀满,药寒之过也。哕,亦寒伤胃也。硬而少,重下故也。末句重致叮咛之意。

(二十一)阳明病下之,心中懊侬而烦,胃中有燥屎者可攻,腹微满,初头鞕,后必溏,不可攻之。若有燥屎者,宜大承气汤。

可攻以上,以转失气言。懊侬,悔侬痛恨之意。盖药力未足以胜病,燥硬欲行而搅作,故曰可攻,言当更服汤以促之也。腹微满以下,以不转失气言。头鞕后溏,里热轻也,故曰不可攻之,言当止汤勿服也。末二句,乃申上节以决治意。

(二十二)阳明病,谵语,发潮热,脉滑而疾者,小承气汤主之，因与承气汤一升。腹中转失气者，更服一升，若不转失气，勿更与之，明日不大便，脉反微涩者，里虚也，为难治，不可更与承气汤也。

此承上文又以谵语并脉言，亦诀人下候及斟酌用汤度数之意，滑以候食，故为大便硬之诊。疾，里热甚也。然滑疾有不宁之意，不可不知①。微者阳气不充，涩者阴血不足，故曰里虚也。难治者，气不充则无以为营运，血不足则无以为润送。故曰阳微不可下，无血不可下，此之谓也。

（二十三）夫实则谵语，虚则郑声，郑声，重语也。

实以邪言。谵语，呢喃不了之妄语也。虚以正言。以重语释郑声者，谓语声之出，由于邪实正虚，浊恶而厌听也。

（二十四）直视，谵语，喘满者，死。下利者，亦死。

直视，精不荣于目也。谵语，神不主乎心也。喘则阳争于上，利则阴夺于下。胃，中土也，阴阳争夺于上下，而中气不守，故无法可治，而皆主死也。

（二十五）发汗多，若重发汗者，亡其阳，谵语脉短者，死，脉自和者，不死。

汗本血之液，阳亡则阴亦亏。脉者血气之道路，短则其道穷矣，故亦无法可治而主死也。和则病虽竭，而血气则未竭，故知生可回也。

此疑太阳篇错简。

（二十六）阳明病，发热，汗多者，急下之，宜大承气汤②。

胃实本由于无津液而内燥，汗多则津液益亡矣。急下者，竭则不可治也。

（二十七）发汗不解，腹满痛者，急下之，宜大承气汤。

发汗不解者，失之过度也。腹满痛者，胃不和也。急下者，满去则痛止也。

（二十八）腹满不减，减不足言，当下之，宜大承气汤。

此申明上条而诀用治之意。

① 【医理探微】

在阳明腑实证已经确诊的前提下，还须进一步辨别证情的轻重，根据病情选方，方能提高疗效。如脉象滑疾，为燥结未甚；脉象迟实，为燥结已甚。阳明热结较轻的，用小承气汤，阳明热结剧重的，须用大承气汤。

方氏在这里提出滑疾有不宁之意，这是看出本条的奥妙之处。本条若简单为阳明热结，直接攻下即可，没必要围绕小承气可用不可用如此谨慎地处理，说明这里并非简单阳明热结，而是阳盛而阴有竭之玄机。

② 【案例犀烛】

女，62 岁，肺癌术后高热不退，伴有高热 40 ℃，烦躁不安，面部潮红，呕吐清稀痰涎，倦怠乏力，舌质红，苔黄，脉沉弱。辨为热结夹虚证，以大承气汤、小半夏加茯苓汤与白虎加人参汤合方，大黄 12 克，芒硝 8 克，枳实 5 克，厚朴 24 克，生半夏 24 克，茯苓 12 克，石膏 50 克，知母 20 克，红参 10 克，粳米 15 克，生姜 24 克，炙甘草 10 克。水煎服，每日 1 剂，分早中晚三服。之后又以前方据症状变化酌情加减治疗 12 剂，高热消除。

辨高热、烦躁辨为郁热内极，倦怠乏力为热伤气，呕吐清稀痰涎为寒痰。以大承气汤清泻热结，小半夏加茯苓汤降逆化痰利湿，白虎加人参汤益气清泻郁热，故以合方治之而取效。

（二十九）伤寒，吐后，腹胀满者，与调胃承气汤。

吐亦无津液而胃又伤，腹虽满而非热结，调胃承气者，阳明之正也。

方见太阳下。

（三十）太阳病，若吐，若下，若发汗，微烦，小便数，大便因硬者，与小承气汤和之，愈。

此总亦胃实由于亡津液[①]，而皆宜小和者，通该戒大下之意也。

（三十一）阳明病，其人多汗，以津液外出，胃中燥，大便必硬，硬则谵语，小承气汤主之。若一服，谵语止，更莫复服。

此与上条互意，多汗见后。

（三十二）伤寒，若吐若下后不解，不大便五六日，上至十余日，日晡所发潮热不恶寒，独语如见鬼状，若剧者，发则不识人，循衣摸床，惕而不安，微喘直视，脉弦者生，涩者死。微者，但发热。谵语者，大承气汤主之，若一服利，止后服。

此以势重言。独，自也，与谵互意。循衣摸床，阳偏胜而躁动于手也。弦者阴气强，涩者阴不足[②]，阳热剧甚有余，阴以际之，故生可回也。阴不足而阳独治，故死可知也。

（三十三）汗出谵语者，以有燥屎在胃中，此为风也。须下之，过经乃可下之，下之若早，语言必乱，以表虚里实故也。下之则愈，宜大承气汤。

过经，谓宁迟迟，非谓待十三日后也。言出于心，心为胃之母，子能令母虚，故下早则必乱也。表虚里实，谓外邪悉入胃也。

（三十四）得病二三日，脉弱无太阳柴胡证，烦躁，心下硬，至四五日，虽能食，以小承气汤少少与，微和之令小安，至六日，与承气汤一升。若不大便六七日，小便少者，虽不能食，但初头硬，后必溏，未定成硬，攻之必溏，须小便利，屎硬，乃可攻之，宜大承气汤。

【医理探微】
①根据张仲景辨治选用小承气汤，从而得知张仲景辨治的病变证机是郁热内结，虽有津伤但不是病变的主要矛盾方面。

【医理探微】
②辨识脉弦代表正气仍能积极抗邪，脉涩代表正气虚弱比较明显。

令,平声。

太阳不言药,以有桂枝、麻黄之不同也。柴胡不言证,以专少阳也。凡似此为文者,皆互发也。以无太少,故知诸证属阳明。以脉弱,故宜微和。至六日以下,历叙可攻不可攻之节度。

(三十五)阳明病,心下硬满者,不可攻之,攻之,利遂不止者,死,利止者,愈。

上条心下硬而用下者,以属阳明胃也。此谓心下硬满不可攻者,以邪聚阳明之膈也①。所以然者,阳明之脉,上至额颅,其支别者,从大迎前下人迎,循喉咙,入缺盆,下膈也。攻,亦下也。利遂不止,其人阴本虚也。利止者,其人阳气胜也。

(三十六)阳明病,不吐,不下,心烦者,可与调胃承气汤。

不由吐下而心烦,则发于胃实可知也。用调胃承气者,无杂故也。

(三十七)伤寒六七日,目中不了了,睛不和,无表里证,大便难,身微热者,此为实也,急下之,宜大承气汤。

了了,犹瞭瞭也。《素问》曰:阳明主肉,其脉挟鼻络于目。《灵枢》曰:足阳明之正,上循咽,出于口,还系目系,合于阳明也。又曰:足阳明之筋,其支者上颈上挟口,合于顺下,结于鼻,上合于太阳,太阳为目上纲,阳明为目下纲。所以目中不了了,睛不和,知胃实②也。急下者,任脉循面入目,督脉上行两目中央,诸脉皆属于目,而人之精神注焉,是以如是其急也。

(三十八)伤寒呕多,虽有阳明证,不可攻之。

呕属太阳,故曰呕多③。虽有阳明不可攻,以多则太阳犹有未除可知也。虽字当玩味。

(三十九)食谷欲呕者,属阳明也,吴茱萸汤主之,得汤反剧者,属上焦也。

①【注文浅释】
辨识心下硬可用下与不可用下的辨治关键是辨清病变证机轻重。

②【医理探微】
辨识胃实的基本概念是胃家实,既可能是病变在胃以实为主,又可能是病变在大肠以实为主,还有可能是胃大肠病变俱见以实为主。

③【医理探微】
辨识呕的病变证机既可能在阳明胃又可能在太阳,在阳明胃者不可用下法,在阳明大肠者可以用下法。

吴茱萸汤方[①]

吴茱萸_{一升,洗} 人参_{三两} 生姜_{六两} 大枣_{十二枚,擘}

上四味,以水七升,煮取二升,去滓,服七合,日三服。

食谷欲呕,胃寒也,故曰属阳明,言与恶寒呕逆不同也。茱萸辛温,散寒下气;人参甘温,固气安中;大枣益胃;生姜止呕。四物者,所以为阳明安谷之主治也。上焦以膈言,亦戒下之意。

(四十)阳明病,谵语,有潮热,反不能食者,胃中必有燥屎五六枚也。若能食者,但硬尔,宜大承气汤。

尔,与尔同。

不能食,寒因也[②],故屎燥。能食,因于风也,故但硬尔。

(四十一)伤寒,脉浮而缓,手足自温者,是为系在太阴。太阴者,身当发黄,若小便自利者,不能发黄,至七八日,大便硬者,为阳明病也。

伤寒,脉浮而缓,见太阳下篇。然缓以候脾,脾主四末,故手足自温。为系在太阴,身当发黄者,脾为湿土,为胃之合,若不能为胃以行其津液,湿着不去,则郁蒸而身发黄,黄为土色,土主肌肉故也。小便自利,津液行也,行则湿去矣,所以不能发黄。胃中干,大便硬,而为阳明病也。

(四十二)阳明中风,口苦,咽干,腹满,微喘,发热,恶寒,脉浮而紧,若下之,则腹满,小便难也。

阳明之脉,挟口环唇,然胆热则口苦[③],咽为胆之使,故口苦则咽干。腹满,热入阳明也。微喘,发热,恶寒,脉浮而紧,风寒俱有,而太阳未除也。下之腹满者,误下则里虚,外邪未除者,乘虚而尽入,内陷也。小便难,亡津液也。

(四十三)阳明病,脉浮而紧,咽燥而口苦,腹满而喘,发热汗出,不恶寒,反恶热,身重,若发汗则燥,心愦愦,反谵语,若加烧针,必怵惕烦躁不得眠,若下之,则胃中空虚,客气动隔,心中懊恼,舌上苔者,栀子豉汤主之。

懊,匡伪切。怵,穿橘切。惕,透吉切。

燥,亦干也。发热以上,与上条同。恶热,阳明血气俱盛也。以当太阳时恶寒,今恶热,故曰反也。身重,阳明主肌肉,湿上重着也。汗出热在肌肉,腠理反开也。以上三节,言汗下烧针皆不可,故着其变以示也。懊懊,心乱貌。怵惕,恐惧貌。舌苔见太阳下篇。彼以脏结,故为难治。此以膈热,故涌之以栀子豉。

方见太阳中。

若渴欲饮水,口干舌燥者,白虎加人参汤主之。

此又以变渴更治言。

方见太阳下。

若脉浮发热,渴欲饮水,小便不利者,猪苓汤主之。

猪苓汤方[①]

猪苓一两,去皮 茯苓一两 阿胶一两 滑石一两 泽泻一两

上五味,以水四升,先煮四味,取二升,去滓,内下阿胶烊消,温服七合,日三服。

此又以小便不利再出治。猪苓茯苓,从阳而淡渗,阿胶滑石,滑泽以滋润,泽泻盐寒,走肾以行水,水行则热泄,滋润则渴除。

(四十四)阳明病,汗出多而渴者,不可与猪苓汤,以汗多胃中燥,猪苓汤复利其小便故也。

此承上条复以汗多不宜猪苓汤,申致戒谨之意。

(四十五)阳明病,脉浮而紧者,必潮热,发作有时,但浮者,必盗汗出。

浮而紧与前同,故申言必潮热。但浮则阳盛,阳盛则阴虚,阴虚,所以盗汗出也。

(四十六)太阳病,寸缓,关浮,尺弱,其人发热,汗出,

复恶寒，不呕，但心下痞者，此以医下之也，如其不下者，病人不恶寒而渴者，此转属阳明也。小便数者，大便必硬，不更衣，十日无所苦也。渴欲饮水，少少与之，但以法救之，渴者宜五苓散。

数，音朔。

以表证与脉在，故知痞为误下之所致，以表除而作渴，故知转属阳明。十日无所苦者，以津液偏渗而致干，非热结也。以干而渴，故与水而宜五苓。

方见太阳上。

（四十七）阳明中风，脉弦浮大而短气，腹都满，胁下及心痛，久按之气不通，鼻干，不得汗，嗜卧，一身及面目悉黄，小便难，有潮热，时时哕，耳前后肿，刺之小差。外不解，病过十日，脉续浮者，与小柴胡汤。脉但浮无余证者，与麻黄汤。若不尿，腹满加哕者，不治。

尿，与溺同，泥叫切。

弦，少阳。浮，太阳。大，阳明①。胁下痛，少阳也。小便难，太阳之膀胱不利也。腹满，鼻干嗜卧，一身及面目悉黄，潮热，阳明也。时时哕，三阳俱见，而气逆甚也。耳前后肿，阳明之脉，出大迎，循颊车，上耳前。太阳之脉，其支者，从巅至耳，少阳之脉，下耳后，其支者，从耳后入耳中，出走耳前也，然则三阳俱见证，而曰阳明者，以阳明居多而任重也。风寒俱有，而曰中风者，寒证轻而风脉甚也。续浮谓续得浮，故与小柴胡，从和解也。但浮无余证者，风虽外向，终为微寒持也，故发之以麻黄。不尿，腹满加哕者，邪盛于阳明而关格，所以无法可治也。小柴胡汤，见太阳上，麻黄汤，见太阳中。尿，南人，心崔切。

（四十八）阳明病，脉迟，食难用饱，饱则微烦头眩，必小便难，此欲作谷疸，虽下之，腹满如故，所以然者，脉迟故也。

瘅，广韵作疸。

迟，为寒②。不化谷，故食难用饱。谷不化，则与热搏，湿郁而蒸，气逆而不下行，故微烦头眩，小便难也。

瘅,黄病也。谷瘅,水谷之湿,蒸发而身黄也。下则徒虚胃气,外邪反乘虚陷入,所以腹满仍旧也。末乃申上文义,以致不可下之意。

(四十九)阳明病,若中寒不能食,小便不利,手足濈然汗出,此欲作固瘕,必大便初硬后溏,所以然者,以胃中冷,水谷不别故也。

瘕,匣牙切。

固,坚固。瘕,积聚。以本寒因,水谷不化消,积聚成坚固也。末亦申上文,致勿下之意。

(五十)阳明病,欲食,小便反不利,大便自调,其人骨节疼,翕翕如有热状,奄然发狂,濈然汗出而解者,此水不胜谷气,与汗共并,脉紧则愈。

奄,影检切。

欲食,胃气将回也。阳明以胃实为正,故小便不利。大便自调为反也。骨节疼如有热,余表未除也。奄然,忽然也。发狂,阳明之所以作汗也。水不胜,以小便反不利言。谷气以欲食言。盖谓所以汗出者,由小便不利,胃回不作实,故得汗。得汗则表并解,故曰脉紧则亦愈也。

(五十一)阳明病,不能食,攻其热,必哕,所以然者,胃中虚冷故也,以其人本虚,故攻其热必哕。

攻热,皆寒药,故知必哕。胃中虚,以不能食言。此亦戒谨之意。

(五十二)伤寒四五日,脉沉而喘满,沉为在里,而反发其汗,津液越出,大便为难,表虚里实,久则谵语。

满,胃实也。逆溢则喘。越出,谓枉道而出也。表虚,津液越出也。里实,大便难也。

(五十三)脉浮而迟,表热里寒,下利清谷者,四逆汤主之。若胃中虚冷,不能食者,饮水则哕。

此疑三阴篇错简。

(五十四)阳明病,但头眩不恶寒,故能食而咳,其人必咽痛,若不咳者,咽不痛。

眩,风旋而目晕也。风,故不恶寒,能食。咳,逆气。

咽门,胃之系也。胃热而气逆攻咽则咳。痛,咽伤也。

(五十五)阳明病,法多汗,反无汗,其身如虫行皮中状者,此以久虚故也。

法多汗,言阳明热郁肌肉,腠理反开,应当多汗,故谓无汗为反也。无汗则寒胜①,而腠理反秘密,所以身如虫行皮中状也。久虚寒胜,则不能食,胃不实也。

(五十六)阳明病,反无汗而小便利,二三日呕而咳,手足厥者,必苦头痛。若不咳不呕,手足不厥者头不痛。

此亦寒胜,故小便利。呕,手足厥,手足为诸阳之本,三阳皆上头,故手足厥者,必苦头痛也。

(五十七)阳明病,下之,其外有热,手足温,不结胸,心中懊憹,饥不能食,但头汗出者,栀子豉汤主之。

下之,外有热,外者外散也,故手足温不结胸。心中懊憹者,虽不结胸,而膈中则郁烦也。头汗见太阳上,方见太阳中。

(五十八)阳明病,口燥,但欲漱水不欲咽,此必衄。

漱,音瘦。

口为胃窍,胃热则口燥。漱水不欲咽者,阳明血气俱多,虽燥不渴也。衄者,以血气俱多,而脉起于鼻,故热甚则血妄行,必由鼻而出也。

(五十九)脉浮,发热,口干,鼻燥,能食者则衄。

浮,因于风也,风为阳,所以证如此也。

(六十)脉浮而芤,浮为阳,芤为阴,浮芤相抟,胃气生热,其阳则绝。

芤,俗读丘②。

浮为气上行,故曰阳。芤为血肉损,故曰阴。胃中生热者,阴不足以和阳,津液干而成枯燥也。阳绝即亡阳之互词。

此上二条疑错简。

(六十一)趺阳脉浮而涩,浮则胃气强,涩则小便数,浮涩相抟,大便为难,其脾为约,麻仁丸主之。

①【医理探微】

表虚则汗出,热盛易汗出。无汗一是寒胜,腠理致密,也可能是素体阳虚无汗。临证必须根据具体病情而辨治。

②【注文浅释】

此说不准确。芤乃葱之别名,草中有孔也。

麻仁丸方①

麻子二升　芍药半斤　枳实半斤　大黄一斤,去皮　厚朴一斤,去皮　杏仁一斤,去皮尖,熬,研脂

上六味,为末,炼蜜为丸,桐子大,饮服十丸,日三服,渐加,以和为度。

数,音朔。

跌阳,胃脉也,其脉在足跌上动脉处,去陷谷三寸,又曰冲阳,一名会元。浮为盛阳,故主胃强。涩为阴虚②,故小便数。约,约束也。胃为脾之合,脾主为胃以行其津液,胃强则脾弱,脾弱,则不能为胃行其津液以四布,使其得以偏渗于膀胱,为小便数,大便干而胃实,犹之反被胃家之约束,而受其制,故曰其脾为约也。麻子、杏仁,能润干燥之坚;枳实、厚朴,能导固结之滞;芍药敛液以辅润,大黄推陈以致新。脾虽为约,此之疏矣。

(六十二)阳明病,发热,汗出,此为热越,不能发黄也,但头汗出,身无汗,剂颈而还,小便不利,渴饮水浆者,此为瘀热在里,身必发黄,茵陈蒿汤主之。

茵陈蒿方③

茵陈蒿六两　栀子十四枚,擘　大黄二两

上三味,以水一斗,先煮茵陈减六升,内二味,煮取三升,去滓,分,温三服,小便当利,尿如皂角汁状,色正赤,一宿腹减,黄从小便去也。

越,散也。头汗,瘀热,发黄,皆见太阳篇。茵陈逐湿郁之黄;栀子除胃家之热;大黄推壅塞之瘀。三物者苦以

① 【案例犀烛】
女,56岁,有多年糖尿病病史,近3年来服用中西药及皮下注射胰岛素,血糖仍在12 mmol/L左右,大便干结,小便多,怕冷,苔黄腻,脉沉。以麻子仁丸、黄连粉方与四逆加人参汤合方,麻仁24克,白芍12克,枳实12克,厚朴24克,杏仁24克,大黄24克,黄连24克,附子5克,干姜5克,红参10克,炙甘草10克。水煎服,每日1剂,分早中晚三服。用药3周血糖即恢复正常,之后继续以前方酌情加减巩固疗效。

此为脾约湿热夹阳虚。辨大便干结、小便多为脾约,怕冷为阳虚,苔黄腻为湿热。以麻子仁丸热泻热益阴,黄连粉方清热燥湿,四逆加人参汤益气温阳,以此合方治之而取效。

② 【医理探微】
辨识脉涩的病变证机以阴津滞涩不行为主,并非以阴虚为主。

③ 【案例犀烛】
男,41岁,有多年慢性酒精性肝炎病史,伴有心胸烦热,胁肋胀痛,大便干结,脘腹闷热,面色发黄(总胆红素高),倦怠乏力,舌质淡红,苔白厚腻夹黄,脉沉弱,可服用中西药未能有效控制症状表现,经病友介绍前来诊治,以茵陈蒿汤、栀子柏皮汤、桂枝人参汤与赤丸合方,茵陈20克,栀子15

克,大黄6克,黄柏6克,桂尖12克,红参10克,白术10克,干姜10克,生半夏12克,制川乌6克,炙甘草12克。水煎服,每日1剂,分早中晚三服。之后又以前方据症状变化酌情加减治疗60余剂,经检查恢复正常。

此为湿热气虚夹寒湿证。辨心胸烦热、脘腹闷热为热,倦怠乏力为气虚,苔白厚腻夹黄为寒痰夹热。以茵陈蒿汤清热利湿,栀子柏皮汤清热燥湿,桂枝人参汤益气温中,赤丸温化寒痰,以此合方治之而取效。

泄热,热泄则黄散也。

(六十三)阳明病,面合赤色,不可攻之,必发热色黄,小便不利也。

合,应也。赤,热色也。阳明之脉起于鼻,胃热上行,面应赤色。攻则亡津液,故发热色黄,小便不利。

(六十四)阳明病,无汗,小便不利,心中懊侬者,身必发黄。

无汗,小便不利,则湿停。懊侬,湿停热郁也。所以知黄必发也。

(六十五)阳明病,被火,额上微汗出,小便不利者,必发黄。

阳明之脉,循发际,至额颅,故被火热甚,汗出额上也。黄,火迫土也。

(六十六)阳明病,下血谵语者,此为热入血室,但头汗出者,刺期门,随其实而泻之,濈然汗出,则愈。

血室,头汗,期门,皆见太阳篇。阳明之脉,其直者从缺盆下乳内廉,下挟脐,入气街中。血室之脉,起于气街,上行至胃中而散。所以妇人热入血室,则似结胸而谵语;阳明热入血室,则亦谵语下血。男顺女逆,道则同也,故亦刺期门[①]。

①【注文浅释】
辨识热入血室,不可拘于男女,不可拘于症状表现,在男子可以出现谵语下血,在女子也可以出现谵语下血。

(六十七)阳明病证,其人喜忘者,必有蓄血。所以然者,本有久瘀血,故令喜忘,屎虽硬,大便反易,其色必黑,宜抵当汤下之。

喜忘,好忘前言往事也,志伤则好忘。然心之所之谓志,志伤则心昏,心昏则血滞,所以知必有蓄血也。大便反易,血主滑利也。黑,血色也。

方见太阳上篇。

(六十八)病人无表里证,发热七八日,虽脉浮数者,可下之。假令已下,脉数不解,合热,则消谷善饥,至六七日不大便者,有瘀血,宜抵当汤。

表谓无太阳,里谓胃不实。虽脉浮数,可下者久也。合热,谓数阳不退,热亦应未除也。善饥,犹言快饥也。

不大便有瘀血，大意与血谛反复略同。此疑太阳篇错简。

若脉数不解而下不止，必协热而便脓血也。

抵当下之，数仍不退，热未除也。利不止，所以知协热必便脓血也。

（六十九）**阳明病，发潮热，大便溏，小便自可，胸胁满不去者，小柴胡汤主之。**

潮热，少阳阳明之涉疑也。大便溏，小便自可，胃不实也。胸胁满不去，则潮热仍属少阳[①]。明矣，故须仍从小柴胡。

方见太阳上。

（七十）**阳明病，胁下硬满，不大便而呕，舌上白苔者，可与小柴胡汤，上焦得通，津液得下，胃气因和，身濈然而汗出解也。**

此承上条而言。即使不大便，而胁下硬满在，若有呕与舌苔，则少阳为多，亦当从小柴胡。上焦通，硬满开也。津液下，大便行也。百体皆受气于胃，故胃和则身和，汗出而病解。

方见太阳上。

（七十一）**二阳并病，太阳证罢，但发潮热，手足漐漐汗出，大便难而谵语者，下之则愈，宜大承气汤。**

此以太阳阳明言，谓须太阳罢，方可治阳明之意。

（七十二）**阳明少阳合病，必下利，其脉不负者，顺也。负者，失也。互相克贼，名为负也。脉滑而数者，有宿食也，当下之，宜大承气汤。**

阳明属土，其主水谷。少阳属木，其主风，风主飧泄，故知下利可必也。阳明脉大，少阳脉弦，不负，谓大而不弦，无相胜负而相得也。失，得之反也。谓弦则木克土，不大则土受木贼。少阳胜而阳明负，为不相得，犹言不宜也。滑主食，数主热，宿食可知也。大承气汤者，陈宜推，所以通因通用也。

（七十三）**三阳合病，腹满身重，难以转侧，口不仁而面垢，谵语，遗尿，发汗则谵语，下之则额上生汗，手足逆**

① 【医理探微】

方氏以潮热属少阳之说，值得商榷！

潮热是阳明病主要热型，但阳明热结证，大便当硬，小便当数，今却是大便溏，小便自可，可见里实的程度并不甚，况胸胁满而不去，表明邪虽传至阳明，而病机的重点仍在少阳，那么，根据先外后内的治则，也当先治少阳。

冷,若自汗出者,白虎汤主之。

阳明主胃,胃主肌肉而通窍于口。不仁,胃不正而饮食不利便,无口之知觉也。然则腹满身重,不仁谵语,阳明也。《灵枢》曰:足少阳之正,上肝贯心以上,挟咽出颐颔中,散于面。故又曰:是动则病口苦,善太息,心胁痛,不能转侧,甚则面微有尘,垢亦尘也。遗尿,太阳膀胱不约也,故曰三阳合病,五合之表里俱伤也。发汗则偏攻太阳。邪并于阳明,而谵语益甚。下则偏攻阳明,不惟阴虚,而阳亦损,故手足逆冷,而额上生汗。生,不流也,是则汗下皆不可也。自汗者邪遍三阳,热搏五合,卫疏而表不固,荣弱而里不守也。夫汗下既皆不可,和之于少阳,则亦偏于一而非所宜。是故白虎者,能解秋而彻表里之热,所以又得为三阳通该之一解也。然病属三阳,治又不从阳明,而类阳明篇者,一则阳明居多,二则阳明属土,土者万物之所归,而病之吉凶生死机焉。所以归重于阳明而入其类例,此又叔和之深意也。

方见太阳下。

(七十四)伤寒发汗已,身目为黄,所以然者,以寒湿在里不解故也,以为不可下也,于寒湿中求之。

上为,去声。

此揭下文三条之总。湿以汗发不对言,详见痉湿暍篇中。里以黄言,不可下者,里非表里之里也。寒湿中求之,以下文三条言也。

(七十五)伤寒瘀热在里,身必发黄,麻黄连轺赤小豆汤方①。

麻黄二两　赤小豆一升　杏仁四十枚,去皮尖　连轺二两,连翘根也　大枣十二枚,劈　生姜一两,切　甘草一两,炙　生梓白皮一升,切

以上八味,以潦水一斗,先煮麻黄,再沸,去上沫,内诸药,煮取三升,分,温三服,半日服尽。

此条互上条之文以出治,并下二条乃三目也。麻黄、甘草、杏仁,利气以散寒,麻黄汤中之选要也、连轺、小豆、

①【案例犀烛】

女,52岁,有多年慢性乙肝、肝损伤病史,伴有不思饮食,胁肋胀闷,肌肤色红瘙痒,时有轻微身热,时有轻微怕冷,大便干结,倦怠乏力,手足不温,舌质红,苔薄腻黄白夹杂,脉沉弱。以麻黄连翘赤小豆汤、茵陈蒿汤、桂枝人参汤与四逆汤合方,麻黄6克,赤小豆24克,连翘6克,生梓白皮24克,茵陈20克,栀子15克,大黄6克,桂尖12克,红参10克,白术10克,干姜10克,附子5克,生姜3克,大枣12枚,炙甘草12克。水煎服,每日1剂,分早中晚三服。之后又以前方据症状变化酌情加减治疗60余剂肝功能恢复正常。

此为湿热阳虚夹营卫病变。辨肌肤色红瘙痒为湿热浸淫营卫,大便干结、舌质红为湿热内结,以倦怠乏力、手足不温为气虚。以麻花连翘赤小豆汤宣散清泻寒热,茵陈蒿汤清热利湿,桂枝人参汤益气温中,四逆汤温壮阳气,以此合方治之而取效。

梓皮,行湿以退热,去瘀散黄之领袖也;姜、枣益土为克制。潦水无力不助湿。

轺,本草作翘,翘本鸟尾,以草子析开,其间片片相比如翘得名;轺本使者小车乘马者,无义,疑误。

(七十六)伤寒七八日,身黄如橘子色,小便不利,腹微满者,茵陈蒿汤主之。

此与上略同而较重,橘子色,言黄之鲜明也。腹微满,湿不行也。

方见前。

(七十七)伤寒身黄发热者,栀子柏皮汤主之。

栀子柏皮汤方①

栀子十五枚,擘　甘草一两,炙　黄柏一两

上三味,以水四升,煮取一升半,去滓,分,温再服。

此承上三条而以发热出治。然热既发于外,则里证较轻可知。故解之以栀子、柏皮,而和之以甘草,以为退之之轻剂。所谓于寒湿中求之者,盖亦参酌乎上三条而近取云也。

以上四条疑太阳中篇错简,当移。

辨少阳病脉证并治第五
凡九条　方无

少阳主半表半里。半,不也。不表不里者,隙地也。夫以表实则可汗,里实则可下,上实则可吐,隙无实可言,故汗下吐皆无其法。而其合并之病,又皆已杂出于太阳阳明篇中,所以本篇条目少,无可攻之道也。无可攻者,一则界限也。故表里分先后,自此而终始。然则隙地反当要冲,无治最有关系,谓小柴胡汤为通行套药,不择地而可施,岂不悖哉。

(一)少阳之病,口苦,咽干,目眩也。

① 【案例犀烛】

女,21岁,有多年顽固性面痘病史,伴有头油脱发,失眠多梦,心烦急躁,大便干结,倦怠乏力,舌质淡红,苔薄黄白夹杂,脉沉弱。以栀子柏皮汤、附子泻心汤、白虎汤与半夏泻心汤合方,栀子15克,黄柏3克,制附子5克,大黄6克,黄连6克,枯芩12克,石膏50克,知母20克,生半夏12克,红参10克,干姜10克,粳米20克,大枣12枚,炙甘草10克。水煎服,每日1剂,分早中晚三服。之后又以前方据症状变化酌情加减治疗40余剂,面痘消除。

此为湿热郁结夹虚证。辨面痘、心烦为热,倦怠乏力为气虚,苔薄黄白夹杂为寒热夹杂。以栀子柏皮汤清热燥湿,附子泻心汤温通清泻郁热,白虎汤清泻郁热,半夏泻心汤益气平调寒热,以此合方治之而取效。

少,去声,下皆同。"之"下当有为字。

少阳者,胆经也。其脉起于目锐眦。《灵枢》曰:足少阳之正,上肝,贯心以上,挟咽出颐颔中。故又曰:是动则病口苦。苦,胆之味也。咽,胆之使也。口苦,咽干,热聚于胆也。眩,目旋转而昏晕也。少阳属木,木生火而主风,风火扇摇而燔灼,所以然也。

(二)**少阳中风,两耳无所闻,目赤,胸中满而烦者,不可吐下,吐下则悸而惊。**

首句以攒名,揭总举大纲言。三阴篇中如此云云者皆然。少阳之脉,上抵头角,下耳后,其支者从耳后入耳中,出走耳前,其支者下胸中,贯膈,肝主目,胆为之合。风为阳而主气,耳无闻者,风塞则气塞也。目赤者,风热则气昏也。胸满而烦者,风郁则膈热也。少阳本无吐下法,其经又多气少血,吐下复伤其经,则血愈少而虚,血虚则心虚,所以神识昏乱,怔忡而惊也。

(三)**伤寒脉弦细,头痛,发热者,属少阳。少阳不可发汗,发汗则谵语,此属胃,胃和则愈,胃不和,则烦而悸。**

少阳属木,故其脉弦,细则欲入里也。谵语者,夺其血液而胃干,故心荒而乱也。胃和,以未至实言。不和,言实也。然上条以风言,风主气,故禁吐下。此以寒言,寒主血,故禁汗,对举以示教也[①]。

(四)**本太阳病不解,转入少阳者,胁下硬满,干呕不能食,往来寒热,尚未吐下,脉沉紧者,与小柴胡汤。**

少阳之脉,其支者下胸中,贯膈,络肝,属胆,循胁里,其直者,从缺盆下腋,循胸,过季胁。故病则硬满,呕不能食也。往来寒热,见太阳上篇。浮紧为弦,沉紧者得之寒因也。

方见太阳上。

若已吐,下,发汗,温针,谵语,柴胡证罢,此为坏病,知犯何逆,以法治之。

此承上文,复以乱治不对,而致变剧者言,与太阳上篇第五十二条意同,以法即随证之互词。

①【临证薪传】

关于少阳中风、伤寒,方氏从气、血角度来解,并作为禁汗吐下法的依据,恐有机械之嫌。在临床实际中禁吐、禁下、禁汗不是以风主气以寒主血而确定的,而是以病变属性及症状表现而确定的。

（五）三阳合病，脉浮大，上关上，但欲眠睡，目合则汗。

太阳脉浮，阳明脉大，关上乃少阳之部位，故曰三阳合病。但欲眠睡者，热聚于胆也。目合则汗出者，少阳少血，虚则不与阳和，寐属阴，故盗出也。

（六）伤寒三日，三阳为尽，三阴当受邪，其人反能食，不呕，此为三阴不受邪也。

阳以表言，阴以里言。能食，真阳胜而表邪散也。不呕，里气和而胃气回也。阴不受邪可知也。

（七）伤寒三日，少阳脉小者，欲已也。

小，谓不弦也。已，愈也。

（八）少阳病，欲解时，从寅至辰上。

寅卯辰，少阳木王之时也。邪虽不胜正，解必在乎得其时，道固如此也。外道而言意，岂不谬哉。

（九）伤寒六七日，无大热，其人燥烦者，此为阴去，入阳故也①。

去，往也。言表邪往而入于里，所以外无大热，而内则燥烦也。愚按太阳中伤，传阳明，转少阳，阳去入阴，乃风寒之病，入自表而渐里。通章之大义，斯道之自然，仲景吃紧为人之要旨也。读者最宜精思熟玩。

①【注文浅释】

宋版作"此为阳去入阴也"。方氏释文亦有"阳去入阴"句，可证方氏原文有误。

伤寒论条辨

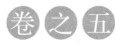

辨太阴病脉证并治第六

凡九条　方二

阴经皆属脏，脏病不易治。虽然，治之得其道，则反易愈，由其不似阳经之数于变也。三阴惟太阴之条目少者，孤脏也。然以大概言之，首尾只病三阳而病者极多。盖太阳主表，先太阳而病者，常也，天人之自然也。各经之自中凿说也，无此事理也。且三阳当病之时，得治则愈，又况一入阳明，则不复转，所以病阴证而病者绝少，临病切要仔细端详，不可苟且忽略。谣俗专以交口阴阳，偶尔中伤，执为阴证，下医又快售，乃习迷而同醉，遂致普通大谬。数，音速。夫以病在三阳，而谓之阳证，病在三阴而谓之阴证，非甚高远难知也。而徇俗者，乃胶固执迷而不醒，道之不明有以夫。

（一）太阴之为病，腹满而吐，食不下，自利益甚，时腹自痛，若下之，必胸下结硬。

太阴，脾经也。其脉起于大趾之端，上循膝股内廉，入腹，属脾，络胃，上膈，挟咽，连舌本。《灵枢》曰：是动则舌本强，食则呕，胃脘痛，腹胀，身体皆重，是主脾所生病者。舌本痛，体不能动摇，食不下，盖脾为胃之合，自利益甚者。脾苦湿，病而不能为胃以行其津液，水谷不分也。时腹自痛者，《灵枢》曰：足太阴之别，名曰公孙，去本节之后一寸，别走阳明，其别入络肠胃，实则肠中切痛是也。胸下结硬者，足太阴之脉，其支者复从胃别上膈，注心中，故误下，则邪反聚其别也。

（二）太阴中风，四肢烦疼，阳微，阴涩而长者，为欲愈。

四肢,四末也。脾主四末。《素问》曰:风淫末疾,是也。阳微,阳经无邪也。阴涩,太阴统血,血凝气滞也。长,阳气胜也。阳主发生,故邪自退,而病欲愈也。

(三)太阴病,脉浮者,可发汗,宜桂枝汤。

浮为在表。太阴之脉,尺寸俱沉细。今见浮,则邪见还表可知。然浮为风,宜桂枝汤者,以太阴之中风言也。

方见太阳上篇。

(四)自利不渴者属太阴,以其脏有寒故也,当温之,宜服四逆辈①。

自利不渴,湿胜也。太阴湿土,故曰有寒。四逆之辈,皆能燠土②以燥湿,故且温之也。

(五)伤寒脉浮而缓,手足自温者,系在太阴,太阴当发身黄。若小便自利者,不能发黄,至七八日,虽暴烦,下利日十余行,必自止,以脾家实,秽腐当去故也。

此条二节,自不能发黄以上,与阳明第四十一条上节同,下节相反。盖同感异变,而各成一家之证也。然彼以至七八日,反大便硬,为转阳明。此以至七八日,暴下利,秽腐当去,为脾家实,何也?盖脾主为胃以行其津液,暴下利则脾得以为胃行其津液矣。所以脾为实,而证为犹系太阴也。彼大便硬者,由脾不能为胃行其津液而反为约,所以为转阳明也。然则一脾胃也,而反复之变不同有如此者。医之为道,岂可以易易言哉!

(六)本太阳病,医反下之,因尔腹满,时痛者,属太阴也,桂枝加芍药汤主之。

桂枝加芍药汤方③

于桂枝汤方内,更加芍药三两,随前共六两,余依

大枣 12 枚,炙甘草 10 克。水煎服,每日 1 剂,分早中晚三服。之后又以前方据症状变化酌情加减治疗 80 余剂,诸症消除及息肉消除。

此为阳虚瘀热证。辨苔黄腻为湿热,舌质暗红夹瘀紫为瘀,手足不温、夜间加重为阳虚。以桂

①【案例犀烛】

女,60 岁,有多年胃及十二指肠溃疡病史,伴有胃脘疼痛,不思冷食,手足不温,大便溏泻,倦怠乏力,面色萎黄,舌质淡红,苔黄腻夹白,脉沉弱。以四逆汤、小建中汤、桂枝人参汤与半夏泻心汤合方,附子 5 克,干姜 10 克,桂尖 12 克,白芍 20 克,胶饴 30 克,红参 10 克,白术 10 克,生半夏 12 克,黄连 3 克,枯芩 10 克,大枣 12 枚,炙甘草 10 克。水煎服,每日 1 剂,分早中晚三服。之后又以前方据症状变化酌情加减治疗 40 余剂,诸症悉除。此为阳虚夹湿热证。

辨胃脘疼痛、不思冷食、倦怠乏力为阳虚,苔黄腻夹白为湿热夹实。以四逆汤温壮阳气,小建中汤温补脾胃,桂枝人参汤益气温通补益脾胃,半夏泻心汤益气平调寒热,以此合方治之而取效。

②【医理探微】

燠土:即温中散寒。

③【案例犀烛】

女,55 岁,有多年慢性胃炎、胃底多发息肉病史,伴有胃脘隐痛胀闷,夜间加重,手足不温,大便不畅,倦怠乏力,舌质暗红夹瘀紫,苔黄腻夹白,脉沉弱。以桂枝加芍药汤、桂枝茯苓丸、四逆汤与半夏泻心汤合方,桂尖 24 克,白芍 40 克,茯苓 24 克,桃仁 24 克,牡丹皮 24 克,附子 5 克,干姜 10 克,生半夏 12 克,红参 10 克,黄连 3 克,枯芩 10 克,生姜 10 克,

枝加芍药补益温通缓急止痛,桂枝茯苓丸活血化瘀,四逆汤温壮阳气,半夏泻心汤益气,平调寒热,以此合方治之而取效。

桂枝汤法。

腹满时痛者,脾受误伤而失其职司,故曰属太阴也。以本太阳病而反下也,故仍用桂枝以解之,以太阴之被伤而致痛也。故倍芍药以和之。

(七)大实痛者,桂枝加大黄汤主之。

①【案例犀烛】

男,47岁,有多年慢性便秘、腹膜淋巴结肿大病史,伴有脘腹疼痛,食凉加重,手足不温,大便干结,倦怠乏力,面色暗红,舌质暗红夹瘀紫,苔黄腻夹白,脉沉弱。以桂枝加大黄汤、抵当丸、四逆汤与半夏泻心汤合方,桂尖 10 克,白芍 20 克,大黄 6 克,水蛭 10 克,虻虫 10 克,桃仁 4 克,附子 5 克,干姜 10 克,生半夏 12 克,红参 10 克,黄连 3 克,枯芩 10 克,生姜 10 克,大枣 12 枚,炙甘草 10 克。水煎服,每日 1 剂,分早中晚三服。之后又以前方据症状变化酌情加减治疗 80 余剂,经检查腹膜淋巴结肿大消除。

此为阳虚瘀热证。辨苔黄腻为湿热,舌质暗红夹瘀紫为瘀,手足不温、食凉加重为阳虚。以桂枝加大黄汤补益温通清泻,抵当丸活血化瘀,四逆汤温壮阳气,半夏泻心汤益气平调寒热,以此合方治之而取效。

桂枝加大黄汤方①

桂枝三两,去皮　大黄一两　芍药六两　甘草二两,炙　生姜二两,切　大枣十二枚,擘

上六味,以水七升,煮取三升,去滓,温服一升,日三服。

此承上条,而又以胃家本来实者言,本来实者,旧有宿食也。所以实易作而痛速,故不曰阳明而曰大实,例之变也。桂枝加大黄者,因变以制宜也。然曰桂枝加,则补方者,当一例如上文云云,不当载成方,且以本方加也。而用芍药六两,水七升,不合数,皆后人之苟用者,当斟酌焉。

(八)太阴为病,脉弱,其人续自利便,设当行大黄、芍药者,宜减之,以其人胃气弱,易动故也。

此承上条,申致戒谨之意。

(九)太阴病,欲解时,从亥至丑上。

亥子丑,太阴所王之三时也。欲解者,正王则邪不胜也。

辨少阴病脉证并治第七

凡四十六条　方十五

三阴先太阴者,太阴正位中宫,统仓廪也。少阴居下,而先于厥阴者,阴道逆,自下而上也。

(一)少阴之为病,脉微细,但欲寐也。

少,去声,下皆同。

少阴,肾经也[①]。脉微细者,少阴居于极下,其脉起于小趾之下也。《灵枢》曰:是主所生病者,嗜卧。但欲寐,嗜卧也。盖人肖天地,天地之气,行于阳则辟而晓,行于阴则阖而夜。故人之气,行于阳,则动而寤,行于阴,则静而寐。然则病人但欲寐者,邪客于阴故也。

(二)少阴病,始得之,反发热,脉沉者,麻黄附子细辛汤主之。

麻黄附子细辛汤方[②]

麻黄二两,去节　细辛二两　附子一枚,炮,去皮,破八片

上三味,以水一斗,先煮麻黄减二升,去上沫,纳药,煮取三升,去滓,温服一升,日三服。

发热,邪在表也。脉沉,少阴位北而居里也,以其居里,邪在表而发热,故曰反也。以邪在表不在里,故用麻黄以发之;以其本阴而标寒,故用附子以温之;细辛辛温,通于少阴,用之以佐主治者,以其专经而向导也。

(三)少阴病,得之一二日,口中和,其背恶寒者,当灸之,附子汤主之。

附子汤方[③]

附子二枚,去皮,破八片　茯苓三两　人参二两　白术四两
芍药三两

上五味,以水八升,煮取三升,去滓,温服一升,日三服。

口中和,谓不燥不渴,里无热也。少阴之脉,贯脊。脊,背吕也。背字从北从肉,北,天地之阴方也,北肉为

克,干姜10克,黄连3克,枯芩10克,天花粉6克,桂尖10克,生姜10克,炙甘草10克。水煎服,每日1剂,分早中晚三服。之后又以前方据症状变化酌情加减治

100余剂,经检查痊愈。

此为阳虚夹湿热证。辨腰背冷痛为寒凝筋脉,苔黄腻夹白为湿热夹寒,手足不温、倦怠乏力辨为阳虚。以附子汤益气温通,乌

① 【注文浅释】
少阴者,心肾也,不可拘于肾。

② 【案例犀烛】
女,56岁,有多年心动过速病史,伴有心悸、心烦,手足不温,大便溏泻,倦怠乏力,面色不荣,舌质淡红,苔白腻夹黄,脉沉弱。以麻黄附子细辛汤、小建中汤与半夏泻心汤合方,麻黄6克,制附子5克,细辛6克,桂尖10克,白芍20克,胶饴30克,生半夏12克,黄连3克,枯芩10克,红参10克,干姜10克,生姜10克,大枣12枚,炙甘草10克。水煎服,每日1剂,分早中晚三服。之后又以前方据症状变化酌情加减治疗60余剂,心动过速消除。

此为阳虚夹湿热证。辨苔黄腻夹白为湿热夹寒,手足不温、倦怠乏力为阳虚。以麻黄附子细辛汤宣散温通,小建中汤补益温通缓急,半夏泻心汤补益平调寒热,以此合方治之而取效。

③ 【案例犀烛】
女,39岁,有多年腰背肌筋膜炎病史,伴有腰背冷痛,受凉加重,手足不温,大便溏泻,倦怠乏力,舌质淡红,苔黄腻夹白,脉沉弱。以附子汤、乌头汤、栝楼桂枝汤与半夏泻心汤合方,制附子10克,白术12克,茯苓10克,红参10克,白芍10克,麻黄10克,黄芪10克,制川乌10克,生半夏12

头汤补益气血,宣散温通,栝楼桂枝汤补益温通柔筋缓急,以此合方治之而取效。

背,人身背阴之处也。阳脉在背,根阴之义也。经传谓背为阳者,其犹谓桂枝发汗,与夫历家谓月行速之意欤。肾居北方,其行属水,生于天一,故曰少阴。然则阴寒凑于少阴,宜乎背恶寒而他处不恶也。灸之以火者,火能助阳而阴自消也。主之以附子者,附子温经而寒自散也。人参甘寒①,补其气以扶阳于生;芍药酸平,收其阴而为阳之附;茯苓甘淡,淡以利窍,逐水以消阴,甘以入心,顺火以从阳;术味甘苦,苦以燥湿,制水而燠土,甘以益脾,和中而固本也。

（四）少阴病,欲吐不吐,心烦,但欲寐,五六日,自利而渴者,属少阴也。虚故引水自救,若小便色白者,少阴病形悉具,小便白者,以下焦虚有寒,不能制水,故令色白也。

欲吐不吐心烦者,少阴之脉循喉咙,其支者从肺出络心,注胸中故也。自利者,肾气实,水无制也②。虚故引水自救,释上文之渴也。白,寒色也。病形悉具,以其本病之口燥舌干言也。小便白者,至末,反复申明上文,所以晓人,勿认烦渴为热以致误之意。

（五）病人脉阴阳俱紧,反汗出者,亡阳也,此属少阴,法当咽痛,而复吐利。

阴阳俱紧,伤寒也。伤寒不当有汗,故谓汗为反出。亡与无同,古字通用。无阳者,汗乃血之液,阴主血,寒为阴而伤血。阴邪凑于少阴,阴盛矣。故谓无阳以为之卫护,而汗所以反得自出也。咽痛者,少阴之脉循喉咙也,其脏属水,所以不惟咽痛,而复吐利,水无制也。

（六）少阴病,脉细沉数,病为在里,不可发汗。

细沉而数,里热也③,故曰病为在里。不可发汗,恶虚其表也。

（七）少阴病,脉微不可发汗,亡阳故也。阳已虚,尺脉弱涩者,复不可下之。

微者气不充,故曰无阳。无阳则化不行,故汗不可发也。尺以候阴,弱涩者阴血不足也。故谓复不可下。盖

---

①【注文浅释】
人参甘温,非甘寒也。

②【注文浅释】
辨识自利的病变证机非肾气实,乃肾气虚也。

③【医理探微】
发汗是治疗表证的大法,少阴为里证虚证,自当禁用。脉沉为在里,里证不能发汗;脉细为阴虚,阴虚治宜滋阴,亦不能发汗,发汗则更伤阴津;脉数为有热,热邪在里,治宜清解,不可发汗,误发其汗,徒伤阴增热。所以说凡少阴病见脉沉、细、数者,不可发汗。

少阴藏寒，其官作强，有出无入，有虚无实，有补无泻，所以汗下皆不可行，而反复叮咛以示禁止如此①。

（八）少阴病，咳而下利谵语者，被火气劫故也，小便必难，以强责少阴汗也。

少阴之脉，从足走腹，循喉咙，其支别出肺，自下而上者也。受火之劫，火性炎上，循经而蒸烁于肺，肺伤则气逆，所以咳也。下利者，少阴属水，其脏虚寒，劫迫则滑脱也。滑脱而虚，故生热乱而谵语也②。强责，谓过求也。小便与汗，皆血液也。少阴少血，劫汗夺血，则小便之涸竭，故难也。

（九）少阴病，下利，若利自止，恶寒而踡卧，手足温者，可治。

下利，阴寒盛也。自止，寒邪退也。恶寒而踡卧，其脏本虚寒也。手足属脾，温者，脾土和也，土和则万物生，故曰可治也。

（十）少阴病，恶寒而踡，时自烦，欲去衣被者，可治。

恶寒而踡，承上条而言也。时或自烦欲去衣被，阳热复也。犹之手足温，故亦曰可治也。

（十一）少阴病，脉紧，至七八日，自下利，脉暴微，手足反温，脉紧反去者，为欲解也，虽烦下利必自愈。

紧，寒邪也。自下利，脉暴微者，阴寒内泄也。故谓手足为反温，言阳回也。阳回则阴退，故谓紧反去为欲解也。夫寒邪在阴而脉紧，得自利，脉暴微，手足温。紧去为欲解者，犹之邪在阳，脉数而热，得汗出，脉和身凉，数去为欲愈之意同，阴阳胜复之理也。

（十二）少阴中风，阳微阴浮者，为欲愈。

阴阳详见《二难》《三难》。阳微，风邪散，而表气和也。阴浮者，里气胜而邪外出也。

（十三）少阴病，欲解时，从子至寅上。

子丑寅，阳生之时也。各经皆解于其所王之时，而少阴独如此而解者，阳进则阴退，阳长则阴消。且天一生水于子，子者，少阴生王之地，故少阴之欲解，必于此

①【临证薪传】

辨识少阴生理既有出又有入，病理既有虚又有实，治法既有补又有泻，不能拘于有虚无实，有补无泻之说。

②【临证薪传】

"咳而下利"，多为水气病，有寒化、热化之别。阳虚水泛者，治宜真武汤，阴虚水热互结者，治宜猪苓汤，皆不当汗。若以火法强行发汗，火盛津伤，火邪上扰心神则谵语；汗出津伤，无津下输膀胱则小便必难。"以强责少阴汗也"一句，概括了"谵语""小便必难"的发生原因。

时钬。

（十四）少阴病，八九日，一身手足尽热者，以热在膀胱，必便血也。

膀胱属太阳，太阳者，六经之长也。为诸阳主气，与少阴肾为合，阴从阳化，里热达表，故一身手足尽热也。热在膀胱，太阳多血，肾司开阖，阴主下降，故热乱^①，则血出于二便也。

（十五）少阴病，但厥，无汗，而强发之，必动其血，未知从何道出，或从口鼻，或从目出，是名下厥上竭，为难治。

必动其血者，汗为血之液，不得汗则得血也。或从口鼻，或从目出者，迫则错经而妄逆也。下厥，以少阴居下而热深言也^②。上竭，以妄逆言也。

（十六）少阴病，吐利，手足不逆冷，反发热者，不死，脉不至者，灸少阴七壮。

阴寒吐利，法当厥逆者，以无阳也。手足不逆冷，则阳自若而脾胃和。故以热为反发者，婉词也。然阳自若，则阴为有制，脾胃和，则五脏六腑皆得以受其气而生也。灸之者，以其有可生之道，所以通其经以遂其生也。

（十七）少阴病，恶寒，身踡而利，手足逆冷者，不治。

阴盛则阳竭，故曰不治。

（十八）少阴病，吐利，燥烦，四逆者，死。

阴寒吐利而至于燥烦，津液内亡，而成枯竭也。加之四肢厥逆，脾土败绝也。

（十九）少阴病，下利止而头眩，时时自冒者，死。

头眩，俗谓昏晕是也。诸阳在头，然则下利止而头眩者，津液内亡，而阴已虚竭，阳无依附，浮越于外，而神气散乱，故时时自冒也。

（二十）少阴病，四逆恶寒而身眩，脉不至，不烦而躁者，死。

四肢温和为顺，故以厥冷为逆，不顺也。眩，不伸也，阴主屈故也。诸证具见而脉又不至,则阳已先绝,可知矣。不烦而躁,孤阴亦欲自尽也。

(二十一)少阴病,六七日,息高者,死。

息,呼吸气也。叹声曰息,言叹息之声,高而散漫,无接续生息之意。盖阳气欲绝,故其声息如此。

(二十二)少阴病,脉微沉细,但欲卧,汗出,不烦,自欲吐,至五六日,自利,复烦躁不得卧寐者,死。

脉微沉细,但欲卧,少阴之本病也。汗出而不作烦热,无阳也。欲吐,经中之邪不退也。自利,脏病进^①也。更复烦躁不得卧寐者,阳欲绝而扰乱不宁也。

①【注文浅释】
进:指病情加重。

(二十三)少阴病,得之二三日,麻黄附子甘草汤微发汗,以二三日无里证,故微发汗也。

麻黄附子甘草汤方

麻黄_{二两}　甘草_{二两,炙}　附子_{一枚,炮,去皮}

上三味,以水七升,先煮麻黄一两沸,去上沫,内诸药,煮取三升,去滓,温服一升,日三服。

无里证,谓不吐利燥烦呕渴也。以无里证,而表又不见,故用附子以佐麻黄。虽曰微发汗,而用甘草以易细辛,盖亦和解之意也。

(二十四)少阴病,得之二三日以上,心中烦,不得卧,黄连阿胶汤^②主之。

黄连_{四两}　黄芩_{一两}　芍药_{二两}　鸡子黄_{二枚}　阿胶_{三两}

上五味,以水五升,先煮三物,取二升,去滓,内胶,烊尽,小冷,内鸡子黄,搅令相得,温服七合,日三服。

少阴本欲寐,反心中烦不得卧者,风邪客于里,热甚而里不和也。黄连、黄芩,清膈,以除风拥之里热;鸡黄、阿胶,和血,以益不足之真阴。然阿胶者,黑驴皮之膏液也,故能逐阴经之邪风;鸡黄者,巽木禽之诞卵也,故能定邪风于少阴。芍药下气以和阴,所以为少阴风热^③之佐

②【案例犀烛】
女,65岁,有多年口腔扁平苔藓病史,伴有口腔溃烂,舌头灼热,口渴,食冷食热加重疼痛,手足不温,倦怠乏力,苔黄腻夹白,脉沉弱。以黄连阿胶汤、麦门冬汤与四逆汤合方,黄连12克,枯芩6克,白芍6克,阿胶珠6克,麦冬170克,生半夏24克,红参10克,粳米10克,附子5克,干姜5克,大枣12枚,炙甘草10克。水煎服,每日1剂,分早中晚三服。之后又以前方据症状变化酌情加减治疗60余剂,口腔溃烂消除,然后继续巩固疗效80余剂。

此为湿热伤阴夹阳虚证。辨口腔溃烂灼热为湿热,倦怠乏力、怕冷为阳虚。以黄连阿胶汤益阴清热燥湿,麦门冬汤补益阴气降逆,四逆汤温化寒湿,以此合方治之而取效。

③【注文浅释】
少阴风热即少阴郁热。

使也。

（二十五）少阴病，身体痛，手足寒，骨节痛，脉沉者，附子汤主之。

少阴，肾也。肾主骨，寒淫则痛，然则身体痛，手足寒，骨节痛者，伤寒也。沉为在里，是故附子汤者，温里以散寒之要药也。

（二十六）少阴病，二三日至四五日，腹痛，小便不利，下利不止，便脓血者，桃花汤主之。

桃花汤方①

赤石脂一斤，一半全用，一半筛末　干姜一两　粳米一升

上三味，以水七升，煮米令熟，去滓，温服七合，内赤石脂末方寸匕，日三服，若一服愈，余勿服。

腹痛，寒伤胃也②。小便不利，下利不止者，胃伤而土不能制水也。便脓血者，下焦滑脱也。石脂之涩，固肠虚之滑脱；干姜之辛，散胃虚之里寒；粳米甘平，和中而益胃。故三物者，所以为少阴下利便脓血之主治也。

（二十七）少阴病，下痢，便脓血者，桃花汤主之。

古利无疒，疒后人所加。

此比上条差轻，以便脓血同，故治亦同。

（二十八）少阴病，下痢，便脓血者，可刺。

此承上二条而申着其辅治之意，刺，所以通其壅瘀也。壅瘀通，便脓血自愈，可者仅可之词。

（二十九）少阴病，吐利，手足厥冷，烦躁欲死者，吴茱萸汤主之。

吐则耗阳，利则损阴③。厥冷者，阴损④而逆也。烦躁，阳耗⑤而乱也。茱萸辛温，散寒暖胃而止呕；人参甘温益阳，固本而补中；大枣助胃益脾；生姜呕家圣药。故四物者，为少阴扶危之所须也。

方见阳明篇。

①【案例犀烛】
女，49岁，有多年慢性溃疡性结肠炎病史，伴有腹痛，受凉加重，时有恶心呕吐，手足不温，倦怠乏力，口苦口腻，舌质淡红，苔腻黄白夹杂，脉沉弱。以桃花汤、乌梅丸与小半夏汤合方，干姜10克，赤石脂50克，乌梅25g，黄连10g，细辛4g，当归3g，黄柏3g，桂枝3g，红参3g，制附子3g，花椒3g，生半夏12克，生姜24克，粳米24克。水煎服，每日1剂，分早中晚三服。之后又以前方据症状变化酌情加减治疗70余剂。

此为阳虚痰逆夹热证。辨苔腻黄白夹杂为湿热夹寒，手足不温、倦怠乏力为阳虚，恶心呕吐、苔腻为痰逆。以桃花汤温阳固脱，乌梅丸补益温通，清热燥湿，小半夏汤降逆醒脾，以此合方治之而取效。

②【注文浅释】
腹痛，寒伤脾肾也。

③【医理探微】
吐则既伤阳又伤阴，利则既伤阳又伤阴，不能将吐利伤阴伤阳截然分开。

④【注文浅释】
阴损：阴寒也。

⑤【注文浅释】
阳耗：阳虚也。

（三十）少阴病,下利咽痛,胸满,心烦者,猪肤汤主之[1]。

猪肤一斤

上一味,以水一斗,煮取五升,去滓,加白蜜一升,白粉五合,熬香,和相得,温,分六服。

下利,寒甚而水无制也[2]。咽痛,胸满,心烦,脏病与经病具见也。猪肤,本草不载,义不可考,说者不一,用者不同。然既曰肤,则当以烊猪时所起,皮外毛根之薄肤为是。但猪属亥,宜入少阴,肤乃外薄,宜能解外,其性则凉,固能退热,邪散而热退,烦满可除也。白蜜润燥以和咽,咽利而不燥,痛可愈也。白粉益土以胜水,土王水制,利可止也。猪肤汤义,意者其在于兹乎。

（三十一）少阴病,二三日,咽痛者,可与甘草汤,不差者,与桔梗汤。

甘草汤方

甘草二两

上一味,以水三升,煮取一升半,去滓,温服七合,日二服。

桔梗汤方

桔梗一两　甘草二两

上二味,以水三升,煮取一升半,去滓,分温,再服。

咽痛,邪热客于少阴之咽喉也。甘草甘平而阴阳,故能主除寒热;桔梗苦甘而任舟楫,故能主治咽伤。所以微则与甘草,甚则加桔梗也。

（三十二）少阴病,咽中痛,半夏散及汤主之。

①【案例犀烛】

女,41岁,有多年慢性咽炎病史,伴有咽干不欲饮水,咽痒,咯痰不利,气结咽中,手足烦热,情绪低落,大便干结,倦怠乏力,舌红少苔,脉沉弱。以猪肤汤、桔梗汤、小柴胡汤与藜芦甘草汤合方,以猪肤(猪皮)50克,蜂蜜24克,粳米12克,桔梗12克,柴胡24克,枯芩10克,生半夏12克,红参10克,藜芦1.5克,生姜10克,大枣12枚,生甘草20克。水煎服,每日1剂,分早中晚三服。之后又以前方据症状变化酌情加减治疗30余剂。

此为阴虚风痰,气郁夹寒证。咽干不欲饮水辨为阴虚夹寒。以咽痒、咯痰不利辨为风痰,情绪低落辨为郁,猪肤汤滋补利咽,桔梗汤宣利咽喉,小柴胡汤益气平调寒热,藜芦甘草汤息风化痰,以此选用合方而取效。

②【医理探微】

辨识下利的病变证机是虚热而非寒甚。

①【案例犀烛】

男,57岁,有多年咽喉白斑症病史,伴有咽干,咽喉不利,时有吞咽不利,因情绪异常加重,手足不温,倦怠乏力,舌质淡红,苔白厚腻夹黄,脉沉弱,可服用中西药未能有效控制症状表现,经病友介绍前来诊治,以半夏散及汤、半夏厚朴汤、桔梗汤、四逆散与赤丸合方,生半夏24克,桂尖12克,厚朴10克,茯苓12克,紫苏叶6克,桔梗12克,柴胡15克,枳实15克,白芍15,制川乌6克,细辛3克,生姜15克,生甘草24克。水煎服,每日1剂,分早中晚三服,治疗120余剂。

此为寒痰气郁夹热证。辨咽喉不利因情绪异常为气郁,手足不温为寒,苔白厚腻夹黄为寒痰夹热。以半夏散及汤益气温通化痰利咽,半夏厚朴汤降逆化痰,行气利咽,四逆散疏利气机,赤丸温化寒痰,以此合方治之而取效。

②【注文浅释】
宋版为"内散两方寸匕"。

③【医理探微】
辨识咽痛的病变证机是寒热夹杂以寒为主,而非风邪热甚。

④【案例犀烛】
女,16岁,有多年声音嘶哑病史,伴有咽干,咽中有痰,咯之不出,情绪低落,盗汗,手足烦热,倦怠乏力,舌质淡红,苔白腻夹黄,脉沉弱。以苦酒汤、麦门冬汤、桔梗汤与赤丸合方,生半夏24克,鸡蛋清1枚(冲服),麦冬170克,红参10克,粳米10克,桔梗12

半夏散及汤方①

半夏洗　桂枝去皮　甘草炙,以上各等分

以上三味,各别捣筛,已,合治之,白饮和,服方寸匕,日三服,若不能散服者,以水一升,煮七沸,内散一两方寸匕②,更煎三沸,下火,令少少冷,少少咽之。

咽痛与上同,而治不同者。此以风邪热甚,痰上壅而痹痛者言也③。是故主之以桂枝,祛风也;佐之以半夏,消痰也;和之以甘草,除热也。三物者,是又为咽痛之一治也。

(三十三)少阴病,咽中伤,生疮,不能语言,声不出者,苦酒汤主之。

苦酒汤方④

半夏洗,破如枣核大,十四枚　鸡子一枚,去黄,内上苦酒着鸡子壳中

上二味,内半夏着苦酒中,以鸡子壳置刀镮中,安火上,令三沸,去滓,少少咽下,不差,更作三剂服之。

咽伤而生疮,则比痛为差重,可知也。不能语言者,少阴之脉,复入肺络心,心通窍于舌,心热则舌不掉也。声不出者,肺主声而属金,金清则鸣,热则昏而塞也。半夏主咽而开痰结;苦酒消肿而敛咽疮,鸡子甘寒而除伏热。以上三条证同而治殊,盖各适其因之宜然尔。

(三十四)少阴病,下利,白通汤主之。

克,制川乌6克,茯苓12克,细辛3克,大枣12枚,生甘草24克。水煎服,每日1剂,分早中晚三服。之后又以前方据症状变化酌情加减治疗120余剂。

此为寒痰阴虚证。辨苔白腻夹黄为寒痰夹热,手足烦热、盗汗为阴虚,倦怠乏力为气虚。以苦酒汤燥湿敛疮,麦门冬汤滋补气阴,利咽降逆,桔梗汤宣利咽喉,赤丸温化寒痰,以此合方治之而取效。

白通汤方①

葱白四茎　干姜一两　附子一枚,生,去皮,破八片

上三味,以水三升,煮取一升,去滓,分,温再服。

少阴病而加下利者,不独在经,而亦在脏,寒甚而阴胜也。治之以干姜附子者,胜其阴则寒自散也;用葱白而曰白通者,通其阳,则阴自消也。

(三十五)少阴病,下利,脉微者,与白通汤,利不止,厥逆无脉,干呕烦者,白通加猪胆汁汤主之②。服汤脉暴出者,死;微续者,生。

葱白四茎　干姜二两　附子一枚,生,去皮,破八片　人尿五合　猪胆汁一合

以上三味,以水三升,煮取一升,去滓,内胆汁人尿,和令相得,分,温再服,若无胆汁亦可用。

尿,与溺同,奴吊切。

此承上条复以其甚者言。脉微,阳虚也。厥逆无脉干呕烦者,热药治寒,寒甚者,格拒而不入,汤不为用,反争而逆乱也。人尿性寒,胆汁微寒,以之为向导者,《经》曰逆者从之,此之谓也。暴出,烛欲烬而焱烈也。微续,真阳回而渐复也。然属加减耳,成方疑后人所增。

(三十六)少阴病,二三日不已,至四五日,腹痛,小便不利,四肢沉重疼痛,自下利者,此为有水气,其人或咳,或小便利,或下利,或呕者,真武汤主之③。

① 【案例犀烛】
　　男,8岁,有5年大便溏泻病史,伴有呕吐,呃逆,手足不温,舌质淡,苔白腻,脉沉弱。以白通汤与小半夏加茯苓汤合方,附子5克,干姜3克,生半夏24克,茯苓12克,生姜24克,葱白4茎。水煎服,每日1剂,分早中晚三服。之后又以前方因症状变化酌情加减治疗120余剂。

　　此为阳虚痰逆证。辨手足不温、脉弱为阳虚,呕吐、苔白腻为寒痰,以白通汤温暖阳气,小半夏加茯苓汤温化寒痰降逆,以此合方治之而取效。

② 【案例犀烛】
　　男,81岁,因结肠癌术后复发,伴有大便溏泻,腹痛,呕吐,呃逆,手足麻木不温,口苦口腻,舌质淡红,苔腻黄白夹杂,脉沉弱。以白通加猪胆汁汤、半夏泻心汤与藜芦甘草汤合方,附子5克,干姜10克,生半夏12克,黄连3克,枯芩10克,红参10克,藜芦1.5克,大枣12枚,葱白4茎,人尿30毫升,猪胆汁6毫升,炙甘草10克。水煎服,每日1剂,分早中晚三服。之后又以前方据症状变化酌情加减治疗40余剂,诸症状基本消除,之后仍以前方继

续巩固疗效。

　　此为阳虚湿热夹风痰证。辨手足不温、脉弱为阳虚,口苦口腻为湿热,手足麻木为风痰。以白通加猪胆汁汤温通益阴清热,半夏泻心汤益气平调寒热,藜芦甘草汤益气息风化痰,以此合方治之而取效。

③ 【案例犀烛】
　　男,49岁,因乳腺癌术后右上肢肿胀似腿状,伴有右上肢肿胀似腿,沉重麻木疼痛,怕冷,倦怠乏力,口渴口腻,苔白厚腻夹黄,脉沉弱。以真武汤、小柴胡汤、赤丸与藜芦甘草汤合方,制附子5克,白芍10克,白术6克,茯苓21克,生半夏12克,枯芩10克,红参10克,柴胡24克,制川乌6克,细辛3克,藜芦1.5克,生姜10克,大枣12枚,炙甘草10克。水煎服,每日1剂,分早中晚三

服。之后又以前方据症状变化酌情加减治疗150余剂,上肢肿胀消退二分之一,继续巩固疗效半年。

　　此为阳虚水气寒痰证。辨肿胀、沉重为寒湿水气,倦怠乏力、怕冷为阳虚,苔白腻为寒痰。以真武汤温阳利水,小柴胡汤益气疏肝,平调寒热,赤丸温化寒痰,藜芦甘草汤息风化痰,以此合方治之而取效。

真武汤方

茯苓三两　芍药三两　生姜三两,切　白术二两　附子一枚,炮,去皮,破八片

上五味,以水八升,煮取三升,去滓,温服七合,日三服。

腹痛,小便不利,阴寒内甚,湿甚而水不行也。四肢沉重疼痛,寒湿内渗,又复外薄也。自下利者,湿既甚而水不行,则与谷不分清,故曰此为有水气也。或为诸证,大约水性泛滥,无所不之之故也。真武者,北方阴精之宿,职专司水之神。以之名汤,义取之水。然阴寒甚而水泛滥,由阳困弱而土不能制伏也。是故术与茯苓燥土胜湿;芍药、附子利气助阳;生姜健脾以燠土,则水有制而阴寒退。药与病宜,理至必愈。

后加减法。或为诸证之治。

若咳者,加五味子半升,细辛干姜各一两。水寒相搏则咳。细辛干姜之辛,散水寒也。既散矣,肺主咳,而欲收,五味子者,酸以收之也。若小便利者,去茯苓。茯苓淡渗而利窍,小便既利,不须渗也。若下利者,去芍药,加干姜二两。芍药收阴而停液,非下利者所宜,故去之。干姜散寒而燠土,土燠则水有制,故加之。若呕者,去附子,加生姜,足成半斤。呕,气逆也。去附子,以其固气也。加生姜以其散气也。

(三十七)少阴病,下利清谷,里寒外热,手足厥逆,脉微欲绝,身反不恶寒,其人面赤色,或腹痛,或干呕,或咽痛,或利止脉不出者,通脉四逆汤主之。

通脉四逆汤方[①]

甘草二两,炙　干姜三两,强人可四两　附子大者一枚,生,去皮,破八片

① 【案例犀烛】

女,57 岁,因贲门癌术后复发,伴有胃冰凉疼痛,胃脘胀满,呕吐,呃逆,手足不温,肌肉抽动,口苦口腻,舌质淡红,苔腻黄白夹杂,脉沉弱。以通脉四逆汤、半夏泻心汤、橘枳姜汤与藜芦甘草汤合方,附子 8 克,干姜 10 克,生半夏 12 克,红参 10 克,黄连 3 克,枯芩 10 克,陈皮 45 克,枳实 10 克,藜芦 1.5 克,生姜 24 克,大枣 12 枚,炙甘草 10 克。水煎服,每日 1 剂,分早中晚三服。之后又以前方据症状变化酌情加减治疗 50 余剂,诸症状基本消除。仍以前方继续巩固疗效。此为阳虚湿热夹风痰证。

辨胃脘冰凉、手足不温、脉弱为阳虚,口苦口腻为湿热,肌肉抽动、苔腻为风痰。以通脉四逆汤温壮阳气,半夏泻心汤益气平调寒热,橘枳姜汤行气降逆,藜芦甘草汤益气息风化痰,以此合方治之而取效。

上三味,以水三升,煮取一升二合,去滓,分温,再服,其脉即出者愈。

下利清谷,手足厥冷,脉微欲绝而里寒者,阴甚于内也。身反不恶寒,面色赤而外热者,格阳于外也。阴阳不相通,所以逆乱而有或为诸多证,利虽止邪欲罢也。脉仍不出,阳气未复也。夫脉者血气之道路。血,阴也,非阳不行。姜、附辛热,助阳也;甘草甘平,益气也。汤本四逆而分两殊,通脉则加姜之谓。

后加减法同前。

面色赤者,加葱九茎。面色赤,阳格甚也。加葱,通阳气也。腹中痛者,去葱,加芍药二两。腹中痛,真阴不足也。去葱,恶其顺阳也。加芍药,收阴也。呕者,加生姜二两。见前。咽痛者,去芍药加桔梗一两。咽痛,气结也。去芍药,聚气也。加桔梗,利咽也。利止,脉不出者,去桔梗,加人参二两。利止脉不出见上。去桔梗者,嫌其载而少畅通也。加人参者,生其阳而和其阴也。

(三十八)少阴负趺阳者为顺也。

此承上文自利而言,以示人通诊吉凶利害之大意。盖谓少阴属水,其自利者以阴寒甚,土弱而水无制。趺阳主胃而属土。负谓趺阳有脉,土尚强,土强则水有制,而少阴反为输负矣。顺言不以受制为拘也。盖水惟其有制,则卒遵道,不得终于泛滥而成大害。且万物资生于土,而百骸藉养于胃,水土平成,物类又安,非天下之至顺乎!古今谓趺阳有脉者不死,有以哉。

(三十九)少阴病,四逆,其人或咳,或悸,或小便不利,或腹中痛,或泄利下重者,四逆散主之。

四逆散方[①]

甘草炙 枳实破,水渍炙干 柴胡 芍药

上四味,各十分,捣筛,白饮和服方寸匕,日三服。

分,去声,上同。

① 【案例犀烛】

男,50岁,有多年肠易激综合征病史。每天大便溏泻夹泡沫5～7次,因情绪或受凉加重,倦怠乏力,苔白厚腻,脉沉弱,以四逆散、赤丸、桂枝人参汤与藜芦甘草汤合方,柴胡15克,枳实15克,白芍15克,制川乌6克,桂尖12克,红参10克,白术10克,干姜10克,炙甘草15克。水煎服,每日1剂,分早中晚三服。之后又以前方据症状变化酌情加减治疗50余剂,诸症状基本消除。

此为气郁阳虚痰湿证。辨因情绪加重为气郁,倦怠乏力、受凉加重为阳虚,苔白厚腻为寒痰。以四逆散疏理气机,赤丸温化寒痰,桂枝人参汤益气温中散寒,藜芦甘草汤益气息风化痰,以此合方治之而取效。

人之四肢,温和为顺,故以不温和为逆。但不温和而未至于厥冷,则热犹为未入深也。故用柴胡解之也;枳实,泄之也。然热邪也,邪欲解本阴也。阴欲收,芍药收之也;甘草和之也。分,今之二钱五分也。

后加减法同前。

咳者加五味子干姜各五分,并主下痢。咳见前。并主下利,亦散水寒收泄气之意。悸者,加桂枝五分。心主悸,桂枝通心气也。小便不利者,加茯苓五分。见前。腹中痛者,加附子一枚,炮令坼。腹中痛,寒甚也。附子,温之也。泄利下重者,先以水五升,煮薤白三升,煮取三升,去滓,以散三方寸匕,内汤中,煮取一升半,分,温,再服。下重,气滞也。薤白,疏泄也。

（四十）少阴病,下利六七日,咳而呕渴心烦,不得眠者,猪苓汤主之。

①【注文浅释】
辨识下利的病变证机是热而非寒。

②【注文浅释】
病变证机是水热相搏而非水寒相搏。

③【注文浅释】
肾之阴精损伤比较明显。

下利,固乃阴寒甚而水无制[①]。六七日咳而呕,渴,心烦,不得眠者,水寒相抟[②],蓄积不行,内闷而不宁也。猪苓汤者,泻利以分清其水谷之二道也。二道清则利无有不止者,利止,则呕渴心烦,不待治而自愈矣。

方见阳明篇。

（四十一）少阴病,得之二三日,口燥咽干者,急下之,宜大承气汤。

口燥咽干者,少阴之脉,循喉咙,挟舌本,邪热客于经,而肾水为之枯竭[③]也。然水干则土燥,土燥则水愈干,所以急于下也。

方见阳明篇,下同。

（四十二）少阴病,自利清水,色纯青,心下必痛,口干燥者,急下之,宜大承气。

水,肾邪。青,肝色。肾邪传肝也。心下必痛者,少阴之脉,其支别者,从肺出络心,注胸中也。口干燥见上,故治同。

（四十三）少阴病,六七日,腹胀,不大便者,急下之,宜大承气汤。

腹胀不大便,胃实可知。急下者,少阴属水,恶土实也。

(四十四)少阴病,脉沉者,急温之,宜四逆汤。

脉沉,寒邪深入于里也,温之不容以不急也。

方见太阳中篇,下同。

(四十五)少阴病,饮食入口则吐,心中温温欲吐,复不能吐,始得之手足寒,脉弦迟者,此胸中实,不可下也,当吐之。若膈上有寒饮,干呕者,不可吐也,急温之,宜四逆汤。

饮食入口则吐,少阴主喉咙而寒邪客之也。少阴之脉,络心,注胸中。实,谓痰壅而上塞也。寒,以虚言。温,有补意。

(四十六)少阴病,下利,脉微涩,呕而汗出,必数更衣反少者,当温其上,灸之。

数,音朔。更,平声。反少之少,上声。微,阳虚也。涩,血少也。汗出,阳虚不能外固,阴弱不能内守也。更衣见阳明篇。反少者,阳虚则气下坠,血少所以勤努责而多空坐也。上,谓顶,百会是也。灸,升举其阳以调养夫阴也。

辨厥阴病脉证并治第八

凡五十四条　方六

(一)厥阴之为病,消渴,气上撞心,心中疼热,饥而不欲食,食则吐蛔,下之,利不止。

撞,陟降切。蛔,音回。厥阴,肝经也。其脉起于大趾丛毛之上,循股入阴中,环阴器,抵小腹。消渴者,饮水多而小便少也。盖厥阴属木,邪由少阴传来[1],少阴属水,木为水之子,子能令母虚,厥阴之邪热甚,则肾水为之消,肾消则引水以自救,故消而且渴,渴不为水止也。气上撞心,心中疼热者,心属火,木火通气,肝气通于心也。饥不能食者,胃司食而属土,木邪甚,土受制也。吐蛔

[1]【医理探微】

厥阴病之发生,除方氏所言从少阴传变而来外,还有邪从厥阴内生的,有太阳直入的,有少阴、太阴、阳明、少阳传来的,不可局限于少阴也;辨识厥阴病变可能会影响到肝胃等。当举一而反三,不可胶柱鼓瑟。

者,蚘在胃中,无食则静,闻食臭则出也。下之,利不止者,邪属厥阴,下则反虚阳明,阳明属土,土虚则木益贼其所胜也。

（二）厥阴中风,脉浮,为欲愈,不浮,为未愈。

风脉当浮,以厥阴本微缓不浮。故微浮,则邪见还表,而为欲愈可诊。不浮,反不然。

（三）厥阴病,欲解时,从丑至卯上。

厥阴属木,王于丑寅卯之三时,正气得其王时,邪退而病解,在六经皆然。夫以六经各解于三时,而三阳解自寅至亥,三阴解自亥至卯,厥阴之解,至寅卯而终,少阳之解,自寅卯而始,何也？曰：寅为阳初动,阴尚强,卯为天地辟,阴阳分,所以二经同王,其病之解,由此而终始也。然则三阳之王时九,各不相袭；三阴之王时五,太阴与少阴同子丑,少阴与厥阴同丑寅,何也？曰：阳行健,其道长,故不相及；阴行纯,其道促,故皆相蹑也。

（四）厥阴病,渴欲饮水者,少少与之,愈。

厥阴属木,木生于水。欲饮水,求生也[1]。少少与,润之也。愈,木得润则生也。

（五）诸四逆厥者,不可下之,虚家亦然。

四逆见少阴篇。厥见下。盖厥为四逆之极,阴阳既不相顺接,下则必至于脱绝,故禁勿用也。

（六）伤寒脉迟,六七日,而反与黄芩汤彻其热。脉迟为寒,今与黄芩汤,复除其热,腹中应冷,当不能食。今反能食,此名除中,必死。

反,音板。应,平声。

反,犹左也。言不顺于道也。黄芩汤,寒药也。彻,亦除也。应,亦当也。反能食者,胃欲绝,引食以自救也。中,以胃言。死,谓万物无土不生也。

（七）伤寒始发热六日,厥反九日而利。凡厥利者,当不能食,今反能食者,恐为除中。食以索饼,不发热者,知胃气尚在,必愈。恐暴热来,出而复去也。后三日,脉之,其热续在者,期之旦日夜半愈。所以然者,本发热六日,厥反九日。复发热三日，并前六日，亦为九日，与厥相应，故期之旦日夜半愈。后三日，脉之而脉数，其热不罢者，此为热气有余，必发痈脓也。

食以之食，与饲同。索，当作素。数，音朔。

食，以饲之也。素，常也。谓以素常所食之饼饵饲之，以颐其情也。一说无肉曰素，谓不令犯食禁也。不发热，言所食之饼化消而无患，故曰知胃气尚在也。暴热，谓厥而猛然得热，见阳回之意也。故曰其热续在，期之旦日夜半愈也。旦日，明日平旦，朝而阳长之时也。夜半，阴尽阳生之时也。所以然者，以下至夜半愈，乃反复申明上文之意。数以候热。痈脓者，厥阴主血，血热持久，则壅瘀，壅瘀则腐化，故可必也。

（八）伤寒先厥，后发热，而利者必自止，见厥，复利。

先厥，起于阴也。后发热，阳胜也。见厥，谓复厥也。

（九）伤寒先厥，后发热，下利，必自止，而反汗出，咽中痛者，其喉为痹，发热，无汗，而利必自止。若不止，必便脓血，便脓血者，其喉不痹。

此承上条而言。汗出，咽中痛，阳胜而热上行也。湿则痹①，咽中痛而曰痹者，痰亦湿也。厥以得湿为阳回，故发热虽无汗，而利亦必自止。便脓血，亦协热也。

（十）伤寒一二日至四五日，而厥者，必发热，前热者，后必厥，厥深者，热亦深，厥微者，热亦微，厥应下之，而反发汗者，必口伤烂赤。

应，平声。

厥者必发热，寒极而热复也。前热者，后必厥，阳极而内陷也。厥深热亦深，厥微热亦微，以大概言也。厥应下之，谓邪在里也。口伤烂赤，厥阴之脉，上与督脉会于巅，其支者，从目系下颊里，环唇内，所以误汗则热散乱，而唇口伤也。

（十一）伤寒病，厥五日，热亦五日，设六日当复厥，不厥者自愈。厥终不过五日，以热五日，故知自愈。

厥五日，热亦五日，阴阳胜复无偏也。当复厥不厥，

①【注文浅释】
辨识痹，湿则痹，寒则痹，热则痹，不可仅仅拘于湿。

阳气胜也,阳主生,故自愈可知也。

(十二)凡厥者,阴阳气不相顺接,便为厥,厥者 手足逆冷是也。

此揭厥而明其义,以申其状。按《脉经》流注,手之三阴,从腹走至手;手之三阳,从手走至头;足之三阳,从头下走至足;足之三阴,从足上走入腹。然则手之三阴,与手之三阳,相接于手;足之三阴,与足之三阳,相接于足。阴主寒,阳主热,故阳气内陷,不与阴气相顺接,则手足厥冷也。然手足为四肢,王之者脾也,脾为阴,阳不与阴相顺接,而手足逆冷,又可知也[①]。

(十三)伤寒脉微而厥,至七八日肤冷,其人躁无暂安时者,此为脏厥,非为蛔厥也。蛔厥者,其人当吐蛔。今病者静,而复时烦,此为脏寒。蛔上入膈,故烦。须臾复止。得食而呕,又烦者,蛔闻食臭出,其人当自吐蛔。蛔厥者,乌梅圆,主之,又主久痢方。

乌梅圆方[②]

乌梅三百个 细辛六两 干姜十两 黄连一斤 当归四两
附子六枚 蜀椒四两,去汗 桂枝六两 黄柏六两 人参六两

上十味,异捣筛,合治之,以苦酒渍乌梅一宿去核,蒸之五升米下,饭熟,捣成泥,和药令相得,纳臼中,与蜜杵二千下,丸如梧桐子大,先食,饮服十丸,日三,稍加至二十丸,禁生冷,滑物,臭食等。

脉微而厥,统言之也。肤冷,言不独手足,以见阳气内陷,与上文互意也。躁无暂安时,言热深且极也[③]。脏厥,言非在经,皆互词也。寒,言尚未变热也。桂枝、姜、附、细辛、蜀椒,胜寒而退阴也;人参固气,当归和血,除烦而止呕也;乌梅之酸,连、柏之苦,安蛔使之静也。盖蛔之为物,类有情识,闻酸则伏,得苦则安,利本湿热,所以滞下,得苦则泄,惟酸能收。故虽曰治蛔,而下利脓血,可通主也。

---

① 【注文浅释】

辨识手足逆冷的病变部位并不局限于脾,在心在肝在肾在肺均可引起手足逆冷。

---

② 【案例犀烛】

男,62 岁,有多年溃疡性结肠炎病史,近 2 年来每天大便 10 余次,伴有口腔经常溃烂,大便溏泻,腹部怕冷,倦怠乏力,苔腻黄白夹杂,脉沉弱。辨为寒热夹虚夹痰证,以乌梅丸、藜芦甘草汤与小半夏加茯苓汤合方,乌梅 25 g,黄连 10 g,细辛 4 g,干姜 6 g,当归 3 g,黄柏 4 g,桂尖 4 g,红参 4 g,制附子 4 g,花椒 3 g,藜芦 1.5,生半夏 12 克,生姜 24 克,茯苓 12 克,炙甘草 10 克。水煎服,每日 1 剂,分早中晚三服。之后又以前方据症状变化酌情加减治疗 50 余剂,取得预期治疗效果。

辨口腔溃烂为郁热,怕冷为阳虚,苔腻黄白夹杂为风痰。以乌梅丸补益气血,平调寒热,藜芦甘草汤益气化痰,小半夏加茯苓汤益气利湿化痰,以此合方治之而取效。

---

③ 【注文浅释】

根据张仲景辨证,病变证机是阳虚而非热深且极。

（十四）伤寒，热少厥微，指头寒，默默不欲食，烦躁数日，小便利，色白者，此热除也。欲得食，其病为愈。若厥而呕，胸胁烦满者，其后必便血。

热少厥微，邪浅也，所以手足不冷，而但指头寒，默默，谓无言也。不欲食，厥阴之脉挟胃也。烦躁则内热，故以小便利，色白，为热除也。欲食，邪退而胃回也。厥而呕，胸胁烦满者，厥阴脉，挟胃，贯膈，布胁肋也。便血，肝不纳也。

（十五）伤寒发热四日，厥反三日，复热四日，厥少热多，其病当愈，四日至七日，热不除者，其后必便脓血。

邪在表则热，入里则厥，厥少则邪散，热多则正复，故病为当愈也。热不除至末，与上条末三句互相发明。

（十六）伤寒厥四日，热反三日，复厥五日，其病为进，寒多热少，阳气退，故为进也。

此反上条而言，进，谓加重也。

（十七）伤寒六七日，脉微，手足厥冷，烦躁，灸厥阴，厥不还者，死。

灸，所以通阳也。阳不回，故于法主死也。

（十八）伤寒发热，下利，厥逆，躁不得卧者，死。

肾主躁，不得卧，脏气绝也。

（十九）伤寒发热，下利至甚，厥不止者，死。

此与上条大意同。

（二十）发热而厥七日，下利者，为难治。

厥七日而下利，阳不复而里虚也。

（二十一）伤寒六七日，不利，便发热而利，其人汗出不止者，死，有阴无阳故也。

发热而利，里虚邪入也，故曰有阴，汗出不止，表阳外绝也，故曰无阳。

（二十二）病者手足厥冷，言我不结胸，小腹满，按之痛者，此冷结在膀胱关元也。

关元在脐下三寸，为小肠募，故小腹满，按之痛。不上结于胸,阳虚也。下结于膀胱关元者,阴寒胜,故曰冷结也。

（二十三）伤寒五六日,不结胸,腹濡,脉虚,复厥者,不可下,此为亡血,下之,死。

濡,音软。亡,与无通。腹濡,邪在经而里阴虚也。脉者血之府,脉虚,故知无血也。血亦阴,下之死者,重亡其阴也。

（二十四）伤寒,脉促,手足厥逆者,可灸之。

促,谓短促,阳气内陷而脉不至,故厥逆也。灸,通阳也。

（二十五）伤寒,脉滑而厥者,里有热也,白虎汤主之。

滑以候热,然而厥者,热本寒因,故曰里有热也,与太阳下篇第十三条,文相反而意则同,互相发明者也,故治同而方见彼。

（二十六）手足厥寒,脉细欲绝者,当归四逆汤主之。

当归四逆汤方①

当归三两　桂枝三两,去皮　芍药三两　细辛二两　通草二两　甘草二两　炙大枣二十五枚,擘

上七味,以水八升,煮取三升,去滓,温服一升,日三服。

寒,与逆同,本阳气内陷也。细则为虚,阴血不足也。当归、芍药,养血而收阴;通草、细辛,行脉而通闭;桂枝辛甘,助阳而固表;甘草、大枣,健脾以补胃。夫心主血,当归补其心,而芍药以收之;肝纳血,甘草缓其肝,而细辛以润之;脾统血,大枣益其脾,而甘草以和之;然血随气行,桂枝卫阳,气固则血和也。

若其人内有久寒者,宜当归四逆加吴茱萸生姜汤主之。

当归四逆加吴茱萸生姜汤方①

于前汤方内,加吴茱萸半升,生姜三两。

上九味,以水六升,清酒六升,和煮取五升,去滓,分,温五服,一本,水酒各四升。

久寒,谓宿昔素常脏腑有沉寒也。吴茱萸温脏以散寒也。生姜者,佐枣以和阴阳也。

(二十七)大汗出,热不去,内拘急,四肢疼,又下利,厥逆而恶寒者,四逆汤主之。

大汗出,阳虚而表不固也。热不去,言邪不除也。内拘急四肢疼者,亡津液,而骨属不利也。下利,厥逆,而恶寒者,亡阳,而阴寒内甚也。四逆汤,温以散寒,回阳而敛液者也。方见太阳下篇。

(二十八)大汗,若大下利,而厥冷者,四逆汤主之。

此与上同而较轻,故治同。

(二十九)伤寒厥而心下悸者,宜先治水,当服茯苓甘草汤,却治其厥,不尔,水渍入胃,必作利也。

渍,资四切。

《金匮》曰:水停心下,甚者则悸。然则悸为水甚,而厥则寒甚也。寒无象而水有质,水去则寒消。入胃者,水能渗土也。

方见太阳下篇。

(三十)伤寒六七日,大下后,寸脉沉而迟,手足厥逆,下部脉不至,咽喉不利,唾脓血,泄利不止者,为难治,麻黄升麻汤主之。

麻黄升麻汤方②

麻黄二两半,去节　升麻一两一分　当归一两一分　知母十

克,天冬 2 克,桂尖 2 克,茯苓 2 克,附子 5 克,生半夏 24 克,生姜 24 克,生甘草 10 克。水煎服,每日 1 剂,分早中晚三服。之后又以前方据症状变化酌情加减治疗 60 余剂,扁桃体肿大及扁桃体化脓痊愈,随访 1 年,一切尚好。

此为寒热夹虚证。辨咽干咽燥、盗汗为阴虚生热,手足不温、自汗为阳虚,苔腻黄白夹杂为寒

① 【案例犀烛】

女,45 岁,有多年子宫腺肌症、子宫肌瘤病史,伴有经期夹血块色暗,四肢冰凉麻木,呕吐痰涎,舌质淡红夹瘀紫,苔白腻夹黄,脉沉弱。以当归四逆加吴茱萸生姜汤、白通加猪胆汁汤、小半夏汤与藜芦甘草汤合方,当归 10 克,白芍 10 克,桂尖 10 克,细辛 10 克,通草 6 克,附子 5 克,干姜 5 克,葱白 4 茎,生半夏 24 克,藜芦 1.5 克,人尿 30 毫升,猪胆汁 6 毫升,吴茱萸 148 克,生姜 24 克,大枣 25 枚,炙甘草 10 克。水煎服,每日 1 剂,分早中晚三服。之后又以前方据症状变化酌情加减治疗 50 余剂,痛经痊愈。又以前方治疗 150 余剂,经复查子宫腺肌症、子宫肌瘤基本消除。

此为阳虚血瘀夹风痰证。辨四肢冰凉、脉弱为阳虚,经期夹血块为瘀,小腿抽筋、苔腻为风痰,以当归四逆加吴茱萸生姜汤益气补血、温通逐寒,白通加猪胆汁汤宣通阳气,小半夏汤温降浊气,藜芦甘草汤益气息风化痰,以此合方治之而取效。

② 【案例犀烛】

男,10 岁,有多年扁桃体肿大病史,近半年来扁桃体化脓反复发作,伴有咽痛,咽干咽燥,时有唾液夹脓血,手足不温,盗汗,自汗,舌质淡红,苔腻黄白夹杂,脉沉弱。以麻黄升麻汤、四逆汤、小半夏汤与甘草汤合方,麻黄 15 克,升麻 7 克,当归 7 克,知母 4 克,枯苓 4 克,玉竹 4 克,石膏 2 克,白术 2 克,干姜 5 克,白芍 2

热夹痰。以麻黄升麻汤宣散郁热,补益温滋,四逆汤温壮阳气,小半夏汤温降浊逆,甘草汤益气和中,以此合方治之而取效。

八铢　黄芩十八铢　葳蕤十八铢　石膏六铢,碎,绵裹　白术六铢

干姜六铢　芍药六铢　天门冬六铢,去心　桂枝六铢　茯苓六

铢　甘草六铢

上十四味,以水一斗,先煮麻黄一两沸,去上沫,内诸药,煮取三升,去滓,分温三服,相去如炊三斗米顷,令尽,汗出,愈。

唾,吐卧切。

下部脉不至者,邪乘下后,里虚深入,而阳内陷也。咽喉不利者,厥阴之脉,贯膈,上注肺,循喉咙之后也。唾脓血者,肺金燥而痿也。难治者,表里杂乱①而不清,阴阳暌②而不相顺接也。夫邪深入而阳内陷,寸脉沉而迟也。故用麻黄升麻升举以发之。手足厥逆,而下部脉不至也,故用当归、姜、桂温润以达之。然芍药敛津液,而甘草以和之,咽喉可利也;葳蕤、门冬以润肺,而黄芩、知母以除热,脓血可止也;术能燥土,茯苓渗湿,泄利可愈也;石膏有彻热之功,所以为斡旋诸佐使而妙其用焉。

（三十一）伤寒四五日,腹中痛,若转气下趣少腹者,此欲自利也。

腹中痛,厥阴之脉,抵小腹挟胃也。转气下趣者,里虚不能守,而寒邪下迫也。

（三十二）下利清谷,不可攻表,汗出,必胀满。

此申上条而致戒。此条汗出,与条汗出不同,上条以自出言;此以攻之则出言,上言已然者。此言未然者,胀满可必者,汗法,则亡阳而阴独③治也。

（三十三）下利清谷,里寒外热,汗出而厥者,通脉四逆汤主之。

下利,故曰里寒,阴不守也。外热,故汗出,阳不固也。通脉四逆,救表里,通血气,而复阴阳也。

（三十四）下利,腹胀满,身体疼痛者,先温其里,乃攻其表,温里四逆汤,攻表桂枝汤。

此承上而申致用治之次序。腹胀满,里虚也,故温之。身体疼痛,表实也,故攻之。惟虚也,故必先之;惟其

①【注文浅释】
辨识表里病变相互夹杂。

②【注文浅释】
暌者:不协调。

③【注文浅释】
阴独:阴寒也。

实,故可后焉。

四逆汤方,见太阳下篇,上皆同。桂枝汤方,见太阳上篇。

（三十五）下利,谵语者,有燥屎也,宜小承气汤。

既下利而曰有燥屎,何也？胃热①则屎燥,若服汤不能和胃,则徒利津液,其燥屎固自若,所以谵语也。宜小承气者,厥阴易于下也。方见阳明篇。

（三十六）下利后,更烦,按之心下濡者,为虚烦也,宜栀子豉汤。

更烦,言本有烦,不为利除而转甚也。虚烦并方,见太阳中篇。

（三十七）伤寒下利,日十余行,脉反实者,死。

实,言邪胜也。

（三十八）下利,有微热而渴,脉弱者,令自愈。

微热,阳渐回也。渴,内燥未复也。弱,邪退也。令自愈,言不须治也。

（三十九）下利,脉数而渴者,令自愈,设不差,必清脓血,以有热故也。

清,与圊通。

脉数,与上文微热互相发明。清,犹言便脓血也。

（四十）下利,脉数有微热,汗出,令自愈,设复紧,为未解。

此与上二条互相发明。汗出,亦阳回气彻也。紧,寒未除也。

（四十一）下利,脉沉而迟,其人面少赤,身有微热,下利清谷者,必郁冒汗出而解,病人必微厥,所以然者,其面戴阳,下虚故也。

诸阳聚于面,少赤,亦阳回也,故曰戴阳。郁冒,作汗也。微厥,邪正争也。下虚指利而言也。

（四十二）下利,手足厥冷,无脉者,灸之不温,若脉不还,反微喘者,死。

喘,言息短而声不续,阳气衰绝也。

（四十三）下利后，脉绝，手足厥冷，晬时脉还，手足温者，生，脉不还者，死。

晬，音碎。

晬时，周时也。此与上条互相发明。

（四十四）下利，寸脉反浮数，尺中自涩者，必清脓血。

清，与圊同。

寸反浮数者，热转上逆也。尺中自涩者，热壅而血瘀也。

（四十五）下利，脉沉弦者，下重也。脉大者，为未止。脉微弱数者，为欲自止，虽发热，不死。

下重，谓滞下也。大则病进，微弱者邪气衰也。

（四十六）热利下重者，白头翁汤主之。

白头翁汤方①

白头翁三两　黄连三两，去须　黄柏三两，去皮　秦皮三两

上四味，以水七升，煮取二升，去滓，温服一升，不愈，更服一升。

此申上条而出其治。白头翁，逐血以疗癖；秦皮，洗肝②而散热；黄连，调胃而厚肠③；黄柏者，除热而止泄也。

（四十七）下利，欲饮水者，以有热故也，白头翁汤主之。

有热，谓亡津液而内燥，所以欲饮水也。

方同上。

（四十八）干呕，吐涎沫，头痛者，吴茱萸汤主之。

厥阴之脉，挟胃，属肝，上贯膈，布胁肋，循喉咙之后，上入颃颡，连目系，上出额，与督脉会于巅，其支者，复从肝，别贯膈，上注肺。故《灵枢》曰：是肝所生病者，腹满呕逆。然则厥阴之邪，循经而上逆，故其证见如此。

方见阳明篇。

（四十九）呕而发热者，小柴胡汤主之。

小柴胡或为有呕，故通其治。

① 【案例犀烛】

女，33岁，有多年子宫内膜炎病史，伴有带下色黄量多，少腹拘急不适，大便溏泻，苔白厚腻，脉沉。以白头翁汤、薏苡附子败酱散、赤丸与甘草汤合方，白头翁30克，黄连10克，黄柏10克，秦皮10克，薏苡仁30克，制附子6克，败酱草20克，制川乌6克，生半夏12克，生甘草10克。水煎服，每日1剂，分早中晚三服。之后又以前方据症状变化酌情加减治疗60余剂，诸证消除。

辨为湿热夹寒痰。带下色黄量多为湿热，苔白厚腻为寒痰。以白头翁汤清热燥湿固涩，薏苡附子败酱散清热温化，赤丸温化寒痰，甘草汤益气清热，以此合方治之而取效。

② 【注文浅释】
洗肝：即清肝。

③ 【注文浅释】
厚肠：即止泄利。

（五十）呕而脉弱，小便复利，身有微热，见厥者难治，四逆汤主之。

脉弱，虽似邪衰，而小便复利，则是里属虚寒也。故曰见厥者难治，以身有微热也。故虽厥，可以四逆汤得救其阳之复。

（五十一）呕家有痈脓者，不可治呕，脓尽自愈。

肝脉，其支者上注肺，肝主血，善呕，血热瘀，与肺痿者，皆为痈而呕脓。不可治者，谓脓当呕，与邪逆而呕者不同也。

（五十二）伤寒，本自寒下，医复吐下之，寒格，更逆吐下，若食入口即吐，干姜黄连黄芩人参汤主之。

干姜黄连黄芩人参汤方①

干姜三两，去皮　黄连三两，去须　黄芩三两　人参三两

上四味，以水六升，煮取二升，去滓，分温再服。

寒格，谓药寒致成格拒也②。干姜、人参，正治以遏其吐；黄连、黄芩，反佐以通其格。

（五十三）伤寒，大吐大下之，极虚，复极汗出者，以其人外气怫郁，复与之水，以发其汗，因得哕，所以然者，胃中寒冷故也。

上条以药吐下言，此以水发汗言，亦互明之意。

（五十四）伤寒哕而腹满，视其前后，知何部不利，利之则愈。

哕，承上条而言。腹满，即寒生膜胀也。前后，谓二便也。三条疑太阳中篇错简。

---

① 【案例犀烛】

男，73岁，有多年胃反流性食管炎病史，伴有胸中灼热，食凉加重胃痛，手足不温，大便干结，自汗，舌质淡红，苔腻黄白夹杂，脉沉弱。以干姜黄连黄芩人参汤、黄连汤、附子泻心汤与藜芦甘草汤合方，干姜10克，黄连10克，枯芩10克，红参10克，桂尖10克，生半夏12克，制附子5克，大黄6克，藜芦1.5克，大枣12枚，炙甘草10克。水煎服，每日1剂，分早中晚三服。之后又以前方据症状变化酌情加减治疗60余剂，诸证基本消除，随访1年，一切尚好。

此为寒热气虚夹痰证。辨胸中灼热为热，食凉加重胃痛为寒，自汗、脉弱为气虚。以干姜黄连黄芩人参汤益气平调寒热，黄连汤益气温阳兼以清热，附子泻心汤温通泻热燥湿，藜芦甘草汤益气息风化痰，以此合方治之而取效。

---

② 【注文浅释】

寒格：指上热与下寒相格拒。

伤寒论条辨

辨温病风温杂病脉证并治第九

凡二十条　方三

此皆旧本错杂乱出，今分类为篇。

（一）太阳病，发热而渴，不恶寒者，为温病。

发热，温亦阳，故热亦即发也。渴，热伤血也。不恶寒，无阴寒之雠也。温，春令之气也。气之于时，或则未应至而至，或则应至未至而不齐，故冬夏虽有温，要必以春为正。是故必也证候显见有如此者，始可以言是触犯于温而病也。此揭温病之名实，而不出其治者，论温以辨明伤寒，故不之及也。说者以为有论无治而不自满。吁，乌足与论经之大旨哉。

若发汗已，身灼热者，名曰风温。风温为病，脉阴阳俱浮，自汗出，身重，多眠睡，鼻息必鼾，语言难出。若被下者，小便不利，直视失溲；若被火者，微，发黄色，剧，则如惊痫，时瘛疭①；若火熏之，一逆尚引日，再逆促命期。

鼾，音旱。溲，音小。痫，音闲。瘛，音炽。疭，音踪。

灼热谓热转加甚也。风温，谓触犯于温而有风也。阴阳俱浮，太阳本浮而风温皆阳，故上下皆见浮也。自汗出，亦卫受伤也。身重多眠睡，鼻息必鼾。语言难出者，风拥则气昏，热甚则气郁也。小便不利者，太阳主膀胱而风温皆阳。下则反攻阴，徒亡其津液，而膀胱之气伤也。直视者，太阳之筋，支者为目上纲，故不转睛而上窜也。失溲，言小便甚失其常度也。火，灸熨之类也。微，言攻之微,则变亦微。发黄者,火热则土燥,故其色外夺也。剧,言攻之剧,则变亦剧。如惊痫时瘛疭者,火甚热极而生风也。熏,亦火劫也。一逆,言乍误也。尚引日,言犹可以俄延。再逆,言复误也。促命期,言夭枉人之天年,其致警之意深矣。

(二)形作伤寒,其脉不弦紧而弱,弱者,必渴,被火者,必谵语。弱者发热,脉浮,解之,当汗出,愈。

形作伤寒,犹曰似伤寒,指上条而申言之也。不弦紧,谓非伤寒也。弱即风性柔缓之谓。谵语者,火甚则土燥也。弱者发热,盖引《素问》诸弱发热,以明上文之必渴也。解之,言脉既属浮则当以法解之,诀人用治之大意也。

(三)脉浮热甚,反灸之,此为实。实以虚治,因火而动,必咽燥,唾血。

此又承上条而申致戒警之意。实,谓脉浮热甚,为邪气胜则实。咽燥者,肾为膀胱之合,其脉之直者,入肺中,循喉咙舌本也。唾血者,火性炎上,血因之而妄逆也。以上皆言温。

(四)病如桂枝证,头不痛,项不强,寸脉微浮,胸中痞硬,气上冲咽喉,不得息者,此为胸有寒也,当吐之,宜瓜蒂散。

瓜蒂散方[①]

瓜蒂一分,熬黄　赤小豆一分

上二味,各别捣筛为散,已,合治之,取一钱匕,以香豉一合,热汤七合,煮作稀糜,去滓,取汁,和散,温,顿服之,不吐者,少少加,得快吐,乃止,诸亡血虚家,不可与瓜蒂散。

如桂枝证,言大约似中风也。头不痛,项不强,言太阳经中无外入之风邪,以明非中风也。寸候身半以上,微浮,邪自内出也,胸中痞硬痰涎塞膈也。气上冲咽喉者,

①【案例犀烛】

女,60岁,有多年胸腔静脉回流受阻病史,伴有胸中沉闷,气逆咽喉不得出,手足不温,大便干结,舌质淡红,苔腻黄白夹杂,脉沉弱。以瓜蒂散、四逆汤与枳实薤白桂枝汤合方,瓜蒂3克,赤小豆3克,淡豆豉3克,附子5克,干姜5克,枳实5克,薤白24克,全瓜蒌30克,厚朴10克,桂尖3克,炙甘草6克。水煎服,每日1剂,分早中晚三服。之后又以前方据症状变化酌情加减治疗50余剂,诸证基本消除,随访1年,一切尚好。

此为痰阻夹寒热证。辨胸中沉闷为痰,气逆咽喉不得出为痰气上逆,苔腻黄白夹杂为痰夹寒热。以瓜蒂散涌嚼痰浊,四逆汤益气温阳,枳实薤白桂枝汤宽胸行气化痰降逆,以此合方治之而取效。

痰涌上逆，或谓喉中声如曳锯是也。寒以痰言，痰，内证也。内者为虚，故曰寒也。是病也，想当先仲景命名时。命名者，盖不过按《素问》阳之气以天地之疾风名之，而亦呼为中风。岂意后世足以夺本经之中风相乱而相误哉？经革其名，而以病如桂枝证揭之，诚万世辨明中风似是而非之至教也。易吐实风寒之栀子豉而以瓜蒂散者，瓜蒂苦寒，能吐顽痰而快膈；小豆酸平，善涌风涎而逐水；香豉能起信而潮汐，故佐二物而主治；稀糜，则又承载三物者之舟航。此所以为吐虚风虚寒之对药也。然而又曰虚家不可与，何也？是又一说也。此风此寒，虽人身之虚象，而痰涎顾非胸中之实物邪。然则虚家者不痰可言乎？噫，本气自病之，东垣不作，难乎可与同论此也，休哉。

（五）病人有寒，复发汗，胃中冷，必吐蚘。

有寒，承上文而言。复，反也，言误也。误汗则徒亡津液，胃中空虚，故曰冷也。胃虚则蚘失其所养而悖乱，故吐出可必。此乃申致上文不可发汗，以严戒慎之意，当作一条，旧本出在两篇，数拘有定，今一之则目不合旧数，故但移就相次，存二以仍旧计。凡如此者，读者自会可也。

（六）病人手足厥冷，脉乍紧者，邪结在胸中，心中满而烦，饥不能食者，病在胸中，当须吐之，宜瓜蒂散。

手足厥冷，似涉于厥阴伤寒也。乍，忽也，言非厥阴伤寒，乃虚寒之邪自内而作。故曰：邪结在胸中。邪亦以痰言，所以胸中满而烦也。饥不能食者，痰涎涌上，逆而塞膈，气窒而食不通也。病在胸中，乃承上起下之句，吐宜瓜蒂散，而与前条同者，虚风虚寒虽殊，而痰之所以为邪则一也。然前条虚风生痰，即俚俗所谓中风，而此条虚寒痰症，即诸家方书，所谓四证类伤寒，而痰居其一者是也。《经》皆揭之而不明者，想当时皆不过以中风伤寒为通称，经以虚风之风，非风寒之风也。故不曰风痰，而曰胸寒。寒，以虚寒之寒，与风寒之寒不同也。故不曰寒痰，而曰邪在胸中。但详其痰之状而革其名，正其义，以出其治,其所以为晓寤天下后世也,亦已至矣。何天下后世卒深沉昏惑,而反多口于《经》? 甚者则直诋桂枝汤为偶中,于今之末世,诬之为不可用。群然没其所谓中风之病名,而懵其病于不知,颠倒其伤寒之经旨于分崩离析,使故习之弊今尚然! 噫,陋俗之难化,愚夫之难晓,一至是邪。宜乎后之人,年不古若,而日陷于促也。冤哉!

(七)病人身大热,反欲得近衣者,热在皮肤,寒在骨髓也。身大寒反不欲衣者,寒在皮肤,热在骨髓也。

此揭五合表里之为病而分晓之,所以勉人当求病于的之意。皮肤,五合①之表也。骨髓,五合之里也。热在皮肤,寒在骨髓者,表实里虚也。寒在皮肤,热在骨髓者,表虚里实也。然此以脏腑不预而言耳,合脏腑而统言之,则皆表而无里之可称也。学者不可不究。

①【注文浅释】
五合:即五脏,五脏包括六腑。

表热里寒者,脉虽沉而迟,手足微厥,下利清谷,此里寒也。所以阴证亦有发热者,此表热也。表寒里热者,脉必滑,身厥,舌干也。所以少阴恶寒而蜷,此表寒也。时时自烦,不欲厚衣,此里热也。

此承上文而详释之之意,所以阴证亦有发热者之上,疑有脱落。

(八)病,发热头痛,脉反沉,若不瘥,身体疼痛,当救其里,宜四逆汤。

此凭脉不凭证之大旨。

方见太阳下。

(九)病在阳,应以汗解之,反以冷水潠之,若灌之,其热被却不得去,弥更益烦,肉上粟起,意欲饮水反不渴者,服文蛤散。若不瘥者,与五苓散。寒实结胸,无热证者,与三物小陷胸汤,白散亦可服。

文蛤散方②

文蛤 五两

上一味为散,以沸汤和一钱匕服,汤用五合。

②【案例犀烛】
女,5岁,有4年半湿疹病史,湿疹成红片状,疹处流黄水,瘙痒,全身怕冷,手足不温,舌质淡红,苔腻黄白夹杂,脉沉弱。处方一:以文蛤散、四逆汤与半夏泻心汤合方,文蛤15克,附子5克,干姜10克,生半夏12克,黄连3克,枯芩10克,红参10克,大枣12枚,炙甘草10克,水煎服,每日1剂,分早中晚三服。处方二:以文蛤散、黄连粉方、苦参汤、猪牙汤、蛇床子散合方,文蛤15克,黄连24克,苦参12克,狼牙24克,蛇床子30克,水煎外洗,每日1次。之后又以前方据症状变化酌情加减内外结合治疗60余剂,湿疹完全消除,随访1年,一切尚好。

此为湿热阳虚证。辨湿疹成红片状流黄水为湿热,全身怕冷为阳虚,苔腻黄白夹杂为痰夹寒热,以文蛤散清热燥湿,四逆汤温壮阳气,半夏泻心汤新华路气平调寒热,黄连粉方、苦参汤、狼牙汤清热燥湿解毒,蛇床子散温化寒湿,以此合方治之而取效。

白散方①

桔梗三分　贝母三分　巴豆一分,去皮,熬,黑研如泥

上件二味为末,纳巴豆,更于白中杵之,以白饮和服,强人一钱,羸者减之,病在膈上必吐,在膈下必利。不利,进热粥一杯,利过不止,进冷粥一杯,身热皮粟不解,欲引衣自覆者,若水以潠之,洗之,益令热被不得出,当汗而不汗,则烦,假令汗出已,腹中痛,与芍药三两如上法。

潠,心艮切。

在阳,谓表未罢热未除也。潠,喷之也。灌,溉之也。被,蒙也,言邪蒙冒于潠灌之水,郁闭而不散,热愦烦恼益甚也。粟起,言肤上粒起如粟,水寒郁留于表而然也。意欲得水而不渴者,邪热虽甚,反为水寒所制也。文蛤,即海蛤之有文理者,咸寒走肾而利水②,以之独专任者,盖取督肾而行水也。不瘥者,水虽内渍,犹有外被者,故用五苓散,内以消之,外以散之,而两解也。寒以饮言,饮本塞也,又得水寒,两寒抟结而实于胸中,故谓无热证也。小陷胸汤,固小结胸之主治。然白散者,桔梗贝母,能消饮而开膈;巴豆辛温,能散寒而逐水。所以寒结或重,而小陷胸不能解者,则此又可服也。

小陷胸汤方,见太阳中。

(十)病人,脏无他病,时发热,自汗出而不愈者,此卫气不和也,先其时发汗,则愈,宜桂枝汤主之。

脏无他病,里气和也。时以暂言,谓或时则然,或时不然也。卫气不和,表不固也。先其时,言于未发热之先也。

方见太阳上。

(十一)病常自汗出者,此为荣气和,荣气和者,外不谐,以卫气不共荣气谐和故尔,以荣行脉中,卫行脉外,复发其汗,荣卫和则愈,宜桂枝汤。

此与上条同,上以暂言,此以常者,谓无时不然也。

上言脏，脏为阴而主里，此言荣，荣亦阴而主里，卫亦外，皆变文之互词。盖上条以暂言，故其词略，此以常言，故其词详，两相互发，义不殊也。然皆发汗，而此不言先其时者，以常故，无先后之可言也。

（十二）病人脉数，数为热，当消谷引食，而反吐者，此以发汗，令阳气微，膈气虚，脉乃数也。数为客热，不能消谷，以胃中虚冷故吐也。

数为客热以下，乃反复详明上文之义。客热以邪气言，虚冷以正气言。

（十三）微数之脉，慎不可灸，因火为邪，则为烦逆，追虚逐实，血散脉中，火气虽微，内攻有力，焦骨伤筋，血难复也。

微数，虚热也，故戒慎不可灸。逐，亦追也。实，谓热也。血散脉中，言追逐之余，必至追血，血为荣而行脉中，故谓散于脉中也。火气虽微以下，甚言追逐之害大。盖骨赖血以濡，既失其所濡必枯而焦；筋赖血以荣，既亡以为荣，必衰而伤，残伐其本源故也。以此示人，而近来人之以火灸阴虚发热者犹比比焉。窃见其无有不焦骨伤筋而毙者。吁！是岂正命哉，可哀也已。

（十四）病人烦热，汗出则解，又如疟状，日晡所发热者，属阳明也。脉实者，宜下之，脉浮虚者，宜发汗。下之，宜大承气汤；发汗，宜桂枝汤。

烦热，太阳也[①]。故脉浮虚而宜汗散。如疟状，谓热之往来，犹疟之作辍有时而不爽也。晡，日加申，阳明之王时也，故脉实而宜下解。

（十五）未持脉时，病人手叉自冒心，师因教试令咳，而不咳者，此必两耳聋无闻也。所以然者，以重发汗，虚，故如此。

此诀人推测病情之大法。

（十六）病人不大便五六日，绕脐痛，烦躁，发作有时者，此有燥屎，故使不大便也。

病人，谓凡有病之人。证犯有如此者，则皆当如此而

①【注文浅释】
辨识烦热的病变部位既可能在太阳又可能在阳明。

治之之谓,非独以风寒之病为言而已也。此诀人辨凡百胃实之大旨。

(十七)病人小便不利,大便乍难乍易,时有微热,喘冒不能卧者,有燥屎也,宜大承气汤。

小便不利,所以大便有乍难乍易也。时有微热,阳明潮作也。喘冒不能卧,胃不和也,故曰有燥屎。

方见阳明篇,下同。

(十八)大下后,六七日不大便,烦不解,腹满痛者,此有燥屎也,宜大承气汤。

烦不解,则热未退可知;腹满痛,则胃实可诊。故曰有燥屎。以上三条,皆诀人当下之大法。

(十九)本发汗而复下之,此为逆也。若先发汗,治不为逆。本先下之,而反汗之,为逆。若先下之,治不为逆。

复,与覆同,古字通用。

复,亦反也,犹言误也,与下文反汗之反同意。盖两比而互相发明,以诀人汗下之大法。

(二十)凡病,若发汗,若吐,若下,若亡津液,阴阳自和者,必自愈。

阴阳以脉言,而二便在其中,两者和,则血气无相胜负可知。故自愈可必。此诀人持诊之大要。

辨霍乱病脉证并治第十
凡九条　方三

(一)问曰:病有霍乱者何? 答曰:呕吐而利,名曰霍乱。

霍,吐也。乱,杂乱也。《灵枢》曰:清气在阴,浊气在阳,清浊相干,乱于肠胃则为霍乱是也。

(二)问曰:病,发热,头痛,身疼,恶寒,吐利者,此属何病? 答曰:此名霍乱,自吐下,又利止,更复发热也。

发热,头痛,身疼,恶寒,外感也。吐利,内伤也。上以病名求病症,此以病证实病名,反复详明之意。

（三）伤寒其脉微涩者，本是霍乱，今是伤寒，却四五日至阴经上转入阴，必利，本呕下利者，不可治也。欲似大便而反失气，仍不利者，属阳明也。便必硬，十三日愈，所以然者，经尽故也。

转，失，皆见阳明篇。

本，根原也，言根因原起自霍乱也。本呕意同。

下利后，便当硬，硬则能食者，愈。今反不能食，到后经中，颇能食，过一经能食，过之一日当愈，不愈者，不属阳明也。

此申上文末节而言其详。

（四）霍乱头痛，发热，身疼痛，热多欲饮水者，五苓散主之，寒多不欲饮水者，理中丸主之。

理中丸方①

人参三两　　⑥术三两　　甘草三两　　干姜三两

上四味，捣筛为末，蜜和丸，如鸡子黄大，以沸汤数合，和一丸，研碎，温服之，日三四，夜二服，腹中未热，益至三四丸，然不及汤，汤法以四物依两数切，用水八升，煮取三升，去滓，温服一升，日三服。

此申上文而出其治。热多欲饮水者，阳邪胜也。寒多不用水者，阴邪胜也。五苓散者，水行则热泄，是亦两解之谓也。理，治也，料理之谓。中，里也，里阴之谓。参、术之甘，温里也；甘草甘平，和中也；干姜辛热，散寒也。

五苓散方见太阳上。

加减法

若脐上筑者，肾气动也，去术，加桂四两。肾气动，欲作奔豚也。去术，肾恶燥也；加桂，以其能伐肾邪而泄奔豚，然非枝也。吐多者，去术，加生姜三两。吐，气逆也。术能壅气，故去之。姜能散气，所以为呕吐之圣药也。下多者，还用术，悸者，加茯苓二两。下多，湿胜也，复用术，术能燥湿，湿燥则下断也。悸以饮水过度言，水停之故

①【案例犀烛】

女，67 岁，有多年溃疡性结肠炎病史，食凉或腹部受凉即腹痛，腹痛即腹泻，腹泻后腹痛缓解，大便如水状且夹脓液，每日大便 20 余次，嗜卧，怕冷，脉沉弱。辨为阳虚寒湿脓血证，以理中丸、五苓散、附子粳米汤与赤石脂禹余粮汤合方，红参 10 克，干姜 10 克，白术 10 克，桂尖 6 克，茯苓 10 克，猪苓 10 克，泽泻 12 克，白术 10 克，附子 5 克，生半夏 12 克，粳米 12 克，赤石脂 50 克，禹余粮 50 克，大枣 12 克，炙甘草 10 克。水煎服，每日 1 剂，分早中晚三服。之后又以前方据症状变化酌情加减治疗 50 余剂，一切基本正常。

辨识食凉诱发腹痛为寒湿，腹泻、嗜卧、怕冷为阳虚，大便如水状且夹脓液为阳虚水气。以理中丸益气健脾和胃，五苓散温化水湿，附子粳米汤益气温化降逆，赤石脂禹余粮汤温化固涩，故以合方治之而取效。

也,加茯苓,水行则悸愈也。渴欲得水者,加术,足前成四两半。渴,脾虚也。加术,缓脾也。腹中痛者,加人参,足前成四两半。腹中痛,里虚也。加人参,补中也。寒者,加干姜,足前成四两半。寒以不用水之甚者言,干姜辛热而能散寒,非称权,则不可也。腹满者,去术,加附子一枚,服汤后,如食顷,饮热粥一升许,微自温,勿发揭衣被。气滞则腹满,术甘而壅,故去之。附子辛温,故加之,饮热粥,亦助药力也。自温,亦取微欲似汗之意,勿发揭衣被,防重感也。

按此,用术,去术,术上皆无白字,何哉? 盖由文次句中,上无空隙。故虽有狂妄,竟不能于此加毫末,而经之真原昭然犹存。则他术之有白,出于伪妄,不待言而明矣。然于伪妄之疏愚,亦可以见也。君子察微,观人于其所忽,信哉。

吐利止,而身痛不休者,当消息和解其外,宜桂枝汤小和之。

吐利止,里和也。身痛,表退而新虚也。消息,犹言斟酌也。桂枝汤固卫以和表者也。小和,言少少与服,不令过度之意也。

(五)吐利汗出,发热,恶寒,四肢拘急,手足厥冷者,四逆汤主之。

吐利,四肢拘急,手足厥冷,里阴虚也[①]。汗出,发热,恶寒,表阳衰也。四逆汤,表里合救之剂也。方见太阳下,下同。

(六)既吐且利,小便复利而大汗出,下利清谷,内寒外热,脉微欲绝者,四逆汤主之。

此与上条大同小异而义同,故治亦同。

(七)吐已,下断,汗出而厥,四肢拘急不解,脉微欲绝者,通脉四逆加猪胆汁汤主之。

通脉四逆加猪胆汁汤方[②]

于四逆汤方内加猪胆汁半合,余依四逆汤法。

已，止也。下，即利也。断，绝也。此总上文言吐利两皆止绝，而又以其余证之不解者，更治以出也。不解之证者，阳极虚，阴极甚，脾气亦衰微也。然极则剧矣。通脉四逆加猪胆汁者，与少阴白通同一反佐以疏，剧则正治反格拒之意也。

（八）恶寒，脉微，而复利，利止，亡血也，四逆加人参汤主之。

四逆加人参汤方

于四逆汤方内，加人参一两，余依四逆汤法。

亡血，津液竭也。人参，能生津也。

（九）吐利，发汗，脉平，小烦者，以新虚不胜谷气故也。

此与下篇末条，详略不一，而义则同，亦互意也。

辨阴阳易差后劳复脉证并治第十一
凡七条　方四

（一）伤寒阴阳易之为病，其人身体重，少气，少腹里急，或引阴中拘挛，热上冲胸，头重不欲举，眼中生花，膝胫拘急者，烧裈散主之。

烧裈散方[①]

上取妇人中裈近隐处，剪，烧灰，以水和服方寸匕，日三服，小便即利，阴头微肿则愈，妇人病，取男子裈当烧灰。

少腹之少，去声。

伤寒，包中风而言也。易，犹交易变易之易，言大病新差，血气未复，强合阴阳，则二气交感，互相换易而为病也。身体重，少气，真元亏竭而困倦也。少腹里急，或引

① 【案例犀烛】

女，37 岁，有多年外阴白斑病史，伴有瘙痒，潮湿灼热，阴中拘急，舌质淡红，苔薄黄白夹杂，脉沉。辨为湿热夹寒湿证，先以黄连粉方、苦参汤、狼牙汤、头风摩散与蛇床子散合方，黄连 24 克，苦参 12 克，狼牙 24 克，制附子 5 克，蛇床子 30 克，煎水外洗；以烧裈散 20 克外敷。之后又以前方因症状变化酌情加减治疗 4 个月，基本正常。随访 1 年，一切尚好。

辨白斑瘙痒为寒湿，潮湿灼热为湿热，阴中拘急为寒湿夹湿热浸淫。以黄连粉方、苦参汤、狼牙汤清热燥湿，头风摩散温壮阳气，蛇床子散温化寒湿，烧裈散温化收敛，故以合方治之而取效。

阴中拘挛者，所易之气内攻也。热上冲胸，头不欲举，眼中生花者，虚阳生热而上蒸也。膝胫拘急者，脉乱而筋伤也。裈当近隐处，阴阳二气之所聚也。男女易用，物各归本也。

（二）大病差后，劳复者，枳实栀子豉汤主之。若有宿食者，加大黄如博棋子五六枚。

枳实栀子豉汤方①

枳实三枚，炙　栀子十四枚，擘　豉一升，绵裹

上三味，以清浆水七升，空煮取四升，内枳实栀子煮取二升，下豉更煮五六沸，去滓，温，分，再服，覆令微似汗。

大病，概言也，下仿此。劳，强力房劳②。复，重复作病。盖大邪初退，血气新虚，作强劳伤，虚而生热，犹之病复发，非实发初病也。枳实宽中破结；栀子散热除烦；香豉能解虚劳之热；清浆则又栀子之监制，故协三物之苦寒，同主劳伤之复热，而与发初病之实热不同伦也。宿食，陈宿之积食也。食能生热，故须去之，大黄者去陈以致新也。

（三）伤寒，差已后，更发热者，小柴胡汤主之。脉浮者，以汗解之，脉沉者，以下解之。

此示病后不谨，调理小复之大法。脉浮，有所重感也。脉沉，饮食失节也。

（四）大病差后，从腰以下有水气者，牡蛎泽泻散③主之。

①【案例犀烛】

女，82岁，有多年心胸烦热失眠病史，伴有胸闷胸满，大便干结，倦怠乏力，多梦，肌肉麻木，舌质淡红，苔黄白夹杂，脉沉弱。辨为郁热气郁，虚寒夹风证，以枳实栀子豉汤、桂枝加龙骨牡蛎汤、半夏泻心汤、大黄甘草汤与藜芦甘草汤合方，枳实 3 克，栀子 15 克，淡豆豉 24 克，桂尖 10 克，白芍 10 克，龙骨 10 克，牡蛎 10 克，生半夏 12 克，黄连 3 克，苦芩 10 克，干姜 10 克，红参 10 克，大黄 12 克，藜芦 1.5 克，炙甘草 10 克。水煎服，每日 1 剂，分早中晚三服。之后又以前方据症状变化酌情加减治疗 40 余剂，诸证消除，随访 1 年，一切正常。

辨心胸烦热辨为热，倦怠乏力为气虚，肌肉麻木为风，苔黄白夹杂为寒热夹杂。以枳实栀子豉汤行气清宣郁热，桂枝加龙骨牡蛎汤温通潜阳安神，半夏泻心汤益气平调寒热，大黄甘草汤清泻郁热，藜芦甘草汤益气化痰，故以合方治之而取效。

②【注文浅释】

劳复之因，包括心劳、体劳等不同方面，并不局限于房劳。

③【案例犀烛】

男，78岁，有多年前列腺增生病史，伴有小便不利，阴囊潮热瘙痒，倦怠乏力，手足不温，舌质淡红，苔腻黄白夹杂，脉沉弱。辨为湿热气虚，阳虚夹风证，以牡蛎泽泻散、半夏泻心汤、四逆汤、泽泻汤与藜芦甘草汤合方，牡蛎 15 克，泽泻 60 克，天花粉 15 克，羊栖藻 15 克，商陆 15 克，葶苈子 15 克，蜀漆 15 克，生半夏 12 克，黄连 3 克，枯芩 10 克，红参 10 克，干姜 10 克，附子 5 克，白术 20 克，藜芦 1.5 克，大枣 12 枚，炙甘草 10 克。水煎服，每日 1 剂，分早中晚三服。之后又以前方据症状变化酌情加减治疗 100 余剂，诸证基本消除，随访 1 年，一切正常。

辨小便不利，阴囊潮热为湿热，倦怠乏力、手足不温为阳虚，瘙痒为风痰，苔腻黄白夹杂为湿热夹寒。以牡蛎泽泻散清热利湿，半夏泻心汤益气平调寒热，四逆汤温壮阳气，泽泻汤益气利湿，藜芦甘草汤益气息风化痰，故以合方治之而取效。

牡蛎泽泻散方

牡蛎_熬 泽泻 栝楼根 蜀漆_{洗,去脚} 葶苈_熬 商陆
根 海藻_{洗,去咸,以上各等分}

上七味,异捣下,筛为散,更入白中治之,白饮和服方寸匕,小便利,止后服。

水气,肌肉肿满而虚浮。盖差后新虚,土未强而水无制也。从腰以下而不及上者,水性就下,势之初起,故虽泛滥未至于横溢也。牡蛎、泽泻、海藻,咸以走肾,肾强则水行;葶苈、商陆根,苦以利湿,湿去则肿没;蜀漆辛而能散,故为诸品之佐也;栝楼根苦能彻热,本乃蜀漆之使也。

(五)大病差后,喜唾,久不了了者,胃上有寒,当以丸药温之,宜理中丸。

唾,口液也。寒,以饮言。不了了,谓无已时也。

方见前。

(六)伤寒解后,虚羸少气,气逆欲吐者,竹叶石膏汤主之。

竹叶石膏汤方^①

竹叶_{二把} 石膏_{一斤} 半夏_{半升,洗} 人参_{三两} 甘草_{二两,炙} 粳米_{半升} 麦门冬_{一升,去心}

上七味,以水一斗,煮取六升,去滓,纳粳米,煮米熟,汤成,去米,温服一升,日三服。

羸,音雷。

羸,病而瘦也。少气,谓短气不足以息也。气逆欲吐,饮作恶阻也。盖寒伤形,故寒解则肌肉消削而羸瘦^②。热伤气,故热退则气衰耗而不足。病后虚羸,脾胃未强,饮食难化,则痰易生,痰涌气逆,故欲吐也。竹叶清热;麦冬除烦;人参益气;甘草生肉;半夏豁痰而止吐;粳米病后之补剂;石膏有彻上彻下之功,故能佐诸品而成补益也。

① 【案例犀烛】

女,29岁,因急性化脓性乳腺炎住院治疗14日,出院后诸症状表现仍在,如红肿疼痛,心胸烦热,倦怠乏力,手足不温,口渴欲饮水,舌质淡红,苔腻黄白夹杂,脉沉弱。辨为郁热伤阳夹痰证,以竹叶石膏汤、半夏泻心汤、四逆汤与小陷胸汤合方,竹叶30克,石膏50克,生半夏12克,麦冬24克,黄连3克,苦芩10克,红参10克,干姜10克,附子5克,全瓜蒌30克,炙甘草10克。水煎服,每日1剂,分早中晚三服。之后又以前方据症状变化酌情加减治疗30余剂,诸证消除,随访1年,一切正常。

辨乳房红肿热痛为郁热,口渴欲饮水为津伤,倦怠乏力、手足不温为阳虚,苔腻黄白夹杂为湿热夹寒。以竹叶石膏汤益气清热生津,半夏泻心汤益气平调寒热,四逆汤益气温阳,小陷胸汤清热化痰降逆,故以合方治之而取效。

② 【医理探微】

方氏解读为寒伤形,恐有不当。此证为伤寒热病解后,气阴两伤,正气虚馁,故虚羸少气。

（七）病人脉已解，而日暮微烦，以病新差，人强与谷，脾胃气尚弱，不能消谷，故令微烦，损谷则愈。

脉已解，邪悉去而无遗余也。日暮阳明之王时也。强与谷，谓压其进食也。损，言当节减之也。盖饮食节，则脾胃和，脾胃和，则百体安，此调理病余之要法也。

上经十一篇，法三百九十七，方一百一十三，盖仲景氏之遗书，而叔和所诠次之者也。传谓世称仲景医圣，良以仲景者，集医哲之大成，而是书者，正医教之大训也。初学之士，舍是则无以为入道之门，而敦进德之基矣。故夫笃志斯道者，亦曰必由是而学焉，则亦庶乎其不差，而于人亦不致误，驯是以往，诚能至于仁熟义精，道久化成，不但人无枉命，而己亦无惭德，则帝伯之堂可升，有农之神可继，岂不伟哉！

三百九十七者，今移六条在第十五篇。

伤寒论条辨

辨痉湿暍病证第十二

此篇相传谓为叔和述仲景《金匮》之文，虽远不可考，观其揭首之辞，信有之也。然既曰以为与伤寒相似而致辨焉，则亦述所当述者，是故后人称之为仲景之徒云。

伤寒所致太阳痉、湿、暍三种，宜应别论，以为与伤寒相似，故此见之。

痉，见太阳上篇。暍，音谒，下同。

痉见下，《素问》诸痉项强，是也。湿，沾润不干也。天之雨露，上湿也；地之水潦，下湿也；人之汗液，身中之湿也。凡著沾润，经久不干，皆能致病，伤湿之谓也。暍，伤暑也。史记羽扇暍，淮南子武王荫暍人于樾下，左拥而右扇之，是也。叔和之意，盖谓三者皆风寒之变证，既成变证，则当别为立论。然自风寒变来，本属太阳，犹有风寒涉似之疑，须当并为辨论，故揭己意而述之如下。

太阳病，发热，脉沉而细，名曰痉。

此揭痉之状，发热，太阳未除也。沉，寒也[①]。细，湿也。中风伤寒，病犹在太阳，而脉变如此者，则是重感寒湿而变痉，不可仍以中风伤寒称也，详见下。

太阳病，发汗太多，因致痉。

此承上条复原变痉之由。《千金》曰：太阳中风，重感寒湿则变痉。然则发汗太多者，重感寒湿而变痉之原因也。盖中风自汗，伤寒发汗，汗出过多，衣被必湿，湿胜寒生，过时不更，汗后新虚，易于感受，湿渍寒侵，渗注关节，

①【注文浅释】
辨痉病脉沉，沉代表偏里，既有可能主寒，亦有主热，如承气汤证脉沉实。

所以有痉之变也。不然,卧太阳病而发汗,安得别有所谓寒湿而可以为重感哉。

太阳病,发热,汗出,不恶寒者,名曰柔痉。

此以中风而致变言,汗出不恶寒,风伤卫也^①。柔,风性软缓也^②。

太阳病,发热,无汗,反恶寒者,名曰刚痉。

此以伤寒而致变言。无汗,反恶寒,寒伤荣也^③。刚,寒性劲急也。

病,身热,足寒,颈项强急,恶寒,时头热,面赤,目脉赤,独头面摇,卒口噤,背反张者,痉病也。

卒,清勿切。噤,郡轸切。

此以痉之具证言。身热头热,面赤,目脉赤,阳邪发于阳也。足寒,阴邪逆于阴也。独头面摇者,风行阳而动于上也。卒,忽然也。噤,寒而口闭也。盖口者脾之窍,胃为脾之合,而脉挟口,环唇,脾虚胃寒,故忽然唇口吻合,噤急而饮食不通也。背反张者,太阳之脉挟背,故寒则筋急而拘挛,热则筋缓而纵弛也^④。然刚柔二痉,则各见证之一偏。惟风寒俱有而致变者,则具见也。

痉止此,详见痉书。

湿家之为病,一身尽疼,发热,身色如似熏黄。

一身尽疼者,人身之土,内则主脾胃,外则主肌肉,土恶湿,湿自外入,肌肉先伤也。发热,湿郁而蒸也。熏黄者,土本黄色,湿则昏滞,故黧暗而不明也。

湿家病,身上疼痛,发热,面黄而喘,头痛,鼻塞而烦,其脉大,自能饮食,腹中和无病,病在头,中寒湿,故鼻塞,内药鼻中则愈。

塞,心勿切。内,音纳。

此以上湿言,亦风湿也。身上疼痛,与上条互词。面黄,喘,烦,脉大者,风为阳,而阳受之也。能饮食者,阳能化谷,所以胃和而里无病也。病在头已下,申上文之意,寒以湿之性言。鼻气通于天,故邪独甚而专主治也。

湿家,其人但头汗出,背强,欲得被覆向火,若下之

早,则哕,胸满,小便不利,舌上如苔者,以丹田有热,胸中有寒,渴欲得水而不能饮,则口燥烦也。

强,上声。

此以下湿言,亦寒湿也。但头汗出者,寒为阴,阴邪客于阴,阳上越而不通于下也。背强欲得被覆向火者,太阳之脉挟背,背居偕北,最为畏寒,寒湿之阴邪,注经络,渗骨髓,所以筋脉牵急,而恶寒甚也。哕,胸满者,凡在太阳下早皆然也。丹田,下焦也;胸中,上焦也。热在下而寒在上,所以渴欲得水,反逆而不能饮,且又亡津液,所以口干燥而内作烦悗^①也。

太阳病,关节疼痛而烦,脉沉而细者,此名湿痹之候,其人小便不利,大便反快,但当利其小便。

此以湿之入里者言。关节疼痛者,寒湿之气走注内渗,所以脉沉而细也。痹以疼痛言,小便不利,大便反快者,湿即水,甚则横流,不遵故道,妄逆而暴乱也。利其小便者,导其遵故道而行,禹之治功也。

病者一身尽疼,发热日晡所剧者,此名风湿,此病伤于汗出当风,或久伤取冷所致也。

发热,日晡所剧者,阳明主胃而属土,土主湿,所以热甚于阳明之王时也。然汗出当风而为风湿,则是以身中之湿言,此其所以阳明王而热则剧,与久伤取冷,与夏月伤于冷水之意同。

问曰:风湿相抟,一身尽疼痛,法当汗出而解,值天阴雨不止,医云,此可发汗,汗之病不愈者,何也? 答曰:发其汗,汗大出者,但风气去,湿气在,是故不愈也。若治风湿者,发其汗,但微微似欲汗出者,风湿俱去也。

此承上条复设问答而喻治。阴雨不止,则湿不除,所以益当发汗也。然风湿本由汗出当风而得,则汗之大出者,必反湿转加甚可知也。微微似欲汗出而不见出,则湿消而风散矣。此固发汗之微机,后之动辄以大汗为言者,其去道奚啻寻常而已哉。

湿家下之,额上汗出,微喘,小便利者,死。若下利不止者,亦死。

额上汗出微喘者,阳亡于上也。小便利与下利不止者,阴脱于下也。然治湿当利其小便,而以小便利主死,何也? 误治而阴阳散亡也。

湿止此。

太阳中热者,暍是也,其人汗出恶寒,身热而渴也。

蒸热谓之暑,伤暑谓之暍。汗出恶寒者,太阳表不固也。身热者,暑邪伤阳也。渴者,亡津液而内燥也。然渴为内证,太阳主表而有渴,何也? 炎暑之时,阳浮外越①,人之津液本少,渴为常事,况更汗出而重亡津液乎? 且太阳温病已有渴,又况暍乎?

太阳中暍者,身热,疼重而脉微弱,此以夏月伤冷水,水行皮中所致也。

身热疼重,而曰夏月伤冷水,水行皮中所致者,土主肌肉而恶湿,水渗土而蒸发也。脉微弱者,热则血干②而气耗也。然夏日则饮水,古人之常事,而曰伤,何哉? 良由暑迫,饮之过多,或得之澡洗,暑反内入也。然则庸俗以当盛暑时濯流饮泉,而得身热疼重者,水其暑之讹,而伤寒则浮谣之谬也。

太阳中暍者,发热,恶寒,身重而疼痛,其脉弦细而芤迟,小便已,洒洒然毛耸,手足逆冷,小有劳身即热,口开,前板齿燥,若发汗,则恶寒甚,加温针,则发热甚,数下之,则淋甚。

数,音速。

发热,恶寒,身重而疼痛,总上文具证而言,下乃申其详而致戒也。弦细芤迟,亦详微弱之意。小便已,洒洒然毛耸者,阴虚而寒内作③也。手足逆冷者,阳热内陷也。小有劳身即热者,阳虚气怯④,不胜力任之甚也。口开者,热甚也。故反则嘁是也。前板齿燥者,阳明热甚而津液干也。恶寒甚者,以虚其表也。发热甚者,以扰其阳而损其阴也。淋甚者,损其阴而津液竭也。言三法皆不可也。然则治之奈何? 《金匮》治暍以白虎加人参汤。白虎有啸则生风之能，荐凉解秋之义；人参有益阳补虚之用，生津止渴之功。是故通寒暑而妙应，神矣哉！所谓方而世为万病祖者，此之谓也。

辨脉法上篇第十三

此篇以下，皆叔和述仲景之言，附己意以为赞经之辞，譬则翼焉，传类也。篇目旧名平脉，次第二而僭经右。夫传不可以先经，论脉亦无先各脉而后平脉之理。且平脉不过前数条，冒事必如此耳，后亦各脉，安得直以平脉名篇？皆非叔和之旧，其为后人之纷更明甚。是故重考订而次序如今。

问曰：脉有三部，阴阳相乘，荣卫血气，在人体躬，呼吸出入，上下于中，因息游布，津液流通，随时动作，效象形容，春弦秋浮，冬沉夏洪，察色观脉，大小不同，一时之间，变无经常，尺寸参差，或短或长，上下乘错[①]，或存或亡，病辄易改[②]，进退低昂，心迷意惑，动失纪纲，愿为具陈，令得分明。师曰：子之所问，道之根源，脉有三部，尺寸及关。

参，音揍。差，穿之切。为，去声。令，平声。

根源者，言人之五脏六腑吉凶死生皆取决于脉，所以为斯道之根本渊源也。孙思邈曰：从肘腕中横文至掌鱼际后纹，却而十分之，而入取九分，是为尺。从鱼际后文，却还度取十分之一，则是寸。寸十分之，而入取九分之中，则寸口也。关界尺寸之间，古无定说。朱子曰：俗传脉诀，词最鄙浅，非叔和书明甚，乃能直指高骨为关，似得《难经》本旨。然则关有定位，自脉诀始。滑氏曰：寸为阳，为上部，主头项以下至心胸之分也；关为阴阳之中，为中部，主脐腹胠胁之分也；尺为阴，为下部，主腰足胫股之分也。此寸关尺为三部之说也[③]。

荣卫流行，不失衡铨，荣，当作营，见马氏《素问注证发微》。

①【注文浅释】
宋版作"上下症错"。

②【注文浅释】
宋版作"动则改易"。

③【注文浅释】
辨识寸关尺三部脉定病变部位仅仅是参考，必须脉证结合，才能辨清病变本质，即寸脉既可候上又可候中还可候下，关脉尺脉皆是如此。

《素问》曰：荣者，水谷之精气也，和调于五脏，洒陈于六腑，乃能入于脉也，故循脉上下；卫者，水谷之悍气也，其气慓悍滑利，不能入于脉也，故循皮肤之中，分肉之间。《难经·三十难》曰：人气受于谷，谷入于胃，乃传于五脏六腑。五脏六腑，皆受于气，其清者为荣，浊者为卫，荣行脉中，卫行脉外。《灵枢》同。而纪氏云，《素问》曰：荣者，水谷之精气则清，卫者，水谷之悍气则浊，精气入于脉中则浊，悍气行于脉外则清。然则三经之文虽少别，而其旨则同，清浊之分虽殊，而其为气则一。夫荣卫之为荣卫如此，然《三十二难》又曰：心者血，肺者气，血为荣，气为卫，荣行脉中，卫在脉外。行中行外虽同，而荣则又以血言，言心肺而不言水谷。故王氏曰：清者，体之上也[1]，阳也，火也，离中之一阴降，故午后一阴生，即心之生血也，故曰清气为荣；浊者，体之下也[2]，阴也，水也，坎中之一阳升，即肾之生气也，故曰：浊气为卫。滑氏曰：以用而言，则清气为荣者，浊中之清者也，浊气为卫者，清中之浊者也；以体而言，则清之用，不离乎浊之体，浊之用，不离乎清之体，故谓清气为荣，浊气为卫，亦可也。谓荣浊卫清，亦可也。又曰：统而言之，则荣卫皆水谷之气所为，故悉以气言可也。析而言之，则血为荣，气为冲，固自有分矣。是故荣行脉中，卫行脉外，犹水泽之于川浍，风云之于太虚也。合经传而观之，则荣卫之在人身，可以性能言，而不可以色象求。荣行脉中，卫行脉外，盖亦以其分体分用者之大端言也。会其极而言之，其犹氤氲之在天地欤。衡铨称其喻平准也。

肾沉，心洪，肺浮，肝弦，此自经常，不失铢分。

铢，音殊。

肾为水脏，水性就下，故其脉循骨而沉。心为火脏而合血脉，故其脉洪。洪，犹洪水之洪，大而有波澜之谓也。肺为金脏而合皮毛，金得五行之清，其脉故浮。肝为木脏，木性曲直，其脉循筋而行，故弦。经，正也。常，久也，亦经也。言平人之脉，以如此合四时为正，通常而可久

也。《说文》十黍①之重曰铢，六铢为一分。盖指脉之以三
菽六菽约轻重而言也。然言四脏而不言脾者，脾之和平
不可得见，故其经常不可言，欲人当自推也。

出入升降，漏刻周旋，水下二刻，一周循环。

出而升，气之上，来也。入而降，气之下，去也。漏
刻，以一日一夜漏水下百刻而言也。周旋，以周身之流行
旋转而言也。下二句乃申上文而详言之也。滑氏曰：《内
经·平人气象论》云，人一呼，脉再动，一吸，脉再动，呼吸
定急，脉五动，闰以太息，命曰平人。故平人一呼，脉行三
寸，一吸，脉行三寸，呼吸定息脉行六寸。以呼吸之数言
之，一日一夜，凡一万三千五百息，每刻一百三十五息，每
二刻二百七十息，脉行一十六丈二尺，为一周身也。积而
盈之，每时八刻，计一千八十息，脉行六十四丈八尺，荣卫
四周于身，十二时九十六刻，计一万二千九百六十息，脉
行七百七十七丈六尺，为四十八周身，刻之余分得五百四
十息，脉分行二周身，得三十二丈四尺，合一万三千五百
四十息，总之为五十度周身，脉得八百一十丈也。此呼吸
之息，脉行之数，周身之度，合昼夜百刻之详也。

当复寸口，虚实见焉。

见，音现。

滑氏曰：寸口，谓气口也，居手太阴鱼际，却行一寸之
分。气口之下，曰关曰尺云者，皆手太阴所历之处，而手
太阴又为百脉流注朝会之始也。此承上文而言，脉行周
身五十度，又当复始于寸口，所以谓之循环也。虚实
见下。

**变化相乘，阴阳相干，风则浮虚，寒则牢坚，沉潜水
蓄，支饮急弦，动则为痛，数则热烦。**

凡脉言数，皆音朔。

此承上文而言，虚实所见之目，病脉之大端也。乘，
因也。干，犯也。言脉之变化相因而乘，由阴阳之邪②相
干而犯，下文乃所乘所干之目。风为阳邪，浮虚者，阳主
外也。寒为阴邪，牢坚者，阴主内也。水饮皆痰之异名，

以其聚于内，故曰水蓄，沉潜内伏也。以其薄于外，故曰支饮，急弦外暴也。浮沉牢弦，皆脉名。虚坚潜急，非脉名也，乃形容。惟其浮则虚弱，牢则坚强，沉所以潜，弦所以急之谓也，动阴阳相搏而然也。抟聚不散，所以痛也。数，急疾也，阳盛则数，所以热烦也。

设有不应，知变所缘，三部不同，病各异端。

此言虚实之见，固有如上文所言者，然不可执一以拘。设或脉与病，有不如此而相应者，则又当察识其别有传变之缘故，况三部所属不同，则变端亦各自有异，岂所言之数者，可以为一定之限哉。

太过可怪，不及亦然，邪不空见，中必有奸，审察表里，三焦别焉，知其所舍，消息诊看，料度脏腑，独见若神，为子条记，传与贤人。

见，音现。别，必列切。度，达各切。为，去声。传，如字。

太过不及，总虚实而言也。怪，非常也。言二者不常见，见则当知其为怪异也。奸，伤犯也。《难经》曰：上焦在心下下膈，在胃上口，主纳而不出，其治在膻中玉堂下一寸六分，直两乳间陷者是；中焦者，在胃中脘，不上不下，主腐熟水谷，其治在脐旁；下焦者，当膀胱上口，主分别清浊，主出而不纳，以传道也，其治在脐下一寸。故名三焦。舍，谓病邪客止之处所也。此条乃设问答以敷陈脉道之大概，故为首章，以发明诊家入武之始事。此节乃总结上文以起下条，示学者当通此以达彼，因略以致详之意也。

师曰：呼吸者，脉之头也。

呼者气之出，脉之来也。吸者气之入，脉之去也。头，头绪也。脉随气之出入而来去，名状虽多，呼吸则其源头也。然脉有二，此以尺寸之脉言。若以周身言之，则循环无端，截不断，无头尾之可言，学者当别识。

《脉经》无吸字。

初持脉，来疾去迟，此出疾入迟，名曰内虚外实也。

初持脉，来迟去疾，此出迟入疾，名曰内实外虚也。

刘氏曰：来者，自骨肉之分，而出于皮肤之际，气之升而上也；去者，自皮肤之际，而还于骨肉之分，气之降而下也。出，呼而来也；入，吸而去也，《经》曰：来者为阳，去者为阴，此之谓也。疾即上条之太过，亦阳也。迟即上条之不及，亦阴也。然则内虚外实者，阴不及阳太过也，内实外虚者，阴太过而阳不及也。然来去出入者，脉之大关键也。内外虚实者，病之大纲领也。知内外之阴阳而明其孰为虚孰为实者，诊家之切要也。为此条以次首条者，示学者下手功夫之急务也。

问曰：上工望而知之，中工问而知之，下工脉而知之，愿闻其说。师曰：病家人来请云，病人苦发热，身体疼，病人自卧，师到，诊其脉沉而迟者，知其差也，何以知之？表有病者，脉当浮大，今脉反沉迟，故知愈也。

沉迟属阴，故知表邪已解也。

假令病人云，腹内卒痛，病人自坐，师到，脉之浮而大者，知其差也，何以知之？若里有病者，脉当沉而迟，今脉浮大，故知愈也。

凡假令之令，皆平声。卒，清勿切。

卒痛，言仓遽作痛也。浮大属阳，故知里邪已散也。此条上设三问。下二节苦发热，身体疼，腹内卒痛，言问，坐卧，言望，末决言知病于脉，所以示诊家三者不可阙一之意也。

问曰：病家人来请云，病人发热烦极。明日师到，病人向壁卧，此热已去也。设令脉不和，处言已愈。

凡设令之令，与假令之令同，处言之处，皆上声。

明日到，则病有进退可知矣。故于其向壁卧，则可以拟其安而热已去也。脉不和，言虽未至于平静，亦无躁疾之谓也。此与上条大意略同。

设令向壁卧，闻师到不惊起而盼视，若三言三止，脉之咽唾者，此诈病也。设令脉自和，处言此病大重，当须服吐下药，针灸数十百处，乃愈。

昤,音系。

此复喻人恐足以胜诈,觉人勿售欺之意。昤,恨视貌。

师持脉,病人欠者,无病也。

张口气悟为欠,然阴阳相引则欠,故无病可知也。

脉之,呻者,病也。

呻,呻吟苦声。

言迟者,风也。

舌强则言迟,经络牵急则舌强,筋挛则经络拘急,肝属木,其合筋,其主风。

摇头者,里痛也。

头属阳,里属阴,头摇者,阴不与阳和也。

行迟者,表强也。

表以经络言,强以拘急言。

坐而伏者,短气也。

短气者,里不足也。

坐而下脚者,腰痛也。

下脚,欲求伸舒之意。

里物护腹如怀卵物者,心痛也。

怀卵物,犹言自冒其心之谓。此条八节,皆望而知之之事。

师曰:伏气之病,以意候之;今月之内欲有伏气,假令旧有伏气,当须脉之。若脉微弱者,当喉中痛似伤,非喉痹也。病人云,实咽中痛,虽尔,今复欲下利。

伏气者,旧有外感,不即发而伏藏于经中之气脉也。今月之内欲有伏气,疑有错误。微弱,少阴之脉也。少阴之脉,从肾上贯肝膈入肺中,循喉咙,故喉中痛也。然咽痛下利皆少阴证[①]。故病人虽言实痛,亦当知其欲自下利也。

问曰:人病恐怖者,其脉何状? 师曰:脉形如循丝,累累然,其面白,脱色也。

恐怖,惶惧也。循,理治也。丝,言细也。累累,联络

①【临证薪传】

咽痛一症,其病变证机主要见于少阴病篇,但不尽在少阴,更有在胃在肺等,如桔梗汤、苦酒汤等。

貌。脱色，犹言失色也。盖内气馁者，则外色夺，所以有卒然之变也。

问曰：人不饮，其脉何类？师曰：脉自涩，唇口干燥也。

血少则脉涩^①，所以唇口干燥。然此以不饮而然，非由此而不饮也。

问曰：人愧者，其脉何类？师曰：脉浮，而面色乍白乍赤。

愧，惭也。脉浮而面色乍白乍赤者，神游不定，故血气乱而变不一也。

问曰：《经》说脉有三菽六菽重者，何谓也？师曰：脉者，人以指按之，如三菽之重者，肺气也。如六菽之重者，心气也。如九菽之重者，脾气也。如十二菽之重者，肝气也。按之至骨者，肾气也。

《经》，《难经》也。菽，大豆也。滑氏曰：肺最居上，主候皮毛，故其脉如三菽之重^②。心在肺下，主血脉，故其脉如六菽之重。脾在心下，主肌肉，故其脉如九菽之重。肝在脾下，主筋，故其脉如十二菽之重。肾在肝下，主骨，故其脉按之至骨，肾不言菽，以类推之，当如十五菽之重。盖五脏以上下之次第而居，故其气之至，离皮肤有如此远近之约摸，乃越人教人如此用指着意候按而取诊耳。轻重，以下指之法言。故胡氏曰：越人云菽，大抵是个约摸的法，见得轻重有差等，非真如菽之重也。然此条言气，《难经》言部。部者，一定之部位，而气在其中；气者，元气谷气之精，而部位亦在不言之表也。虞氏有言，假令左手寸口如三菽之重得之，乃知肺气之至；如六菽之重得之，知本经之至。虞氏以气推明越人言外之意如此。然则此条以气言者，岂非发明《难经》此意于虞氏未言之先欤？不然，既曰：《经》说不易其部字也。虽然，《难经》有与皮毛相得者，与血脉相得者，与肌肉相得者，与肝平者，举指来疾者五句，在各起句重字下，而此无之，则是《难经》详而此略，参看则义全。

①【注文浅释】
辨识脉涩既主血少又主血瘀，更主津伤，还主饮食积滞。

②【注文浅释】
重：重量。

问曰：脉有相乘,有纵有横,有逆有顺,何也? 师曰：水行乘火,金行乘木,名曰纵。火行乘水,木行乘金,名曰横。水行乘金,火行乘木,名曰逆。金行乘水,木行乘火,名曰顺也。

纵横,皆平声。

乘,犹乘舟车之乘。纵,直也。横者,纵之对。顺,从也。逆者,顺之反。水能克火而乘火,金能克木而乘木,乘其所胜,其事易直,故曰纵。火受制于水,而反乘水,木受制于金,而反乘金,侮所不胜,其事不直,故曰横。水生于金,而反乘金,火生于木,而反乘木,子来犯母,其势悖,故曰逆。金能生水而乘水,木能生火而乘火,母之及子,其势从,故曰顺也。上条言脉原于五脏,合二五而成部位之次第,乃推明脉之所以始也。此条言脉具五行刑生制化之义,乃五脏六腑吉凶死生之枢机,脉之大要也。而其所以为斯道之根源可见矣。

问曰：脉有残贼,何谓也? 师曰：脉有弦、紧、浮、滑、沉、涩,此六者,名曰残贼,能为诸脉作病也。

残,伤也。贼,害也。浮滑,阳盛也。沉涩弦紧,阴盛也。阳盛为太过,阴盛为不及,皆可怪之脉,能伤害血气者也。诸脉,谓各部之脉也。作,起也。言六者若见于各部之脉中,则皆能为其部生起病端,如太阳之为病脉浮,伤寒脉阴阳俱紧之类。所谓邪不空见者,此之谓也。

问曰：脉有灾怪,何谓也? 师曰：假令人病,脉得太阳与形证相应,因为作汤。比还,送汤如食顷,病人乃大吐,若下利,腹中痛。师曰：我前来不见此证,今乃变异,是名灾怪。又问曰：何缘作此吐利? 答曰：或有旧时服药,今乃发作,故名灾怪耳。

此勉医家病家,当两相敬慎。庶不为灾怪,致生疑累之意。

问曰：东方肝脉,其形何似? 师曰：肝者,木也,名厥阴,其脉微弦濡弱而长,是肝脉也。肝病,自得濡弱者,愈也。

凡脉言濡，皆读软。

微，非脉名。盖脉以有胃气为吉，微微之弦，有胃气之谓也。《难经》曰：春脉者，肝也，东方木也，万物之所以始生也。故其气来，软弱轻虚而滑，端直以长，故曰弦。盖肝主筋，故其脉如此。此述《素》《难》而成文，《素》《难》详而此略，且多错误。

假令得纯弦脉者，死，何以知之？以其脉如弦直，是肝脏伤，故知死也。

纯弦，即《素》、《难》所谓真肝脉至。如弦直，即《素》《难》所谓中外急如循刀刃责责然，如按琴瑟弦，如新张弓弦是也[①]。

南方心脉，其形何似？师曰：心者，火也，名少阴，其脉洪大而长，是心脉也。心病自得洪大者，愈也。

心主血脉，其王[②]在夏，故其脉洪大而长，应万物盛长之象也。然《素》《难》皆言心脉钩，钩以性情言，洪大而长以体势言。

假令脉来微去大，故名反，病在里也。脉来头小本大者，故名覆，病在表也。上微头小者，则汗出，下微本大者，则为关格不通，不得尿。头无汗者，可治，有汗者，死。

尿，与溺同。

反复，钩之反复也。此条下文脱二节，错一节，在前，此节亦疑多错误。

西方肺脉，其形何似？师曰：肺者金也，名太阴，其脉毛浮也。肺病自得此脉，若得缓迟者皆愈，若得数者，则剧。何以知之？数者南方火，火克西方金，法当痈脓，为难治也。

肺主皮毛，上为华盖，故脉毛浮。缓迟者，脾土之脉也。兼得缓迟为愈者，肺金得土为逢生也。法当痈脓者，金逢火化也。

此下当有如上文假令云云之转语一节，疑脱落。

假令下利，寸口，关上，尺中，悉不见脉，然尺中时一小见，脉再举头者，肾气也。若见损脉来至，为难治。

① 【注文浅释】
辨识弦脉无柔和之象。

② 【注文浅释】
王：旺也。

下利属少阴①，损脉自上下，由肺而之肾为极，故肾病见损脉为难治。此上当有北方肾脉其形何似云云，问答起语一节，此乃其下文转语一节也。旧错在第十一条前，今移。

问曰：二月得毛浮脉，何以处言至秋当死？师曰：二月之时，脉当濡弱，反得毛浮者，故知至秋死。二月肝用事，肝脉属木，应濡弱，反得毛浮者，是肺脉也，肺属金，金来克木，故知至秋死，他皆仿此。

应，平声。

此承上条复以四时脉气，属五行生克应病，以主吉凶死生之理，揭一以例其余，所以示人持诊之要法也。

师曰：脉肥人责浮，瘦人责沉，肥人当沉，今反浮，瘦人当浮，今反沉，故责之。

责，求也。肥人当沉者，肌肤厚，其脉深②也，故求其病于浮。瘦人当浮者，肌肤薄，其脉浅也，故求其病于沉。褚氏曰：肥人如沉，而正沉者愈沉，瘦人如浮，而正浮者愈浮，此之谓也。

师曰：寸脉下不至关为阳绝，尺脉上不至关为阴绝。此皆不治，决死也。若计其余命死生之期，期以月节克之也。

寸为阳，阳生于尺而动于寸，故下不至关为阳绝。尺为阴，阴生于寸而动于尺，故上不至关为阴绝，言生息断绝也。余命谓未尽之天年也。上期，日期也。下期，期约也。月节克之，与前条二月得毛浮脉至秋死同推。

师曰：脉病人不病，名曰行尸，以无王气，卒眩仆，不识人者，短命死。人病脉不病，名曰内虚，以无谷神，虽困无苦。

王，去声。卒，清勿切。

周氏曰：形体之中，觉见憔悴，精神昏愦，食不忻美③，而脉得四时之从，无过不及之偏，是人病脉不病也。形体安和，而脉息乍大乍小，或至或损，弦紧浮滑沉涩不一，残贼冲和之气，是脉息不与形相应，乃脉病人不病也。

《经》曰：形气有余，脉气不足者，死，行尸之谓也。又曰：人受气于谷，谷入于胃，乃传于五脏六腑，五脏六腑皆受于气。然则内虚以无谷神者，谷气弗充之谓也。

问曰：翕奄沉名曰滑，何谓也？沉为纯阴，翕为正阳，阴阳和合，故令脉滑，关尺自平。阳明脉微沉，食饮自可，少阴脉微滑，滑者紧之浮名也，此为阴实，其人必股内汗出，阴下湿也。

合，音阁。令，平声。

翕，起而盛动于上，旋复丛聚而合也。与《论语》始作翕如之翕同。奄，忽然覆也。沉，没于下也。纯阴，以其没于下言也。正阳，以其盛于上言也。和合，言阴阳并集无偏胜也。阳明，胃也。食饮自可，言胃不病也。少阴，肾也。微滑，水沉如石之滑，故谓紧之浮名也。阴实，言邪在肾也。少阴之脉，出腘内廉，上股内，贯脊，属肾。肾主水，肾为阳，阳主热，阳陷入阴，热郁而蒸发，所以股内汗出，而阴下湿也。

问曰：曾为人所难，紧脉从何而来？师曰：假令亡汗，若吐，以肺里寒，故令脉紧也。假令咳者，坐饮冷水，故令脉紧也。假令下利，以胃中虚冷，故令脉紧也。

难，去声。

此条一问三答，以揭紧之为寒，而有三因之不同，以见脉非一途而可取之意。

寸口卫气盛，名曰高，荣气盛，名曰章，高章相搏，名曰刚。

《难经》曰：寸口者，脉之大会，手太阴之脉动也，五脏六腑之所终始，故去取于寸口是也。高者，丰隆而有充满之貌。章者，文采而有润泽之貌。刚言血气俱盛，则脉有纲维之意。

卫气弱名曰惵，荣气弱名曰卑，惵卑相搏，名曰损。

惵，音牒。

惵，震惧也。言卫气不足者，则心常自怖。卑，伏下也。言荣气不足者，则心常自抑。损，减也，伤也。言荣卫俱弱,外不足以固护,内不足以荣养,则脏腑为之有所减而伤损也。

卫气和,名曰缓,荣气和,名曰迟,迟缓相搏,名曰沉。

缓,纵也,言荣不与卫和,而卫自和,则血不足以荣筋,病则四肢纵强而不能收,痿类是也。迟,滞也,言卫不与荣和,而荣自和,则气乏神昏,病则百体滞殡,倦怠而嗜卧,瘵类是也。沉,溺也,言溺于所偏则病也。

寸口脉缓而迟,缓,则阳气长,其色鲜,其颜光,其声商,毛发长,迟则阴气盛,骨髓生,血满肌肉,紧薄鲜硬,阴阳相抱,荣卫俱行,刚柔相搏,名曰强。

缓,以候胃,迟以候脾。阳气长者,言胃气有余也。颜色声音毛发皆阳也。鲜,丽也。光,辉也。商,清也。长,美也,形容胃阳之有余也。阴气盛者,言脾气充足也。骨髓血肉皆阴也。紧薄,结也。鲜硬,坚也,形容脾阴之充足也。相抱,言和洽也。俱行,言周流也。相搏,言合一也。极言二气得其和平,皆由脾胃盈余之所致,如此则其人健王而强壮,故曰强也。

跌阳脉滑而紧,滑者胃气实,紧者脾气强,持实击强,痛还自伤,以手把刃,坐作疮也。

跌阳,在足跗上骨间动脉处,去陷谷三寸,一名会无,主脾胃也。滑为食,故在胃则主谷气实。紧为寒,故在脾则主邪气强。持实击强[1],言胃实脾强,两相搏击而为病,譬则以手把刃而自伤,盖谓非由别脏腑而传变也。

寸口脉浮而大,浮为虚,大为实,在尺为关,在寸为格,关则不得小便,格则吐逆。

《素问》曰:精气夺则虚,邪气胜则实。尺以候阴。关,闭也。不得小便者,阴闭于下,则内者不得出也。格,拒也。吐逆者,阳拒于上,则外者不得入也。

跌阳脉伏而涩,伏则吐逆,水谷不化,涩则食不得入,名曰关格。

跌阳见前,主候脾胃,故复言此,以见与上条有相符之意。

脉浮而大，浮为风虚，大为气强，风气相搏，必成阴疹，身体为痒，痒者名泄风，久久为痂癞。

痂，与瘕同，音加。

《素问》曰：外在腠理则为泄风。又曰：泄风之状多汗，汗出泄衣上，口中干，上渍，其风不能劳事，身体尽痛，则寒。癞，疥也。

寸口脉弱而迟，弱者，卫气微；迟者，荣中寒。荣为血，血寒则发热；卫为气，气微者心内饥。饥而虚满，不能食也。

寒之为言虚也，与贫之称寒同。虚寒发热者，血气之在人身，犹水火在天地，水干则火炽也。饥而虚满者，阳主化谷，卫阳衰微，不化谷，故虚满而不能食也。

趺阳脉大而紧者，当即下利，为难治。

大为虚，紧为寒，脾胃虚寒，故主下利，为难治也。

寸口脉弱而缓，弱者，阳气不足，缓者，胃气有余，噫而吞酸，食卒不下，气填于膈上也。

填，音田。

阳气以胃中之真气言，不足，则不能化谷。胃气以胃中之谷气言。有余，言有宿食也。有宿食，则郁而生热，故噫饱而吞酸，此盖以饮食之内伤者言也。

趺阳脉紧而浮，浮为气，紧为寒，浮为腹满，紧为绞痛，浮紧相搏，肠鸣而转，转即气动，膈气乃下，少阴脉不出，其阴肿大而虚也。

腹满者，胃气虚而邪气实也。绞痛者，脾家寒而邪壅滞也。鸣者，气之鼓也。转，则气之运也。下，则气之壅滞者极甚而反也。少阴之脉，循阴器而主水。脉不出，其阴肿大者，正虚邪实，水不得泄，盖趺阳之土败，而少阴所以无制也。

寸口脉微而涩，微者，卫气不行，涩者荣气不逮。荣卫不能相将，三焦无所仰，身体痹不仁。荣气不足则烦疼，口难言。卫气虚，则恶寒数欠，三焦不归其部。上焦不归者，噫而酢吞；中焦不归者，不能消谷引食；下焦不归者,则遗溲。

数,音朔。噫,音隘。酢,与醋同。

卫主气,不行,言不用事也。荣主血,不逮,不及也。不能相将,言荣卫不相和谐,不能相与也。仰,依赖也。痹,顽痹也。不仁,言不知痛痒,不省人事也。难言者,心虚,神短,舌强,而声不出也。恶寒数欠者,卫疏,表不固,不能御寒,所以气乏而好为欠也。不归其部,言不还足其所有之分内也。酢吞,吞酸也,吞酸则受纳妨矣。不能消谷引食者,言不司腐熟也。遗溲者,言不司约制也。盖上焦主受纳,中焦主腐熟,下焦分清浊,主出而专约制,此甚言荣卫不相和谐,致三焦皆失其常,故各废其所司之职事如此。

趺阳脉沉而数,沉为实,数消谷,紧者病难治。

沉以候里,故在脾胃则主实,谷气实也。数为热,阳也。紧为寒,阴也。言趺阳主脾胃,脾胃主谷。谷气实,若脉见数而阳热甚,阳能化谷,虽病不足为害。若脉得紧而阴寒胜,阴不化谷,病为难治。

寸口脉微而涩,微者卫气衰,涩者荣气不足。卫气衰,面色黄;荣气不足,面色青。荣为根,卫为叶。荣卫俱微,则枝叶枯槁而寒栗,咳逆唾腥,吐涎沫也。

首三句与前条差衰字,然衰则不行,不足亦不逮,更互发明者也。气为卫,色本白,白属金。黄,土色也,金生于土,金无气,色不显,故土之色反见也。血为荣,色本赤,赤属火,青,木色也,火生于木,火无气,色不明,故木色反见也。荣为根者,言血荣于人身之内,犹木之根本也。卫为叶者,言气卫于人身之外,犹木之枝叶也。寒栗,荣不足以养,而卫亦不能外固也。咳逆唾腥,吐涎沫者,气不利而血亦不调也。

趺阳脉浮而芤,浮者,卫气衰;芤者,荣气伤。其身体瘦,肌肉甲错,浮芤相搏,宗气衰微,四属断绝。

芤,音抠。

浮为风虚,故曰卫气衰。芤为失血,故曰荣气伤。身体瘦者,卫衰而形损也。肌肉甲错者,荣伤而枯坼也。宗气,三焦隧气之一也。《针经》曰:宗气积于胸中,出于喉咙,以贯心脉而行呼吸是也。四,皮肉肌髓也。盖三焦乃气之道路,卫气衰而荣气伤,所以宗气亦衰微,四属不相维而断绝也。

寸口脉微而缓,微者卫气疏,疏则其肤空,缓者胃气实,实则谷消而水化也。谷入于胃,脉道乃行,而入于经,其血乃成。荣盛则其肤必疏,三焦绝经,名曰血崩。

疏言不能固护,卫主温分肉,肥腠理,疏则分肉不温,腠理不肥,故曰空也。缓为胃气有余。实,犹言强也。所以谷消而水化,谷入于胃,至其血乃成,乃承上文而言水谷化消,则胃益实而能淫精①于脉,以成其血,而使荣盛,荣盛则卫益衰,故曰其肤必疏也。三焦者,气之道路也。经,径也。绝经,言血不归经也。崩,山坏之名也。阴血大下而曰崩者,言其不能止静,与山坏之势等也。

①【注文浅释】
淫精:化生精气。

趺阳脉微而紧,紧则为寒,微则为虚,微紧相搏,则为短气。

脾胃虚寒则不化谷。短气者,谷气不充,而神气不足也。以上叔和皆以寸口趺阳相间而成编者。寸口为脉之大会,五脏六腑之所终始,趺阳主脾胃,吉凶生死之枢机系焉,二部为脉道之切要一也。

趺阳脉不出,脾不上下,身冷肤硬。上阙一条,补七卷之末。

脾不上下,言其不能淫输水谷之精气,以荣养于周身之上下也。身冷肤硬者,脾胃主肌肉,胃阳不为温,而脾阴不为润也。

少阴脉不至,肾气微,少精血,奔气促迫,上入胸膈,宗气反聚,血结心下,阳气退下,热归阴股,与阴相动,令身不仁,此为尸厥,当刺期门、巨阙。

奔气,言厥气上奔也。尸厥,言厥逆若尸之不温也。盖三焦主行呼吸,反聚而呼吸不行,则血结心,阻遏阳气不得上升,反下陷入于阴中,与阴相搏而动。阴寒甚,所以令人身体不仁而成尸厥也。期门见太阳上篇,刺之所以散心下之血结也。巨阙在上脘上一寸五分,刺之所以行宗气之反聚也。

寸口脉微,尺脉紧,其人虚损多汗,知阴常在,绝不见阳也。

寸为阳,微为虚,阳虚则卫不固,所以多汗,汗多亡阳,故曰绝不见阳也。尺为阴,紧为寒,阴伤于寒则损,以由阴损而病,故曰知阴常在也。

寸口诸微亡阳,诸濡亡血,诸弱发热,诸紧为寒,诸乘寒者则为厥,郁冒不仁,以胃无谷气,脾涩不通,口急不能言,战而栗也。

诸,犹凡也。微为气虚,故曰亡阳。濡为阴虚,故曰亡血。发热,阴虚也。诸乘寒者之诸,指上文四句而总言之也。郁冒不仁以下,详厥而言。无谷气,厥则饮食不通也。脾统血[①],无血,故涩也。口为脾之窍,言心声也。心主血,血不荣,则筋牵急而舌强,故不能言也。战而栗,虚寒甚也。

问曰:濡弱何以反适十一头?师曰:五脏六腑相乘,故令十一。

此义未详。或曰:濡弱者,万物之初始,莫不皆先濡弱。适,往也。言五脏六腑相乘而往反,初皆濡弱。故濡弱者,通该夫十一者之首事,未知是否?

问曰:何以知乘腑,何以知乘脏?师曰:诸阳浮数为乘腑,诸阴迟涩为乘脏也。

浮数,阳也。以阳部而见阳脉,故知乘腑也。迟涩,阴也。以阴部而见阴脉,故知乘脏也。

辨脉法下篇第十四

问曰:脉有阴、阳者,何谓也?答曰:凡脉大、浮、数、动、滑,此名阳也;脉沉、涩、弱、弦、微,此名阴也。凡阴病见阳脉者生,阳病见阴脉者死。

阴阳者,通脏腑血气表里虚实风寒寒热而总言之也。大、浮、数、动、滑,皆阳之性能,故见则为阳气至,可知也。沉、涩、弱、弦、微,皆阴之体段,故见则为阴气至,可诊也。阴病,三阴之属也。见阳脉,则阴消而阳长,阳主生,故有生之兆先见可明也。阳病三阳之类也。见阴脉,则阳退而阴进,阴主杀,故应死之机已著可审也。夫道不外乎阴阳,万物生于阳气至而死于阴令行者,造化之枢机,固如是也。人亦化中之一物,焉能外阴阳而逃其生死乎? 圣贤为道之先觉,故阐明生死。神道以设教,众人囿于道,昧而不能察,故但醉生梦死于形器之中,而不可与言神圣工巧之妙矣。学者诚能竭心思以尽力乎此,则脉道之大微,虽千绪万端,大要此其推也^①。

①【注文浅释】
　遵循基本规律,即可触类旁通。

问曰:脉有阳结、阴结者,何以别之? 答曰:其脉浮而数,能食,不大便者,此为实,名曰阳结也,期十七日当剧。其脉沉而迟,不能食,身体重,大便反硬,名曰阴结也,期十四日当剧。

浮数能食皆阳也,实谓胃家实,阳以风言,谓由中风而结为实硬也。沉迟不能食,身体重,阴也。硬实互文。阴以寒言,谓由伤寒而结为胃实也。十七、十四未详。

问曰:病有洒淅恶寒、而复发热者何? 答曰:阴脉不足,阳往从之,阳脉不足,阴往乘之。曰何谓阳不足? 答曰:假令寸口脉微,名曰阳不足,阴气上入阳中,则洒淅恶寒也。曰:何谓阴不足? 答曰:假令尺脉弱,名曰阴不足,阳气下陷入阴中,则发热也。

阳先乎阴,以陷入也,故曰从,讳之也。阴随于阳,以上入也,故曰乘,伤之也。恶寒者,阳不足以胜阴而与阴俱化也。发热者,阴不足以胜阳而从阳之化也。上条明阳明内实,此明太阳发热恶寒,盖申二脉而详言之也。

阳脉浮,阴脉弱者,则血虚,血虚则筋急也。

筋赖血以荣,血虚则筋失其所荣润,故拘挛而急也。

其脉沉者,荣气微也,其脉浮而汗出,如流珠者,卫气衰也。荣气微者加烧针,则血流不行,更发热而躁烦也。

沉以候里,荣行脉中,故衰微可知。浮以候表,卫行脉外,汗出如流珠,则表不固,故衰甚可诊。荣气微者以下,申上文而言其失治之变。流与从流下而亡反谓之流同。行即循行周行之行也。言荣本衰微,则阴虚而有热,加以烧针,则反助阳而损阴。故血趋于流而不能循环,阳得加助,则益作热而烦悗躁扰也。

脉霭霭如车盖者,名曰:阳结也。脉累累如循长竿者,名曰阴结也。

霭霭,团聚貌。如车盖,言浮旋于上也。累累联络貌。如循长竿,言沉直于下也。

脉,瞥瞥如羹上肥者,阳气微也。脉,萦萦如蜘蛛丝者,阳气衰也。脉,绵绵如泻漆之绝者,亡其血也。

瞥,音撇。

瞥,过目暂见也。羹上肥,言轻浮而若有若无也。萦萦,犹绕绕也。蜘蛛丝言柔弱而极细也。成氏曰:绵绵者,连绵而软也。如泻漆之绝者,前大而后细也。又曰:阳气前至,阴气后至。则脉前为阳气,后为阴气。脉来前大后细为阳气有余阴气不足,是知亡血也。

脉来缓,时一止复来者,名曰结。脉来数,时一止复来者,名曰促。阳盛则促,阴盛则结,此皆病脉。

缓者,迟于平而快于迟,舒徐之谓也。促,催速也,与短促不同。阳行健,故盛则促;阴行钝,故盛则结。病脉者,言结促虽阴阳之剧盛,犹为可治之意。虽然,退则吉,进则主凶矣[①],读者不可不察。

阴阳相搏名曰动,阳动则汗出,阴动则发热,形冷恶寒者,此三焦伤也。

搏,圈捏而攒聚也。动见下。阴阳相搏之阴阳,以二气言,阳动阴动之阴阳,以部位言。阳动则阴随,故汗出,阴动则阳应,故发热。末二句不相蒙,疑有脱误。

若脉数见于关上,上下无头尾,如豆大,厥厥动摇者,名曰动也。

此言动有定位,与其形状。厥厥,举发貌。

①**【注文浅释】**
退者,脉趋于和缓,主病向愈;进者,脉趋于躁动,主病危重。

阳脉浮大而濡，阴脉浮大而濡。阴脉与阳脉同等者，名日缓也。

缓有二义，此以相兼言。盖谓气血平和，与前节之缓不同。

脉浮而紧者，名日弦也，弦者状如弓弦，按之不移也。脉紧者，如转索无常也。

此明弦紧之辨。按之不移，言如弦之张于弓，一定而不可动移也。转索无常，言左右旋转而不可拘也。

脉弦而大，弦则为减，大则为芤，减则为寒，芤则为虚，寒虚相抟，此名为革，妇人则半产漏下，男子则亡血失精。

寒，言阳气减损而不足。芤，言阴血衰竭而空。革，言革易常度也。妇人阴血充足而能化，则得坤顺之常，半产漏下，则不足以言坤之资生矣。男子阳精充盛而能施，则得乾健之常，亡血失精，则不足以言乾之资始矣。天地之大德曰生，男不足以言资始①，女不足以言资生②，则人道大坏，故曰革也。一说革读亟，变而促迫也，亦通。

问曰：病有战而汗出，因得解者，何也？答曰：脉浮而紧，按之反芤，此为本虚，故当战而汗出也。其人本虚，是以发战。以脉浮，故当汗出而解也。

病久而脉浮者，邪见还表而外向也。紧为寒，阴也。战，邪争也。言邪虽还表而欲退，以阴寒所持，而人又本虚，故邪得以与正争，惟争，所以战也。然脉浮矣。邪外向矣，故正卒胜，邪卒散，汗所以出而病解也。

问曰：病有不战而汗出解者，何也？答曰：若脉浮而数，按之不芤，此人本不虚，若欲自解，但汗出耳，不发战也。

此与上节是反对。数为热，阳也。阳热胜而人又不虚，则邪不能与正争。汗出，邪退也。不发战③，正胜也。

此旧本皆二节，而颠倒差错，各不相同，今得蜀僧来本如此，故从而订之。

问曰：病有不战不汗出而解者，何也？答曰：其脉自

①【注文浅释】
资始：生精。

②【注文浅释】
资生：化血。

③【注文浅释】
战：即颤抖。

微,此以曾经发汗,若吐,若下,若亡血,以内无津液,此阴阳自和,必自愈,故不战不汗出而解也。

曾经多治,则邪已衰,故脉微无津液,言无作汗之邪也。阴阳自和,言血气平复也。风寒病解,大率不外如此三者,知此三者,则知所以解矣。

问曰:伤寒三日,脉浮数而微,病人身凉和者,何意也? 答曰:此为欲解也,解以夜半。脉浮而解者,濈然汗出也。脉数而解者,必能食也。脉微而解者,必大汗出也。

三日,言遍三阳也。浮数,不传阴也。微,邪气衰也。夜半,阴尽阳生之时也。濈然,和而汗出貌也。能食,胃回也。大汗者,其人虚多,虚多则受邪多,受邪多,故汗大也。

问曰:脉病欲知愈未愈者,何以别之? 答曰:寸口、关上、尺中三处,大、小、浮、沉、迟、数,同等。虽有寒热不解者,此脉阴阳为和平,虽剧当愈。

此以大概言,不独谓风寒也。

立夏得洪大脉,是其本位,其人病身体苦疼重者,须发其汗。若明日不疼不重者,不须发汗,若汗濈濈自出者,明日便解矣。何以言之? 立夏得洪大脉,是其时脉,故使然也,四时仿此。

此言脉得应时而王,则病有当解之自然,举夏以例其余,式人推仿之意。

问曰:凡病欲知何时得,何时愈? 答曰:假令夜半得病,明日日中愈,日中得病,夜半愈,何以言之? 日中得病夜半愈者,以阳得阴则解也;夜半得病,明日日中愈者,以阴得阳则解也。

凡以大概言。阳得阴,阴得阳,则阴阳相际[①],血气平复,所以自然当解。日中夜半以大意言,余时仿此同推。

寸口脉浮为在表,沉为在里,数为在腑,迟为在脏,假令脉迟,此为在脏也。

此总大篇意言。

跌阳脉浮而涩,少阴脉如经也,其病在脾,法当下利,何以知之? 若脉大者,气实血虚也。今跌阳脉浮而涩,故知脾气不足,胃气虚也。以少阴脉弦而浮,才见此为调脉,故称如经也。若反滑而数者,故知当屎脓也。

见,音现。

少,当作太,故曰在脾。经,常也。滑为食,数为热。屎脓,谓脓血利也。

寸口脉浮而紧,浮则为风,紧则为寒,风则伤卫,寒则伤荣,荣卫俱病,骨节烦疼,当发其汗也。

此举太阳下篇首条,申其脉而详明其义。

跌阳脉迟而缓,胃气如经也。跌阳脉浮而数,浮则伤胃,数则动脾,此非本病,医特下之所为也。荣卫内陷,其数先微,脉反但浮,其人必大便硬,气噫而除,何以知之? 本以数脉动脾,其数先微,故知脾气不治。大便硬,气噫而除。今脉反浮,其数改微,邪气独留,心中则饥,邪热不杀谷,潮热发渴,数脉当除,缓脉因前后度数如法。病者则饥,数脉不时,则生恶疮也。

前条太阴以脾言,此言胃,对举而两见贯意。恶疮与屎脓虽不同,其为血热则皆然也。疮者,如《素问》所谓膏粱之变,足生大丁。与夫多病痈疽之类是也。

师曰:病人脉微而涩者,此为医所病也。大发其汗,又数大下之,其人亡血,病当恶寒,后乃发热,无休止时,夏月盛热,欲著复衣,冬月盛寒,欲裸其身。所以然者,阳微则恶寒,阴弱则发热。此医发其汗,令阳气微;又大下之,令阴气弱。五月之时,阳气在表,胃中虚冷,以阳气内微,不能胜冷,故欲著复衣。十一月之时,阳气在里,胃中烦热,以阴气内弱,不能胜热,故欲裸其身。又阴脉迟涩,故知亡血也。

数,音速。令,胜,皆平声。

此以医误致恶寒发热者言。所以然者以下,申明上文之词。复,夹衣也。

脉浮而大,心下反硬,有热属脏者,攻之不令发汗,属腑者,不令溲数,溲数,则大便硬,汗多,则热愈,汗少,则便难,脉迟,尚未可攻。

此举结胸痞气胃实等之当下者,概致叮咛戒慎之意。属脏,主结胸痞气也。故曰:攻之不令发热。属腑,指胃实等也。故曰:不令溲数,谓不可利小便也。

脉浮而洪,身汗如油,喘而不休,水浆不下,体形不仁,乍静乍乱,此为命绝也。

此节乃此条之总,下五节乃五目。末节,乃总结上文之词,盖指第九篇第四条,而以其不可治者,详言之之意也。

又未知何脏先受其灾,若汗出发润,喘而不休者,此为肺先绝也。

首句乃承上文重起设问之词。若汗出以下,至此为肾绝也,乃五答词。汗出发润,即身汗如油,变文之互词,喘而不休同。然上节曰命绝,此曰肺绝,何也?曰:人以气在则生,气绝则死。肺主气,气主命。故以总一身而概言之,则曰命绝,及以通下文析五脏而详言之,则又曰肺先绝也。

阳反独留,形体如烟熏,直视摇头者,此心绝也。

此下当有为字。

阳反独留,乃承上接下之词。人之有生,气血焉①耳。气在则生,气去则死,死道之常,气先绝也。然血气之交,亦有偏胜而不可以常论者。故曰:阳反独留。言上节之证,若不先见,则是肺不先绝,阳气反独迟留,阳反独留,则阴先绝。阴,血也,心主血,故次言之。烟熏,火欲烬而昏暗先形也。直视者,少阴之脉,其支者,从心系上挟咽系目也。摇头者,头为诸阳之会,阴去则阳无所依附,故不宁也。

唇吻反青,四肢漐习者,此为肝绝也。

吻,微衮切。

口唇边曰吻。肝之脉,其支者,从目系,下颊里,环口里。青,肝之色也。四肢,手足也。漐,汗出焉。习,鸟数飞也。头摇,如鸟之习飞奋振而不已。盖肝属木而主风,脾属土而主四肢,土受木贼,木欲折而风不息,土受伤而欲崩坏也。

环口黧黑,柔汗,发黄者,此为脾绝也。

黧,音黎。

口为脾之窍。黧黑,熏黄黑暗,土败之色也。柔汗,俗谓冷汗是也。盖汗者,血之液,血虽阴,行之者阳,脾败,不统血,则阴不守,阳不固也。发黄者,脾属土而主肌肉,土欲败而色外夺也。

溲便遗矢,狂言,目反,直视者,此为肾绝也。

矢,与屎同。

溲便,遗溺也。肾司阖辟,阖辟废,故二便皆无禁约也。肾藏志,《经》曰:狂言者,是失志矣。失志者死。肾主骨,骨之精为瞳子。目反直视者,骨之精不上荣于瞳子,瞳子背①而不能转也。

①【注文浅释】
背:不灵活也。

又未知何脏阴阳前绝?若阳气前绝,阴气后竭者,其人死,身色必青;阴气前绝,阳气后竭者,其人死,身色必赤,腋下温,心下热也。

首句又承上文重起设问之词,下乃答词也。盖五脏绝之先后,不可以上文之次第为拘。故复言脏气之阴阳前后绝竭,有以验之于既死之后,则脏有胜负,绝有迟速,大率可见矣。腋,左右肘胁之间也。成氏曰:阳主热而色赤,阴主寒而色青。其人死也,身色青,则阴未离乎体,故知阴气后竭也。身色赤,腋下温,心下热,则阳未离乎体,故知阳气后竭也。

寸口脉浮大,而医反下之,此为大逆,浮则无血,大则为寒,寒气相抟,则为肠鸣,医乃不知而反饮冷水,令汗大出,水得气寒,冷必相抟,其人即饲。

饲,与噎通。饮,去声。令,平声。

浮为气,故曰无血。大为虚,故曰寒。饲,俗谓之饱,义见下条。

趺阳脉浮,浮则为虚,浮虚相抟,故令气饲,言胃气虚蹶也。脉滑则为哕,此为医咎,责虚取实,守空迫血。脉浮,鼻中燥者,必衄也。

此承上条,又出趺阳而以哕与衄言,皆逼汗而不得汗之所致也。咎,过愆也。责虚,言求病于虚,虚与上条寒互文。取实,言反以虚为实,而攻取之也。血属阴而为内守,故曰空。迫血,言劫汗也。

诸脉浮数,当发热而洒淅恶寒,若有痛处,饮食如常者,蓄积有脓也。

此与第十三条互意。

脉浮而迟,面热赤而战惕者,六七日当汗出而解,反发热者,差迟,迟为无阳,不能作汗,其身必痒也。

此与太阳下篇第七条互意。

寸口脉阴阳俱紧者,法当清邪中于上焦,浊邪中于下焦。清邪中上,名曰洁也。浊邪中下,名曰浑也。阴中于邪,必内栗也。表气微虚,里气不守,故使邪中于阴也。阳中于邪,必发热,头痛,项强,颈挛,腰痛,胫酸,所谓阳中雾露之气,故曰清邪中上,浊邪中下。阴气为栗,足膝逆冷,便溺妄出,表气微虚,里气微急,三焦相溷,内外不通,上焦怫郁,脏气相熏,口烂食龂也。中焦不治,胃气上冲,脾气不转,胃中为浊,荣卫不通,血凝不流。若卫气前通者,小便赤黄,与热相抟,因热作使,游于经络,出入脏腑,热气所过,则为痈脓。若阴气前通者,阳气厥微,阴无所使,客气内入,嚏而出之,声嗢咽寒,寒厥相逐,为热所拥,血凝自下,状如豚肝。阴阳俱厥,脾气孤弱,五液注下,下焦不阖,清便下重,令便数难,脐筑湫痛,命将难全。

龂,音银。嗢,音殟。清便之清,读圊。令,平声。数,音朔。

清指风,浊指寒,曰洁,曰浑,以天地之偏气言也。阴中于邪以下,至浊邪中上一节,是释上文。阴即下焦,阳即上焦也。阴气为栗以下,至血凝不流,是言证。若卫气前通已下,言变痈脓之故。若阴气前通以下,言变脓血利之故。卫气即阳气,荣气亦阴气,乃承上文荣卫不通而言,清浊之所以为病在其中矣。阴阳俱厥以下,言证并于里而加重,故曰:命难全也。下重,后重也。漱,以水脏言也。

脉阴阳俱紧者,口中气出,唇口干燥,踡卧足冷,鼻中涕出,舌上苔滑,勿妄治也。到七日以来,其人微发热,手足温者,此为欲解。或到八日以上,反大发热者,此为难治。设使恶寒者,必欲呕也,腹内痛者,必欲利也。

此以上条同感而异变者言。微发热,邪退也。大发热,邪胜也。恶寒,表在也。腹内痛,入阴也。

脉阴阳俱紧,至于吐利,其脉独不解,紧去人安,此为欲解。若脉迟,至六七日不欲食,此为晚发,水停故也,为未解。食自可者,为欲解。

至于吐利,乃承上条欲呕欲利,而又以其变成者言,独不解,言证变而脉独在也。晚发,言后来更又发也。以上三条,一证而三变耳。

病六七日,手足三部脉皆至,大烦而口噤不能言,其人躁扰者,必欲解也。

六指伤寒,七指中风①,盖详其欲解之状而总言之也。然手足三部脉皆至,则是以十二经之病皆退言,伤寒不独传足经明矣。

若脉和,其人大烦,目重,睑内际黄者,此为欲解也。

上节以脉但皆至而未和,故有口噤躁扰,此以和也。故惟大烦。目重,而睑内际见黄,与太阳上篇第十一条互意,但此以大概言耳。

脉浮而数,浮为风,数为虚,风为热,虚为寒,风虚相抟,则洒淅恶寒也。

此概出恶寒之所以然。

脉浮而滑,浮为阳,滑为实,阳实相抟,其脉数疾,卫气失度,浮滑之脉数疾,发热汗出者,此为不治。

滑与前第十六条洪是互文,与第九篇第四条皆一意,但详略不同耳。

①【医理探微】

"六",既言伤寒又言中风,更言诸多杂病;"七",既言中风又言伤寒,更言诸多杂病;六七合言泛论诸多疾病基本演变周期或规律。

伤寒咳逆上气，其脉散者，死，谓其形损故也。

咳逆上气，肺衰也。脉散，血衰也。肺主气而卫外，血为阴而荣内，两者俱衰，故曰形损。

少阴脉弱而涩，弱者微烦，涩者厥逆。

弱为虚损而不足，阴虚生内热所以烦，然属少阴，故虽烦亦微也。涩为少血而不滑，不能上与阳相顺接，所以厥而逆冷也。

此一条乃补脉法上篇中之阙。

伤寒论条辨

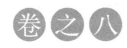

辨不可发汗病脉证并治第十五

夫以为疾病至急,仓卒寻按,要旨难得,故重集诸可与不可方治,比之三阴三阳篇中,此易见也。又时有不止是三阴三阳,出在诸可与不可中也。

此叔和自揭其编述以下诸篇之由。

脉濡而弱,弱反在关,濡反在巅,微反在上,涩反在下,微则阳气不足,涩则无血,阳气反微,中风汗出而反躁烦,涩则无血,厥而且寒,阳微发汗,躁不得眠。

此疑太阳下篇首条末节之互意,叔和以不可汗类此,伦序钮锘难晓,似此者皆当阙疑可也。

动气在右,不可发汗,发汗则衄而渴,心苦烦,饮即吐水。

五脏皆有动气,详见《难经》。在右,以肺言也。不可发汗,内证也[①]。衄渴烦吐,皆见太阳上篇。盖手太阴之脉,起于中焦,下络大肠,还循胃口,上膈,属肺,从肺系横出腋下,下循腰内,行少阴心主之前,而其脏通窍于鼻,所以有诸证之变见如此。

动气在左,不可发汗,发汗则头眩,汗不止,筋惕肉眴。

在左,肝之内证也。肝属少阳,其脉络胆,上贯膈,布胁肋,循喉咙之后,上入颃颡,连目系,上出额,与督脉会于巅,其主风,故头眩也。汗不止者,肝纳血,血之液为汗,迫汗则肝不纳血,血不归经,故液有出而无敛也。筋

①【注文浅释】
辨识内外夹杂性病变,虽有太阳病但其治不能仅用发汗方法。

惕肉瞤者,筋赖血以荣,血虚则荣衰,汗多则亡阳而亡津液,所以然也。

动气在上,不可发汗,发汗则气上冲,正在心端。

在上,心之内证也。气上冲正在心端者,心属火而主血,肾属水而生气,逼汗则心虚,水能克火,故肾乘心之虚欲上凌之也。而心之脉起于心中,出属心系,下膈,络小腹。肾足少阴之别,名曰大钟,当踝后绕跟,别走太阳,其别者并经上走于心包。然则上冲之气,亦当正在心端也。

动气在下,不可发汗,发汗则无汗,心中大烦,骨节苦疼,目运恶寒,食则反吐,谷不得前。

在下,肾之内证也。无汗者,肾水脏,在时为冬,阴沉在下,其主闭藏,其经少血也。大烦者,强发其汗则水干[①],火无制也。骨节苦疼,目运者,肾主骨,骨之精为瞳子,水干则骨枯,而瞳子无荣养也。恶寒者,肾合太阳也。食则反吐谷不得前者,王冰曰:病呕而吐,食久反出,是无水也,此之谓也。《难经》动气有五,此言四脏而无脾,岂以脾不与四脏同禁邪,抑欲人与四脏同推也。

咽中闭塞,不可发汗,发汗则吐血,气欲绝,手足厥冷,欲得蜷卧,不能自温。

咽门乃胃之系,而脾之脉络胃,上膈,挟咽,连舌本。然则咽中闭塞者,脾胃之邪上客于咽而作逆阻也。吐血者,脾统血而胃为之合,脾伤不能统血,故妄行上溢而从胃道出也。气欲绝者,亡阳也。手足为四肢,乃诸阳之本,阳欲外绝,则阴亦不能内守,阴阳不相顺接而厥冷,故畏寒而欲得蜷卧也。夫如此,温之且未得,岂能自得其温乎?

诸脉得动数微弱者,不可发汗,发汗则大便难,腹中干,胃燥而烦,其形相象,根本异源。

此条三节,《脉经》只作通长一条,不分截,今按文意。此疑是末节,其形至末,乃总全条之结句。盖谓寒栗不能自还,后节苦满腹中坚,与此大便难,腹中干[②],三者之变虽相似,其本源则不同之意也。不如此,则上下皆不

①**【注文浅释】**
水干:指阴津损伤。

②**【注文浅释】**
腹中干:指脾胃阴津损伤。

相蒙。

脉微而弱，弱反在关，濡反在巅，弦反在上，微反在下；弦为阳运，微为阴寒。上实下虚，意欲得温。微弦为虚，不可发汗，发汗则寒栗不能自还。

此疑是上节。阳以风言，运，动也，故曰上实，谓邪气实也；阴以里言，寒，虚也，故曰下虚，谓里气虚也。微弦为虚，承上起下之词。寒栗不能自还，阳亡而阴独治也。

咳者则剧，数吐涎沫，咽中必干，小便不利，心中饥烦，晬时而发，其形似疟，有寒无热，虚而寒栗，咳而发汗，蜷而苦满，腹中复坚。

此当是中节，首句是承上而言。咳为病加剧之词也。数吐以下，言剧之状也。有寒无热二句，申似疟也。咳而发汗亦承上起下之词。蜷，谓咳属肺，肺金寒，病则胀满，所以反坚也。

咳而小便利，若失小便者，不可发汗，汗出则四肢厥逆冷。

小便利，失小便，肺肾二经俱病也。不可发汗，二经少血也。四肢厥冷，金水伤而土亦同败也。

厥脉紧，不可发汗，发汗则声乱，咽嘶，舌萎，声不得前。

厥欲温，紧则寒胜。不可发汗，阴阳不相顺接也。声乱咽嘶舌萎，病至少阴、厥阴则厥。少阴之脉循喉咙，挟舌本，而厥阴之脉循喉咙之外也。声不得前者，声出于肺而生于气，气生于肾。然则少阴肾者，声之本；太阴肺者，声之标，标本俱病，此又上败而金水亦衰。合上条反复示教之意。

诸逆发汗，病微者，难差；剧者，言乱；目眩者，死，命将难全。

逆，亦厥也[1]。言乱，少阴衰而志丧也。目眩，厥阴衰而风乱也。盖厥逆，无非少阴厥阴之证故也。

（一）汗家重发汗，必恍惚心乱，小便已，阴疼，与禹余粮丸。阙。

① 【注文浅释】
厥者，既包括手足厥冷，又包括神志昏厥。

心主血而藏神,汗多则血虚而舍空。乱,舍空则神纷散也。阴,宗筋也。疼,液竭而失其所荣养也。

（二）亡血家不可发汗,发汗则寒栗而振。

伏皮为血,出则为汗,阴也。阴不自出,出之者,阳也。亡血,阴虚矣。寒栗而振,反汗复亡其阳也。

（三）衄家不可发汗,汗出必额上陷脉急紧,直视不能眴,不得眠。

衄,鼻血也。额上,通乎鼻也。不能眴,谓目上瞪,不能开阖而动摇也。所以不得瞑而眠也。

（四）淋家不可发汗,发汗必便血。

膀胱蓄热而血妄,则淋。复发汗以迫其血,则血愈不循经而愈妄。便出者,其道顺故也。

（五）疮家虽身疼痛,不可发汗,发汗则痉。

痓,通作痉。

病疮,身疼痛,血热表虚[1],非实也。发汗则表益虚,而易得重感,痉病出于重感,故禁。

（六）咽喉干燥者,不可发汗。

咽喉干燥者,胃中无津液,肾水亦耗衰,少阴之脉循喉咙也。发汗则津液愈亡,而肾水益衰,故致戒如此。末后无发汗之变,疑有漏落。

以上六条,旧本太阳中篇,今移。

伤寒头痛,翕翕发热,形象中风,常微汗出,自呕者,下之益烦,心中懊侬如饥,发汗则致痉,身强难以屈伸,熏之,则发黄,不得小便,灸则发咳唾。

此互第九篇第四条,曲致其不可误治之详,以重致叮咛戒谨之意。

辨可发汗病脉证并治第十六

大法,春夏宜发汗。

此叔和推法外意,举大概以揭言之。春夏宜发汗者,顺阳事也。然伤寒,冬病也。可以此拘乎？不可以此拘,仲景肯言哉。凡似此者，后学皆当别识。诚如此，则进道方为有益。

凡发汗，欲令手足俱周，时出，以漐漐然一时间许，亦佳，不可令如水流漓。若病不解，当重发汗，汗多必亡阳，阳虚不得重发汗也。

此叮咛发汗之节度。

凡服汤发汗，中病便止，不必尽剂。

此叮咛进汤之节度。

凡云可发汗，无汤者，丸散亦可用，要以汗出为解，然不如汤，随证良验。

此示人用汤丸经权应变之宜。

以上五条，疑皆叔和语。

夫病脉浮大，问病者，言但便硬尔，设利者为大逆，硬为实，汗出而解，何以故？脉浮，当以汗解。

此言便虽硬，若脉见浮，犹当从汗解。盖互下不宜早，而曲致叮咛之意。

下利后，身疼痛，清便自调者，急当救表，宜桂枝汤发汗。

此互太阳中篇第二十三条末节，而曲致叮咛之意。

辨发汗后病脉证并治第十七

发汗多，亡阳，谵语者，不可下，与柴胡桂枝汤，和其荣卫，以通津液，后自愈。

此互误汗亡阳，而曲致其轻者之救法。

此一卷第十七篇，凡三十一证，前有详说。

辨不可吐病脉证并治第十八

合四证，已具太阳篇中。

已上二条，乃叔和类具篇目，指《经》中条册之不能分出者而言，勉人当精详经旨，务为通贯其义，以期尽道之意。读者自会,则书之全求可言矣。

辨可吐病脉证并治第十九

大法,春宜吐。

春气上行,万物伏藏者,皆冒土而上出。故病之发于春者,大率宜宣而吐以出之,法天道也。

凡用吐汤,中病即止,不必尽剂也。

此与第十六篇第三条,汗吐不同而意同,并上条亦皆叔和语。然中之为言,注的也。知注的之为中,则知中病之节度矣。

宿食在上脘者,当吐之。

上脘,谓胃腑之口也。

病人手足厥冷,脉乍结,以客气在胸中。心下满而烦,欲食不能食者,病在胸中,当吐之。

第九篇第六条,言脉乍紧,邪气在胸中,此言乍结,客气在胸中,紧者结之渐,结者紧之剧。客气即邪气,彼则互相发而两比见轻重之意。

病,胸上诸实,胸中郁郁而痛,不能食,欲使人按之,而反有涎唾,下利日十余行,其脉反迟,寸口脉微滑,此可吐之,吐之则利止。

诸实,总上文宿食邪气客气而概言之。

辨不可下病脉证并治第二十

脉濡而弱,弱反在关,濡反在巅,微反在上,涩反在下。微则阳气不足,涩则无血。阳气反微,中风汗出而反躁烦,涩则无血,厥而且寒。阳微不可下,下之则心下痞硬。

澁,与涩同。

此下六条,即前十五篇第二条以下之六条,又以不可下再出。痞硬,即结胸痞气。

动气在右，不可下，下之则津液内竭，咽燥，鼻干，头眩，心悸也。

头眩者，肺属金，金衰不能制木，木甚则风生也。然木甚火必炽①。而肺太阴之脉，行手少阴心主之前，心为火脏，所以悸也。

动气在左，不可下，下之则腹内拘急，食不下，动气更剧，虽有身热，卧则欲踡。

腹内拘急，食不下者，厥阴肝脉挟胃，络肝也。身热，胃合于脾，脾主肌肉而统四肢。然则欲踡者，里则寒也。

动气在上，不可下，下之则掌握热烦，身上浮冷，热汗自泄，欲得水自灌。

掌握热烦者，手少阴心之脉，抵掌后兑骨之端，入掌内后廉，手心主之脉入掌中也。身上浮冷者，火败而土无气也。热汗已下者，汗生于血而主于心。心属火，败②则液不敛，剧则自求救也。

动气在下，不可下，下之则腹胀满，卒起头眩，食则下清谷，心下痞也。

卒，清勿切。

腹胀满，肾痹也。头眩者，肾少阴之脉，其直者从肾上贯肝膈。肝主风也。食则下清谷者，水横溢也。心下痞者，肾主气，其脉之支者，从肺出络心，注胸中也。

咽中闭塞，不可下，下之则上轻下重，水浆不下，卧则欲踡，身急痛，下利日数十行。

上轻，以咽言。下重，以胃言。水浆不下以下，详下重之状也。卧则欲踡身急痛者，胃主肌肉而统四肢也。下利，土败而水无制也。盖咽门小肠，太仓胃腑之传送也。故应病如此。夫汗下者，法之对比也。两比以示教，前哲之心亦甚深切矣，后学当仰体。

诸外实者，不可下。下之则发微热，亡脉，厥者当脐握热。

诸外实，指凡一切邪在表而言也。发微热，邪入里也。亡脉，阳内陷也。握，持也。谓当脐有热，持而不散，

①【注文浅释】
病变证机的主要矛盾是津液内竭，而不是以火热内盛为主。

②【注文浅释】
败：指虚则液不敛。

盖以热入深者言也。

诸虚者，不可下，下之则大渴，求水者欲愈，恶水者剧。

恶，去声。

诸虚，指凡一切汗吐下后，若亡血，与精气夺，肉脱色败，脉不应者言也。大渴，津液竭也。求水，阳回也；恶水，无阳^①也。然虚乃上文实之对，亦两比之意。

脉濡而弱，弱反在关，濡反在巅，弦反在上，微反在下。弦为阳运，微为阴寒。上实下虚，意欲得温。微弦为虚，虚者不可下也。

此举第十五篇第五条后二节，而复以不可下重出，下文乃言下之之变也。

微则为逆，咳则吐涎，下之则咳止，而利因不休，利不休，则胸中如虫啮，粥入则出，小便不利，两胁拘急，喘息为难，颈背相引，臂则不仁，极寒反汗出，身冷若冰，眼睛不慧，语言不休而谷气多入，此为除中，口虽欲言，舌不得前。

啮，音孽。

首二句乃总前第十五篇第五条，后两节之两首句，而通互其意。下之以下，言变证也，寒以虚言，故曰反汗出，身冷若冰也。不得前，犹言不能出也。舌主于心，较之声属脉之前条，则此为重矣，亦两比也。

脉濡而弱，弱反在关，濡反在巅，浮反在上，数反在下。浮为阳虚，数为无血，浮为虚，数为热。浮为虚，自汗出而恶寒；数为痛，振寒而栗。微弱在关，胸下为急，喘汗而不得呼吸。呼吸之中，痛在于胁，振寒相搏，形如疟状。医反下之，故令脉数，发热，狂走见鬼，心下为痞，小便淋漓，小腹甚硬，小便则尿血也。

首三句与上条同。上条弦反在上，弦则为阴，阴者寒也，故曰微反在下。此条浮反在上，浮则为阳，阳者风也，故曰数反在下。盖两举中风伤寒之本虚者，绎其变以申致叮咛之意。

脉数者，久数不止，止则邪结，正气不能复。正气却结于脏，故邪气浮之与皮毛相得。脉数者不可下，下之则必烦利不止。

皮毛相得以上，明脉之所以浮数也，烦利，亦协热也。

脉浮大，应发汗，医反下之，此为大逆。

此重出第十四篇第十六条之大略，以申致叮咛之意。

呕多，虽有阳明证，不可攻之。

此即阳明篇第三十八条重出。

太阳病，外证未解，不可下，下之为逆。

此太阳上之第十七条，盖以凡在太阳皆然，故重出^①以申致叮咛之意。

①【注文浅释】
重出：反复强调。

夫病，阳多者热，下之则硬。

阳以风言，多，犹言胜也。热以自汗言，硬，亡津液也。

无阳阴强，大便鞭者，下之则必清谷，腹满。

阴以寒言，强，犹言多也。清谷，阴不能化也。腹满，阴凝滞而内胀也。亦两比对言以互发之意。

脉浮而大，浮为气实，大为血虚，血虚另无阴。孤阳独下阴部者，小便当赤而难，胞中当虚。今反小便利而大汗出，法应卫家当微。今反更实，津液四射，荣竭血尽，干烦而不得眠，血薄肉消而成暴液。医复以毒药攻其胃，此为重虚。客阳去有期，必下污泥而死。

伤寒发热头痛，微汗出，发汗，则不识人；熏之，则喘，不得小便，心腹满；下之则短气，小便难，头痛背强，加温针则衄。

伤寒发热，口中勃勃气出，头痛目黄，衄不可制。贪水者必呕，恶水者厥。若下之，咽中生疮。假令手足温者，必下重，便脓血。头痛目黄者，若下则两目闭。贪水者，脉必厥，其声嘤，咽喉塞，若发汗则战栗，阴阳俱虚。恶水者，若下之，则里冷不嗜食，大便完谷出。若发汗则口中伤，舌上白苔，烦躁，脉数实，不大便。六七日后必便血，若发汗则小便自利也。

脉濡而紧,濡则胃气微,紧则荣中寒,阳微卫中风,发热而恶寒。荣紧胃气冷,微呕心内烦。医为有大热,解肌而发汗。亡阳虚烦躁,心下苦痞坚。表里俱虚竭,卒起而头眩。客热在皮肤,怅怏不得眠。不知胃气冷,紧寒在关元。技巧无所施,汲水灌其身。客热应时罢,栗栗而振寒。重被而覆之,汗出而冒巅。体惕而又振,小便为微难。寒气因水发,清谷不容间。呕变反肠出,颠倒不得安。手足为微逆,身冷而内烦。迟欲从后救,安可复追还。

伤寒脉阴阳俱紧,恶寒发热,则脉欲厥。厥者,脉初来大,渐渐小,更来渐渐大,是其候也。如此者,恶寒甚者,翕翕汗出,喉中痛。热多者,目赤脉多,睛不慧。医复发之,咽中则伤;若复下之,则两目闭。寒多者,便清谷;热多者,便脓血。若熏之,则身发黄;若熨之,则咽燥;若小便利者,可救之;小便难者,为危殆。

下利脉大者,虚也,以其强下之故也。设脉浮革,因尔肠鸣者,属当归四逆汤。

以上六条,皆不见有不可下之言,伦类不清,疑非叔和之旧,亦后人之纷乱耳。不敢强为之说,阙疑以待博识。

辨可下病脉证并治第二十一

大法,秋宜下。

伤寒,冬病也[1],若谓可以春宜吐,夏宜汗,秋宜下,为大法[2]。则三法者,其如寒之伤于冬何,而仲景伤寒之治,大法,实不外乎三者。然则三言之意,岂不与仲景之旨相矛盾乎?嗟乎,仲景之言,经也,权在其中。三言者,不知为谁,经不经,权不权,借揭三篇条目之首,与伤寒例,妄借六经前之逆同,伤寒例以当简篇前也,故削之,削之则叛经之迹泯,而三言者,以皆揭条册首,不能削,只得存之,存之亦乱经之罪着,着与泯皆所以为狂妄戒也。后之览者,宜鉴于斯。

凡服下药，用汤胜丸，中病即止，不必尽剂也。

此亦叔和语。

下利，三部脉皆平，按之心下硬者，急下之，宜大承气汤。

三部脉皆平，血气和可知矣。心下硬，实也，所以急也。

下利，不欲食者，以有宿食故也，当宜下之，与大承气汤。

不欲，犹恶也。宿，陈久也，犹世俗所谓积也。

问曰：人病有宿食，何以别之？师曰：寸口脉浮而大，按之反涩，尺中亦微而涩，故知有宿食，当下之，宜大承气汤。

此承上文复设问答，言脉以申明之之意。

下利，脉反滑，当有所去，下之乃愈，宜大承气汤。

下利，脉迟而滑者，内实也，利未欲止，当下之，宜大承气汤。

二条亦承上文，又以脉之变者言，以详明之之意。

病，腹中满痛者，此为实也，当下之，宜大承气汤。

实者，邪气甚之谓也。

下利差后，至其年月日复发者，以病不尽故也，当下之，宜大承气汤。

其，期也，谓周其一年之月日期也。

伤寒后，脉沉，沉者，内实也，下解之，宜大承气汤。

沉以候阴，再言沉者，谓深沉在里阴之意也。

脉双弦而迟者，必心下硬，脉大而紧者，阳中有阴也，可以下之，宜大承气汤。

双弦，谓左右皆然也。弦则为阴，迟则为寒。心下硬者，谓客寒结滞于膈也。大为阳虚，紧为阴胜，阳以腑言，阴以寒言，谓阴寒之邪，内实于胃腑也[①]。

① 【临证薪传】
脉大不是阳虚，若阳虚必定不能用大承气汤；阴非以寒言，若是寒必定不能用大承气汤。

辨发汗吐下后脉证并治第二十二

此第十卷第二十二篇，凡四十八证，前三阴三阳篇中,悉具载之,此与第十七,十八语意同。

上记十一篇,叔和分经及述经外之余言,附己意以撰次之,合经亦十一篇,共目二十二,以为全成仲景氏未韦之遗书者也。而第十七,十八,二十二三篇,则又皆抱空名而拥虚位,无册条之可检,实则一十九篇之条册耳,皆叔和所纪之旧额如此,世固有少此以为非仲景之全书而起其说者。呜呼!是书也,仲景之作于建安,汉年号也,出自叔和之撰述,晋太医令也,相去虽不甚远,盖已两朝相隔矣。是仲景之全书,非仲景之全书,诚不可晓也。然纵非全是,不是全非,断可言也。是是非非,全责在我,反我自责,则是不是,非不非,全不全,自有可见者在也,见一焉。则仲景之所以为仲景者,可癍瘵皆得全见之矣,其神其妙,又何待言!凡我同袍,尚期同勉。

附：庐山刘复真脉诀捷要

脉者,天真太和之气也。王叔和七表八里之说,形状浩繁,学者无条理可据。夫持脉之道,图不尽言,存乎心会而已。先师崔紫虚真人,面命心传,撮其枢要,但以浮、沉、迟、数四脉为宗,知风、气、冷、热为主病,且如

【浮】脉,有力者风[①],无力者虚。

【沉】脉,有力者积,无力者气。

【迟】脉,有力者痛,无力者冷。

【数】脉,有力者热,无力者疮[②]。更看三部所属,如寸部属上焦、头面、胸膈之病,关部属中焦、肚腹之病,尺部属下焦、腰腿、足之病。又看五脏六腑所主,以浮中沉表里消息也,学者当以义理精别,不致按寸握尺之消云。

【浮】脉,为阳,属表,言外得病,有力主风,无力主虚,举指在皮便见,与犰滑洪脉同。

【沉】脉,为阴,属里,言内得病,有力者积,无力者气,下指按至骨方见,与弱伏濡脉同。

①【注文浅释】
有力未必尽主风,亦可主寒、主热,必须因人而宜。

②【注文浅释】
有力未必尽主热,无力未必尽主疮。

【迟】脉,为阴,主冷,有力者痛,与缓微涩脉同。

【数】脉,为阴,主热,无力者疮,与弦紧实脉同。

上焦病属寸口脉

浮风主头面眼目,浮肿风寒,牙疼,口眼㖞斜。

沉气主胸膈痞满,咳嗽喘急,膈气翻胃,胸痛不食。

迟冷主呕吐隔痞[①],不纳水谷,虚汗拘急,疼痛不已。

数热主上壅烦躁,口苦咽干,客热烦渴,头痛口疮。

中焦病属关脉

浮风主两臂拘挛,不能举运,背脊筋痛,身体麻木。

沉气主腹膨鸣,心腹疼痛,上下关格[②],不思饮食。

迟冷主疚癖,痛走不定,上下攻刺,反胃吐食。

数热主口渴咽干,呕吐霍乱,烦躁不宁。

下焦病属尺脉

浮风主腰痛,腿膝麻木,足胫肿痛,大便不利。沉气主脚肿疼痛,下重,麻木,小便不利。

迟冷主小腹急疼,外肾偏大,小便频数,大便泄泻。

数热主小便不通,大便秘结,肾痈,烦渴不止。

伤寒但有脚脉不死,在脚背上腕中,是冲阳脉也。有此脉则气盛。又有太溪脉,在内踝侧动脉是也。又有一脉在手虎口合谷穴,此脉盛则伤寒有汗。刘复真先生纂七表八里之玄,集为四脉,曰风气冷热也,复变为八,曰虚风,积气,痛冷,热疮。凡八部,以定其何部得之,则知病之所在。先生扫除冗蔓,直显真源,得传者,慎之,宝之[③]。

附:严三点捷法

脉浮得病,宜发散,脉沉得病,宜疏利,脉迟之病,宜温中,脉数之病,宜汗解。右寸有力者,可吐;右尺有力者,可下;左寸有力者,可汗。丈夫寸口脉须浮,关部脉须紧,尺部脉须沉。妇人寸部脉须沉,关部脉须缓,尺部脉须浮[④]。

① 【注文浅释】
隔痞:阻塞不通。

② 【注文浅释】
关格:阻塞不通。

③ 【医理探微】
辨识上焦病属寸口脉、中焦病属关脉、下焦病属尺脉必须辨证的认识与理解,辨上焦、中焦、下焦与寸口脉、关脉、尺脉具有相对性、变化性和不确定性,辨识脉主病必须因人因症状因病变而推敲斟酌,然后得出病变证机。

④ 【医理探微】
此论脉主病仅仅是辨识脉主病的一般现象,但在诸多特殊情况下迟脉主热、数脉主寒,对此都必须了如指掌。

①【注文浅释】

望、闻、问、切四种方法的别称。出自《难经·神圣工巧》"望而知之谓之'神'，闻而知之谓之'圣'，问而知之谓之'工'，切脉而知之谓之'巧'"。

本部分是方氏从望闻问切角度对仲景理法应用的概括，为后学提供方便之门。

②【注文浅释】

转旋：胸有成竹，了如指掌。

③【注文浅释】

真诚：指言语说话清晰。

④【注文浅释】

神说鬼逾墙壁：比喻胡言乱语。

神圣功巧括①

医门理法至微玄，大要胸中有转旋②，望闻问切四件事，缺一偏枯不备全。

【望】第一看他神气色，润枯肥瘦起和眠，活润死枯肥是实，瘦为虚弱古今传，谦体则知腰内痛，攒眉头痛与头眩，手不举兮肩背痛，步行艰苦疼腰间，叉手按胸知内痛，按中脐腹痛相连，但起不眠痰夹热，贪眠虚冷使之然，面壁踌身多是冷，仰身舒挺热相煎，身面目黄脾湿热，唇青面黑冷同煎。

【闻】第二应声清与浊，鉴他真语及狂言，声浊即知痰壅塞，声清内冷是因缘，言语真诚③非实热，狂言号叫热深坚，称神说鬼逾墙壁④，胸膈停痰证痫癫，更有病因循日久，音声遽失命归泉。

【问】三问病因经几日，日间便利几番行，饮食少多宜冷热，更兼服过药堪凭，饮食稍通容易治，不进之时不易宁，喜冷定知心内热，好温乃是脏中寒，尿色赤黄真内热，尿清定是冷相干。

【切】切脉是居为四末，浮沉迟数病之端，四事略陈通梗概，举隅善反一同看。

削伤寒例

成无己本旧有伤寒例一篇，今削之，存此以备后照。

医道之方法具备，自仲景始，故世称仲景方法之祖，《伤寒论》，乃其书也。考求其方法，义例明甚。何谓例？如中风，一也，伤寒，二也，兼风寒俱有而中伤，三也。三病不同，以皆同在太阳，故皆发汗。发汗云者，非以例言乎。何谓义？如发中风之发，发之以桂枝汤；发伤寒之发，发之以麻黄汤；发兼风寒俱有而中伤之发，发之以大青龙汤。一例发汗，而三汤则不同，非以其各有所宜之义乎？然则方法者，道之用也。例①者，所以行其方法也。义则其行而宜之之谓是已。是皆相须而不相离，一致之谓道也。啻此为然哉，其余各属，悉皆类此，条目具在也。夫何无己之注解，不省义例原属方法中，法外又独有伤寒之例，独例伤寒而置诸各属，舍义而独曰例，岂仲景之言？其为后人之伪，明亦甚矣。伪例者谁，或曰叔和，谓叔和者，以其编述也。编述论而出始，则叔和之于论，诚功之首也。乃若又伪此例，则后之医伤寒者，不知通求各属，但务专拟于伤寒，仿例而行，仲景之道，反愈晦，而至今愈不明。究其叛乱不由厄于此例以至如此乎。以此言之，则叔和者，亦一罪之魁耳。贤如叔和，愚意其智不乃尔也。或曰无己，谓无己者，以其注解也。此则近似，何也？已任注解，则当精辨论之条目，详悉各属本义，以迪诸后，不当愎强苟且，一概徇己，朦胧训为伤寒，比之于例，俨然一家口语，以此拟己，夫复何疑，且例苟在己前，亦当暴白其非，不令得以迷误继述是也。奈何懵此不为，乃固为尾

① 【注文浅释】
例：义理方法的示范。

之以阿顺可乎？律以春秋大义，譬如专国政之赵卿，以不讨贼而直受弑君之恶，罪不能辞，己亦有也。虽然，事属久远，理在难明，必欲求其人以实之，斯亦凿矣。伪不容有，无之可也，既应无之，削之是矣，故从削①。

① 【注文浅释】

方氏认为仲景之书六经所论足以示伤寒杂病之法理，王叔和所撰伤寒例为伪例，应当删去。

伤寒论条辨跋

昔人论医,谓前乎仲景,有法无方,后乎仲景,有方无法,方法具备,惟仲景此书。然则此书者,尽斯道体用之全,得圣人之经而时出者也。后有作者,终莫能比德焉。是故,继往开来,莫善于此。愚自受读以来,沉潜涵泳,反复紬绎①,窃怪简篇册,颠倒错乱殊甚。盖编始虽由于叔和,而源流已远,中间时异事殊,不无蠹残人弊,今非古是,物固然也。而注家则置弗理会,但徒依文顺释,譬如童蒙受教于师,惟解随声传诵,一毫意义,懵不关心,至历扞格聱牙②,则又掇拾假借以牵合,即其负前修以误后进,则其祸斯时与害往日者,不待言也。所谓舟,一也。操之而善,则有利济之功。不善,则不惟适足以杀人,而反并己亦沦胥以自溺者犹是也。是故,君子慎术,不亦可惧也夫!于是不惮险遥,多方博访,广益见闻,虑积久长,晚忽豁悟,乃出所旧得,重考修辑,属草于万历壬午,成于去岁己丑,倩书誊脱,方幸字得颇佳,而校讨点画,则又率多讹谬,自慨今年七十一矣,不免强拭眵昏③,力楷讬梓,复客留后,凡若干万言,移整若干条,考订若干字。曰伤寒论者,仲景之遗书也。条辨者,正叔和故方位而条还之之谓也。呜呼,仲景圣当时而祖百代,其神功妙用,闻而不可得见。所可见者,仅存是书。沂是书以求其道,由其道以缵其宗,亦惟系乎人之心志用不用何如耳。今也以生乎千五百年之下,而欲渊源千五百年上人之遗言,键发其神妙以懋率由,岂可以容易言哉!然时世虽殊,人心则一。

不一者事，至一者道。诚能心仲景之心，志仲景之志以求之，则道在是也。道得则仲景得矣，尚何时世之间，可以二言邪。是故具述其本末，粗陈大义，俟诸来哲，大家精详。允期斯道，协陟重明以之修己治人，进之拱盛顺化，念兹在兹，施于有政。庶几将来，虽或时灾，平循通辙，克绥正命，则仲景在我，而圣贤之宗风不坠。是非吾人顾念天之所以与我，而我当求尽其所以体之全之之一事邪。他固非愚之所可豫知也，曷敢道哉。抑揣余景衰肘，丑踏何可以入人目，而乃劬劬若是，以取身后嗤唾邪？不然也。盖亦不过远，惟或者得彻观于有道，在任，则亦尚可以少见，竞竞专致，操存于一笔之不敢苟云尔。

万历二十一年岁次癸巳仲冬闰辛巳朔粤三日癸未朏新安方有执自跋

伤寒论条辨本草钞①

《神农本经》，药三百六十五种，效法周天三百六十五度之数，应三才而合四时，此本草之所以权舆也，厥义尚矣。梁陶隐居，进《明医别录》，倍之为七百三十种，而义犹在焉。迨夫唐本图经，蜀唐慎微《证类》，以至宋嘉祐政和，重定重修，义皆不论，旁搜远访，务在增多。凡见闻所及，有关用验者，莫不兼收并录，实总一千七百四十六种，而药无遗品，本草称大备，疾病之需，卫生之具，天下至今为永赖焉。然一百一十三方，用者九十一种耳。旧本皆一一注性味于各方药下，烦冗无义，今具钞而附说，以为初学仓卒，易于检对之便，余则略云②。

桂枝，桂，味甘辛，大热，有小毒，主温中，利肝肺气，霍乱转筋，头痛出汗，止烦，坚骨节，通血脉，理疏不足，宣导百药无所畏。《神农本经》，有牡桂、菌桂，辛温无毒，无桂枝。桂，《别录》以下有桂，上文钞者是，皆无桂枝，别说云。仲景《伤寒论》发汗用桂枝，桂枝者，枝条非身干也，取其轻薄而能发散。愚按诸家本草，桂虽云辛、甘、大热，本经则言辛、温，皆无发散之说，经于发汗，曰宜麻黄汤，曰宜桂枝汤云云者，以例言也。出汗不出汗，有权在经。深思宜之一字，则有所宜者，必有所不宜者在，宜于此者，必有不宜于彼者在，此经之言外意，读者要当潜心察识，然后可以用经之权，而能神经之妙矣。苟徒泥于发散，发汗云云，此成无己所以凿发散之谬注也。后此，人人遂皆自然其说而以为说，殊不思人之用桂，大率皆皮，而无用

①【注文浅释】
钞：同"抄"，誊写之意。

②【注文浅释】
方氏根据《神农本草经》及其他本草所载，结合自身思考与经验，将《伤寒论》所载药物进行一一抄录，对学用经典有裨益。

枝者。《经》于桂枝，凡用皆云去皮，去皮者，非谓去其枝上之皮也，以桂之用皆皮。惟经用枝，故有去皮云耳。《经》既去皮而用枝，则是去人之所用于不用，而用人之所不用以为用，用不与人同，而意正与人相反可知矣。岂取发散云乎哉？不在此也，然则所取何，曰：用不与人同而意正与人相反，则是枝必桂中奇才妙用，人虽皆未及知，而《经》则独知之深者，以其从阳而敏于走卫也。得之者，惟主理疏不足，宣导百药无所畏是也。

麻黄，味苦，温，无毒，主伤寒头痛，温疟[1]，发表，出汗，去邪热气，止咳逆上气，除寒热，通腠，理疏，解肌，泄邪恶气，消黑赤斑毒，不可多服，令人虚。陶隐居云，用之折除节，节止汗故也。先煮一两沸，去上沫，沫令人烦。《药性论》：根、节能止汗。日华子：通九窍，开毛孔皮肤。

葛根，味甘，平，无毒，主消渴，身大热，解诸毒，疗伤寒中风头痛，解肌，发表，出汗，开腠理。陶隐居云，生者捣取汁饮之，解温病发热。《药性论》云：能治天行上气呕逆。近世方书谓野葛有毒，伤胎，遂将妊娠妇人方中葛根，改为家葛。殊不思《本草》作于神农氏，当此之时，人尚无家，葛焉家哉？有野葛者，自是一种，大毒杀人，不啻伤胎而已，魏武啖至一寸者是也，非葛也，若因此物，道听途说，岂不迂哉。

柴胡，味苦，平，无毒，主寒热邪气，推陈致新，除伤寒心下烦热，诸痰热结实，胸中邪逆，五脏间游气[2]。《药性论》云：主时疾内外热不解。萧炳云：主痰满胸胁中痞。柴，本经作茈，《广韵》如此。

芍药，味苦酸，微寒，有小毒，主邪气腹痛。寒热癥瘕，通顺血脉，缓中，散恶血，去水气，利膀胱大小肠，时行寒热，中恶腹痛，本经一耳，《别录》分赤、白为二用，赤者利小便、下气，白者止痛、散血。古人采自山野，山野多赤，后世好奇尚白，取办于种莳，虽得白多而肥大，乃出自人为，而物已失其天性矣，故难责效。风寒所用，义自赤者，经无明文，古意本来如此。若芍药甘草汤方，明书白者,此用白也。《药性论》云:能蚀脓。《衍义》云,血虚寒人,禁此一物。

甘草,国老。味甘,平,无毒,主五脏六腑邪气,长肌肉,温中,解百药毒。反大戟、芫花、甘遂、海藻。陶隐居云:国老即帝师之称,虽非君为君所宗,故能安和草石而解诸毒也。《药性论》云:忌猪肉。

栝楼根,味苦,寒,无毒,主消渴身热,烦满大热,除肠胃中痼热,八疸身面黄,唇干口燥。反乌头。日华子云:治热狂时疾。实名黄瓜,主胸痹。《图经》云:疗时疾发黄,心狂烦热,闷不识人。

近时方书及称呼皆无栝楼根,惟有天花粉,谓天花粉即栝楼根。殊不知栝楼者载在《本经》,而天花粉者,自《本经别录》,以至唐蜀诸家本草,皆所未有,乃政和以后所收七十五种之一耳,功用虽相若,而物则殊别,正尔谓彼即此,亦失论矣。

黄芩,味苦,平,大寒,无毒,主诸热黄胆,肠澼泄利,疗痰热,胃中热。《药性论》云:能治热毒骨蒸,寒热往来,肠胃不利。日华子云:主天行热病。

黄连,味苦,寒,无毒,主明目,肠澼,腹痛,下利,五脏冷热,调胃厚肠。日华子云:止惊悸烦躁,天行热疾。《药性论》云:忌猪肉,恶冷水。

半夏,味辛,平,生微寒,熟温,有毒,主伤寒寒热,心下坚,下气,喉咽肿痛,头眩,胸胀,咳逆,消心腹胸膈痰热满结,咳嗽上气,时气呕逆。迩来下俚,因《经》有渴者去半夏之文,释者以燥津液为说,遂讹为燥,谓半夏燥药。凡用以贝母代之,夸奇衒贵,以自高炫,道邪悖邪,诚可笑也。《药性论》云:开胃健脾,忌羊血、饴糖,反乌头。

生地黄,味甘,寒,无毒,除寒热。《本经》止于干地黄下云生者尤良,无生名。

麦门冬,味甘平,微寒,无毒,主心腹结气,心下支满,虚劳客热,口干燥渴,定肺气,安五脏。日华子,治时疾热狂。

人参,味甘,微温,无毒,主补五脏,安精神,定魂魄,止惊悸,疗胸胁逆满,霍乱吐逆,调中止消渴。反藜芦。

术,味苦,甘,温,无毒,主风寒湿痹,止汗,除热,消食,风眩头痛,消痰水,除心下急满,及霍乱吐下不止。陶隐居云:术乃有两种,白术叶大,有毛而作桠,根甜而少膏,可作丸、散用;赤术叶细无桠,根小苦而多膏,可作煎用。《药性论》云:忌桃、李、雀肉,菘菜、青鱼。日华子云:治山岚瘴气。《衍义》云:古方及《本经》止言术,未见分苍、白二种也。只缘陶隐居言术有两种,自此人多贵白者。今人但贵其难得,惟用白耳,往往将苍术置而不用,如古方平胃散之类,苍术为最要药,功效尤速,殊不详本草元①无白术之名,近世多用,亦宜两审。谨按《嘉祐本草》序,谓《本草》虽世传作于神农氏,盖仲景、华佗诸贤之所编述也。然则经文术上其曰白者,无乃后之好事者之所加欤!惟白之加,则今之术皆出种莳,务白以求售,医之为道,本来面目,尚存几何哉!

大戟,味苦,寒,有小毒,主十二水,腹满急痛,积聚,利大小肠。反甘草②。日华子云:泄天行黄病瘟疟。泽漆根也。

泽泻,味甘咸,寒,无毒,除五脏痞满,逐膀胱三焦停水,扁鹊云,多服病人眼。《药性论》云:宜通水道。

知母,味苦,寒,无毒,主消渴,疗伤寒久疟烦热。陶隐居云:甚疗热结。

旋复花,味咸,温,冷利,有小毒,主结气胁下满,去五脏间寒热,消胸上痰结,唾如胶漆,心胁痰水,膀胱留饮。

葶苈,味辛苦,寒,无毒,主癥瘕积聚,通利水道,下膀胱水,伏留热气,皮间邪水上出,面目浮肿。《药性论》云:有小毒,能利小便,抽肺气,上喘息急,止嗽。《衍义》云:用子,味有甜苦两等,其形则一也。《经》既言味辛苦,即甜者不复更入药也。大概治体皆以行水走泄为用,故曰久服令人虚。

甘遂,味苦,寒,有毒,主大腹,癥瘕,腹满,面目浮肿,

①【注文浅释】
元:通"原"。

②【注文浅释】
关于"十八反"之说,历来理解不一。有赞同者,亦有否定者。如仲景"甘遂半夏汤"甘遂与甘草同用,孙思邈《千金要方》大戟与甘草同用……这些医家并不局限于此说。
故中医应用当据病患具体而定,不可一刀切,否则失去其意义所在。

留饮，利水谷道，下五水，散膀胱留热。反甘草。

五味子，味酸，温，无毒，主益气，咳逆上气。苏恭云：皮肉甘酸，核中辛苦，都有咸味，此则五味具也。

茵陈蒿，味苦平，微寒，无毒，主风湿寒热邪气，热结黄疸，遍身发黄，小便不利。日华子云：治天行时疾热狂。

莞花，味苦辛，寒，有毒，主伤寒温疟，下十二水，破积聚大坚，癥瘕，荡涤肠胃中留癖，饮食寒热邪气，利水道，疗痰饮。《衍义》云：仲景《伤寒论》，以莞花治利者，以其行水也，水去则利止，其意如此。然今人用时当以意斟酌，不可使过与不及也，仍须有是证者，方可用之。

细辛，味辛，温，无毒，主咳逆，头痛脑动，百节拘挛，风湿痹痛，破痰，利水道。反藜芦。陶隐居云：最能除痰明目。《药性论》云：忌生菜。日华子云：忌狸肉。《衍义》云：今惟华州者佳，柔韧极细，真深紫色，味极辛，嚼之习习如椒，治头面风不可阙也。叶如葵叶，赤黑，非此即杜衡，杜蘅叶形如马蹄，俗云马蹄香是也，近时用者皆此物，人亦莫知其非。《别说》云：单用不可过半钱匕，多即气闷塞不通者死，虽死无伤。近年关中或用此毒人者，闻平凉狱中尝治此，故不可不记，非本有毒，但以不识多寡之用，因以有此[①]。

连翘，味苦，平，无毒，主寒热。《衍义》云：治心经客热最胜。翘，《经》作䕘，注云连翘根也。今之用者，皆于本草无明文，用者宜审。

桔梗，味辛苦，微温，有小毒，主胸胁痛如刀刺，除寒热风痹，疗喉咽痛。《药性论》：主气促嗽逆。《衍义》云：治肺热气奔促，嗽逆，肺痈，排脓。

当归，味甘辛，温，无毒，主咳逆上气，温疟，寒热洗洗在皮肤中，妇人漏下绝子[②]，诸恶疮疡。日华子云：治一切风，一切血。《药性论》云：补女子诸不足。《别说》云：气血昏乱者，服之立定。此盖能使气血各有所归，恐圣人立当归之名，必因此出矣。

通草，味辛甘，平，无毒，除脾胃寒热，通利九窍，出音

①【临证薪传】
"细辛不过钱"之说由来已久。此说一般指入散剂，细辛慎用，剂量偏少。入汤剂，细辛剂量并不受此说限制，当据病情而定。

②【注文浅释】
绝子：指气血不和难以受孕。

声。陈士良云，茎名木通，主理风热淋疾，小便数，急疼，小腹虚满。

升麻，味甘苦，平，无毒，主解百毒，辟疠疫瘴气[1]，中恶腹痛，时气毒疠头痛，寒热风肿诸毒，喉痛口疮。《图经》云：解伤寒头痛。《本经》无，《别录》有。

大黄，将军。味苦，寒，无毒，主下瘀血，血闭寒热，破癥瘕积聚，留饮宿食，荡涤肠胃，推陈致新，通利水谷，调中化食，安和五脏，平胃下气，除痰实，肠间结热，心腹胀满，女子寒血闭胀[2]，小腹痛，诸老血留结。日华子云：通宣一切气，调血脉，利关节，泄壅滞水气，四肢冷热不调，温瘴热疾，利大小便，并辅一切疮疖痈毒。《别说》云：谨按大黄收采时，皆以火烧石焙干，欲速货卖，更无生者，用之不须更多炮炙，少蒸煮之。将军者，言戡定祸乱建立太平，止戈为武之谓也。

葳蕤，味甘，平，无毒，主中风暴热，不能动摇陶隐居云：按《本经》，有女萎，无葳蕤。《别录》无女萎，有葳蕤。日华子云：除烦闷，止渴，润心肺，治天行热狂。《图经》云：主贼风，手足枯痹，四肢拘挛。

按陶云，则女萎、葳蕤之为物虽不殊，而文字之差误则明甚。

天门冬，味苦甘，大寒，无毒，主诸暴风湿偏痹，保定肺气，去寒热。《博物志》云：禁食鲤鱼。《药性论》云：误食鲤鱼中毒，浮萍解之。《衍义》云：治肺气之功为多，其味苦，但专泄而不专收，寒多人禁服。

贝母，味辛苦，微寒，无毒，主伤寒烦热，疗腹中结实，心下满，洗洗[3]恶风寒。反乌头。《药性论》云：主胸胁逆气，疗时疾黄疸，与连翘同。日华子云：消痰润心肺。《别说》云：能散心胸郁结之气，殊有功。

蜀漆，味辛，微温，有毒，主疟，及咳逆寒热，腹中癥坚痞结积聚，疗胸中邪结气，吐出之，常山苗也。《药性论》云，能主疗鬼疟多时不差，去寒热疟，治温疟寒热，不可多进，令人吐逆，下肥气积聚。

　　商陆根,味辛酸,平,有毒,主水胀疝瘕,除痈肿杀鬼精物,疗胸中邪气,水肿痿痹,腹满洪直,疏五脏,散水气,如人形者有神。《图经》云:俗名章柳根,花赤者根赤,花白者根白。苏恭云:白者入药用,赤者见鬼神,甚有毒,但贴肿外用,若服之伤人,乃至利血不已而死也。日华子云:得大蒜良,通大小肠,泻蛊毒,堕胎,协肿毒,敷恶疮。

　　《本经》,无根字。

　　海藻,味苦咸,寒,无毒,主瘿瘤气,项下核,破散结气,痈肿,癥瘕,坚气,腹中上下鸣,下十二水肿,疗皮间积聚,暴癀,留气热结,利小便。

　　厚朴,味苦,温,无毒,主中风伤寒头痛,寒热惊悸,气血痹,温中,益气,消痰,下气,疗霍乱及腹痛,胀满,胃中冷逆,胸中呕不止,泄利淋露,除惊,去留热心烦满,厚肠胃。《药性论》云:忌豆,食之者动气,味苦辛,大热,能主疗积年冷气,腹内雷鸣虚吼,宿食不消,除痰饮,去结水,破宿血,消化水谷,止痛,大温胃气,呕吐酸水,主心腹满,病人虚而尿白。日华子云:健脾,主反胃,霍乱转筋,冷热气,泻膀胱,泄五脏一切气。《衍义》云:不以姜制,则棘人喉舌,平胃散中用,最调中。至今此药盛行,既能温脾胃气,又能走冷气,为世所须也。

　　枳实,味苦酸,寒,无毒,主大风在皮肤中,如麻豆苦痒,除寒热结,止利,长肌肉,利五脏^①,除胸胁痰癖,逐停水,破结实,消胀满,心下急,痞痛逆气,胁风痛,安胃气,止溏泄。《药性论》云:解伤寒结胸,入陷胸汤用,主上气喘咳,肾内伤冷,阴痿而有气,加而用之。《衍义》云:枳实,枳壳,一物也,小则其性酷而速,大则其性详而缓。故张仲景治伤寒仓卒之病,承气汤中用枳实,此其意也。皆取其疏通决泄,破结实之义,他方但导散风壅之气。可常服者,故用枳壳,其意如此。

　　竹叶,簟竹叶味苦,平,大寒,无毒,主咳逆上气,除烦热风痉,喉痹呕吐。淡竹叶味辛,平,大寒,主胸中痰热,咳逆上气。苦竹叶及沥,疗口疮,目痛,明目,利九窍。陶

①【注文浅释】
　　主治肌肉病变,疏通五脏病变。

隐居云：竹类甚多，此前一条云是箽竹，次用淡苦尔。《药性论》云：淡竹烧沥，治卒中风，失音不语。日华子云：苦竹作沥，治中风失音，功用与淡竹同。《食疗》云：淡竹沥大寒，主劳复。茹，主噎膈鼻衄。

大枣，味甘，平，无毒，主心腹邪气，安中养脾，助十二经，平胃气，通九窍，补少气，少津液①，身中不足，和百药，补中益气，除烦闷，疗心下悬，肠澼，生者味甘，辛，多食令人多寒热，羸瘦不可食。陶隐居云：南枣大恶。孟诜云：第一青州，次蒲州者好，诸处不堪入药，生者，食之过多，令人腹胀。日华子云：牙齿有病人，切忌食之。《食疗》云：多食动风，发冷风，并咳嗽。《衍义》云：先青州，次晋州，此二等可煞暴入药，益脾胃为佳，余止可充食用。

杏核仁，味甘苦，温，冷利，有毒，主咳逆上气，雷鸣喉痹，下气，时行头痛，解肌，消心下急。解锡毒。陈藏器云：利喉咽，润五脏，去痰嗽，生熟俱得，半生半熟杀人。日华子云：实多食，伤神损筋骨，有数种，皆热，小儿尤不可食，多致疮痈及上膈热。

桃核仁，味苦甘，平，无毒，主瘀血，血闭，瘕痕，邪气，杀小虫，止咳逆上气，消心下坚，除卒暴击血②，破癥瘕，通月水，止痛。《衍义》云：桃有数种，惟以山中自生者，为正。

栀子，味苦，寒，无毒，主五内邪气，胃主热气，胸心大小肠大热，心中烦闷，酒炮皶鼻。《药性论》云：杀蘆虫毒，去热毒风，利五淋，解五种黄病，治时疾，除热。《衍义》云：仲景治发汗吐下后，虚烦不得眠。若剧者，必反复颠倒，心中懊侬，栀子豉汤治之，虚故不用大黄，有寒毒故也。栀子虽寒，无毒，治胃中热气，既亡血，亡津液，腑脏无润养，内生虚热，非此物不可去。

吴茱萸，味辛，温，有小毒，主温中，下气，止痛，咳逆，寒热，除湿，血痹，逐风邪，开腠理，去痰冷，腹内绞痛，诸冷实不消③，中恶心腹痛。《药性论》云：治霍乱转筋，胃中冷气，吐泻腹痛，不可胜忍者，可愈。孟诜云：主心痛下

①【注文浅释】
治疗津液虚损病变。

②【注文浅释】
治疗一切外伤所致的瘀血。

③【注文浅释】
不消：凝结。

气,除呕逆脏冷,开目者,不堪食。《衍义》云:须深汤中浸去苦烈汁,凡六七过始可用,此物下气最速,肠虚人服之愈甚。

梓白皮,味苦,寒,无毒,主热,去三虫。《别录》云:主吐逆胃反。

黄柏《本经》檗木,味苦,寒,无毒,主五脏肠胃中结热,黄疸,肠痔,止泄利,疗惊气在皮间,肌肤热,赤起,目热,赤痛,口疮。《衍义》云,今用反。

蜀椒,味辛,温,有毒,主邪气,咳逆,温中,逐骨节皮肤死肌,寒湿痹痛,除六腑寒冷,伤寒温疟,大风汗不出,心腹留饮,宿食,肠澼,下利,泄精①,开腠理,通血脉,坚齿发,调关节,耐寒暑,多食令人乏气,口闭者杀人。《衍义》云:须微炒使出汗,又须去附红黄壳。去壳法:先微炒,乘热入竹筒中,以梗舂之,播取红用。

秦皮,味苦,寒,无毒,主风寒湿痹,洗洗寒气,除热,目中青翳白膜。《药性论》云,主明目,去肝中久热。《图经》云:浸水便碧色,书纸看之,青色者真。

梅实,味酸,平,无毒,主下气,除热烦满止下利,好唾,口干。陶隐居云:此亦是今乌梅也,用当去核微熬,治伤寒烦热。陈藏器云:去痰,主疟疟,止渴,调中,除冷热利,止吐逆。日华子云:多啖伤骨,蚀脾胃,令人发热。又云:除劳,治骨蒸,去烦闷,涩肠止利。《衍义》云:食梅则津液泄,水生木也,津液泄,故伤齿,肾属水,外为齿故也。

芫花,味辛苦,温,有小毒,主咳逆,上气,喉鸣,喘,咽肿,消胸中痰水,喜唾②,水肿,久服令人虚。《药性论》云:有大毒,能治心腹胀满,去水气,利五脏,寒痰,涕唾如胶者,及一切毒风,四肢挛急,不能行步,能泻水肿胀满。

附子,味辛甘,大热,有大毒,主风寒,咳逆,邪气,温中,金疮,破癥坚③,积聚,血瘕,寒湿踒躄,拘挛,膝痛,脚疼,冷弱不能行步,腰脊风寒,心腹冷痛,霍乱转筋,下利赤白,坚肌骨,强阴堕胎,为百药长。陶隐居云:凡用三建,皆热灰微炮,令拆,勿过焦。惟姜附汤生用。俗方每

①【注文浅释】
泄精:阴精暗伤损耗。

②【注文浅释】
喜唾:口水多。

③【注文浅释】
破癥坚:活血化瘀消癥。

用附子,皆须甘草、人参、生姜相配者,正制其毒故也。《衍义》云:乌头,乌喙,天雄,附子,侧子,凡五等,皆一物也,止依大小长短似像而名之。后世补虚寒则须用附子,仍取其端平而圆大,及半两以上者,其力全不僭。风家即多用天雄,亦取其大者,以其尖角多热性,不肯就下,故取辛散也。此用乌头附子之大略,余三等则量其材而用之。

白头翁,味苦,温,无毒,主温疟,狂易,寒热,癥瘕,积聚,瘿气,逐血,止痛。苏恭云:甚疗毒。

茯苓,味甘平,无毒,主胸胁逆气,忧恚,惊邪,恐悸,心下结痛,口焦,舌干,利小便,止消渴,大腹,淋沥,膈中痰水,水肿,淋结,开胸腑[①],调脏气,伐肾邪。《药性论》云:忌米醋。

猪苓,味甘苦,平,无毒,主痎疟,解毒,蛊疰不祥,利水道。《药性论》云:解伤寒温疫,大热发汗,主肿胀,腹满,急痛。司马彪云:治渴。《衍义》云:行水之功多,久服必损肾气,昏人目。

巴豆,味辛,生温,熟寒,有大毒,主伤寒温疟寒热,破癥瘕结聚,坚积,留饮痰癖[②],大腹水胀,荡练五脏六腑,开通闭塞,利水谷道,去恶肉烂胎,不利丈夫阴,杀斑猫毒。《药性论》云:忌芦笋,酱豉,冷水,中巴豆毒,黄连汁,大豆汁解之。陶隐居云:最能泻人。陈藏器云:主癥癖痃气,痞满,腹内积聚,冷气,血块,宿食不消,痰饮吐水。

赤小豆,味甘酸,平,无毒,主下水,排痈肿脓血,寒热,热中,消渴,止泄,利小便,吐逆,卒澼下,胀满。陶隐居云:性逐津液,久服令人枯燥。陈士良云:微寒,疗水气,解小麦热毒。《图经》云:甚疗脚气。

麻子,味甘,平,无毒,主补中益气,中风汗出,逐水,利小便,破积血,复血脉。《药性论》云:治大肠风热结涩,及热淋。日华子云:逐一切风气,长肌肉,益毛发,去皮肤顽痹,下水气,及下乳,止消渴,催生,治横逆产。陈士良云:主肺气,润五脏,利大小便,疏风气,不宜多食,损血脉,滑精气,痿阳气,妇人多食发带疾。

豉，味苦，寒，无毒，主伤寒头痛，寒热，瘴气^①，恶毒，烦躁，满闷，虚劳，喘吸，及两脚疼冷。《药性论》云：治时疾热病发汗。

粳米，味甘苦，平，无毒，主益气，止烦止泄。陶隐居云：此即人常所食米，但有白赤小大，异族四五种，同一类也。孟诜云：常食干饭，令人热中，唇口干，不可和苍耳食之，令人卒心痛，即急烧仓米灰，和蜜浆服之，不尔，即死。不可与马肉同食之，发痼疾。《衍义》云：白晚米为第一，早熟米不及也，平和五脏，补益胃气，其功莫逮，然稍生复不益脾，过熟则佳。

酒，味苦，甘辛，大热，有毒，主行药势，杀百邪恶毒气。陶隐居云：大寒凝海，惟酒不冰，量其性热，独冠群物，药家多有以行其势。人饮之，使体弊神惛，是其有毒故也。苏恭云：酒有数种，惟米酒入药。陈藏器：通血脉，润皮肤，散石气，消忧发怒，宣言畅意。又云：酒后不得卧黍穰，食猪肉，令人患大风。凡酒忌诸甜物，酒浆照人无影不可饮，酒不可合乳饮之，令人气结。白酒食牛肉，令人腹内生虫。孟诜云：久饮伤神损寿。

苦酒，味酸，温，无毒，主消痈肿，散水气，杀邪毒。醋也。陶隐居云：亦谓之醯，以有苦味，俗呼苦酒，不可多食，损人肌脏。陈藏器云：破血运，除癥块坚积，消食，破结气。日华子云：杀一切鱼肉菜毒，多食不益男子，损人颜色。《论语》云：或乞醯焉，是也。

胶饴，味甘，微温，主补虚乏^②，止渴，去血。《本草》：饴糖。《图经》：软糖，粳米粟米，大麻子，白术黄精，枳椇子等，并堪作，惟以糯米作者入药。孟诜云：健脾胃气。日华子云：消痰止嗽，并润五脏。《衍义》云：多食动脾风。

以上五种，《本经》皆无，或疑五种者，皆人食用之常，不烦采取。开物之初，不以流品论，尚未收录与，未知然否？

干姜，味辛，温，主胸满，咳逆，上气，温中，止血，出

① **【注文浅释】**

止唾血：咯、唾血以心脾阳虚之出血为主。

② **【注文浅释】**

这里吐是一种治法，并非局限于呕吐症状。

汗，逐风湿痹，肠澼下利，寒冷腹痛，中恶，霍乱胀满，皮肤间结气，止唾血①，生者尤良，主伤寒头痛，鼻塞，止呕吐，久服，去臭气，通神明。干者太热，生者微温，皆无毒。唐本：干者久服令人目暗。《药性论》：干姜主霍乱不止，治嗽，温中，秦艽为使。陈藏器云：生姜须热即去皮，要冷即留皮。

葱白，平，可作汤，主伤寒寒热，出汗，中风，面目肿，伤寒骨肉痛，喉痹不通，安胎，归目，除肝邪气，安中，利五脏，杀百药毒。日华子云：治天行时疾，头痛热狂，通大小肠，霍乱转筋，及贲豚气，脚气，心腹痛。《食疗》云：少食则得，可作汤，不得多食，虚人，患气者多食发气，上冲人五脏，闷绝，为通利关节，出汗故也。切不得与蜜相和食之，促人气，杀人。

薤，味辛苦，温，无毒，除寒热，去水气，温中，散结，利病人。陶隐居云：凡用葱薤，皆去青留白，白冷而青热也。孟诜云：不可与牛肉同食，令人成瘕。《食疗》云：骨髓在咽不去者，煮食之即下。《衍义》云：叶如金灯叶，差狭而更光，故古人言薤露者，以其光滑难贮之义，千金用治肺气喘急，亦取其滑泄也。大抵此物叶如韭，根如葱，江南闽浙之间绝少，淮西河南北多有之。

瓜蒂，味苦，寒，有毒，主大水，身面四肢浮肿，下水杀蛊毒，咳逆上气，及食诸果病胸腹中，皆吐出之②，去鼻中息肉，疗黄疸。陶隐居云：甜瓜蒂也，用早青者。日华子云：无毒，治脑塞，热齆，眼昏，吐痰。《食疗》云：瓜有两鼻者杀人，沉水者杀人，食多腹胀，可食盐化成水，病癥癖人不可食之。

石膏，味辛甘，寒，无毒，主中风寒热，心下逆气，惊喘，口干舌焦，不能息，除时气，头痛身热，三焦大热，解肌发汗，止消渴，烦逆，腹胀，暴气喘息，咽热。《药性论》云：能治伤寒头痛如裂，壮热皮如火燥，出毒汗，主通胃中结，烦闷，心下急，烦躁，和葱煎茶，去头痛。日华子云：治天行热狂。《图经》云：止头目昏眩痛。

赤石脂,味甘酸辛,大温,无毒,主养心气,明目,益精,疗腹痛泄澼,下利赤白。大抵此物能治大肠寒滑。《本经》无,《别录》有。

禹余粮,味甘,寒平,无毒,主咳逆,寒热烦满,下利赤白,血闭癥瘕,大热,疗小腹痛结烦疼。《药性论》云:主治崩中。

芒硝,味辛苦,大寒,主五脏积聚,久热胃闭,除邪气,破留血,腹中痰实结搏,通经脉,利大小便及月水,破五淋,推陈致新,生于朴硝。《衍义》云:以暖水淋朴硝取汁,再经熬炼减半,倾入水盆中,经宿遂结芒,有廉棱者,故其性和缓。今按《本经》,只言硝石朴硝,而无芒硝,芒硝有自《别录》以后,经中何得用芒硝,芒疑朴误。

滑石,味甘,寒,无毒,主身热泄澼,女子乳难,癃闭,利小便,荡胃,积聚寒热,通九窍六腑津液,去留结,止渴,令人利中。《衍义》云:治暴得吐逆,不下食。

代赭,味苦甘,寒,无毒,主鬼疰[①],贼风蛊毒,杀精物恶鬼,腹中毒,邪气,除五脏血脉中热,血痹血瘀,大人小儿惊风入腹。

铅丹,味辛,微寒,主吐逆胃反,惊痫癫疾,除热,生于铅。陶隐居云:即今熬铅所作黄丹也。《药性论》云:主治惊悸,狂走,呕逆,消渴。日华子云:凉,无毒,镇心安神,疗反胃,止吐血。

人溺,疗寒热头疼,温气,童男者尤良。日华子云:疗血闷,热狂,扑损,瘀血,运绝,及困乏。《衍义》云:气血虚,无热者,不宜多服,性寒故也。

妇人裩裆,主阴易病,当阴上割取,烧末[②],服方寸匕,童女裤益佳。若女患阳易,即男子裤也。阴易病者,人患时行病起后,合阴阳便相着,甚于本病,其候小便赤涩,寒热甚者是,服此便通利。按此与经文有同有异,临证者,宜两审。

以上二种,《本经》皆无,《别录》有。

白蜜,味甘,平,无毒,主心腹邪气,诸惊痫痓,安五

①【注文浅释】
鬼疰:神情恍惚,如有所见如有所闻。

②【注文浅释】
烧末:烧灰。

脏,诸不足,益气补中,止痛,解毒,除众病,和百药,养脾气,除心烦,食饮不下,止肠澼,肌中疼痛,口疮,明耳目,色白如膏者良。《本经》石蜜,《衍义》云,石乃白字。

龙骨,味甘,平,无毒,主心腹鬼疰,精物老魅^①,咳逆,泄利脓血,夜卧自惊,恚怒,伏气在心下,不得喘息,止汗,缩小便溺血,养精神,定魂魄,安五脏。《药性论》云:忌鱼,止梦泄精,夜梦鬼交。《图经》云:大抵此物世所稀有。孙光宪《北梦琐言》云:石晋时,镇州接邢台界,尝斗杀一龙,乡毫曹宽见之,取其双角,角前有一物,如蓝色,文如乱锦,人莫之识,曹宽未经年为寇所杀,镇帅俄亦被诛。《衍义》云:诸家之说,纷然不一,既不能指定,终是臆度。西京颍阳县民家,忽崖壤得龙骨一副,皮体头角悉具,不知其蜕也,其毙也。若谓其蜕毙,则是有形之物而又生不可得见,死方可见。谓其化也,则其形独不能化焉。嘉靖癸丑,余客邳之宿迁县,时淮泗大水,河无岸际,霜后水落,河中新吐一洲,上有龙骨一副,头角身尾全具,居民惊异,竞渡取之,人有以角半只相贻者,其色白,形即枯骨,舐之黏舌,入药用甚效,竟莫知其所由,姑录之以俟博识。

阿胶,味甘,平,微温,无毒,主心腹内崩^②,劳极,洒洒如疟状,腰腹痛,四肢酸疼,女子下血,安胎,丈夫小腹痛,虚劳羸瘦,阴气不足,脚酸不能久立,养肝气,出东阿。陶隐居云:出东阿,故曰阿胶,入汤微炙,丸散须极燥。陈藏器云:阿井水煎成,人间用者,多非真也。凡胶俱能疗风,止泄补虚,驴皮胶主风为最。《图经》云:今郓州皆能作之,以阿县城北井水作煮为真,造之,阿井水煎乌驴皮,如常煎胶法,其井官禁,真胶极难得,都下货者甚多,恐非真。寻方书所说,所以胜诸胶者,大抵以驴皮得阿井水乃佳耳,今属东昌府有小土城,无县治,井如故,仍官禁,以古迹,因名其城曰阿城。胶则造时,官取水至府煮作,皮出自库,真胶民间难得。如昔,蔡氏书传曰:吴兴沈氏言古说济水伏流地中。今历下凡发地皆是流水,世谓济水经过其下,东阿亦济所经,取其井水煮胶,谓之阿胶。用

①【注文浅释】
精物老魅:想象中幻觉中的妖魔鬼怪。

②【注文浅释】
心腹内崩:内脏出血。

搅浊水则清，人服之，下膈疏痰，盖其水性趋下，清而重故也。

猪胆，味苦，大寒，主伤寒热渴。刘禹锡云：通大便。

肤。诸家本草，无载此者。

文蛤，味咸，平，无毒，主咳逆胸痹，腰痛胁急。

鸡子，主除热，火疮痫痉。卵白，微寒，疗目热赤痛，除心下伏热，止烦满，咳逆，小儿下泄，醋渍之一宿，疗黄疸，破大烦热。陈藏器云：鸡子益气，多食令人有声。《药性论》云：液能治目赤痛，黄治久疟。日华子云：鸡子镇心安五脏，止惊，安胎，治怀妊天行热疾，狂走，及开声喉。忌蒜。

虻虫，味苦，微寒，有毒，主逐瘀血，破下血积，坚痞，癥瘕，寒热，通利血脉，及九窍，女子月水积聚，除贼血[1]在胸腹五脏者，及喉痹结塞。《图经》云：木虻最大而绿色，几若蜩蝉。蜚虻状如蜜蜂，黄色，医方所用虻虫即此也。又有一种小虻名鹿虻，大如蝇，咂牛马亦猛。三种大抵同体，俱能治血，而方家相承，只用蜚虻，他不复用。《淮南子》：虻散积血。《本经》：木虻，蜚虻。

水蛭，味咸苦，平，微寒，有毒，主逐恶血，瘀血，月闭，破血瘕积聚，无子，利水道，又堕胎。陈藏器云：收干蛭当展其身令长，腹中有子者去之，此物难死，虽加火炙，亦如鱼子，烟熏经年，得水犹活，以为楚王之病也。《蜀本》云：采得用篁竹筒盛，待干，又米泔浸一宿后，曝干，以冬猪脂煎令焦黄，然后用之，勿误。日华子云：畏石灰。《衍义》云：畏盐。

牡蛎，味咸平，微寒，无毒，主伤寒寒热，温疟洒洒，惊恚怒气，除留热在关节荣卫，去来不定，烦满，止汗，止渴，除老血[2]，涩大小肠，止大小便，疗泄精，喉痹，咳嗽，心胁下痞热。《药性论》云：止盗汗，治温疟。

土瓜根。《本经》王瓜，味苦寒，主消渴，内痹，瘀血，月闭，寒热。《别录》：一名土瓜，疗诸邪气热结。《衍义》云：其根即土瓜根也。日华子云：土瓜根通血脉，治天行

① **【注文浅释】**
贼血：瘀血。

② **【注文浅释】**
除老血：治疗顽固性瘀血出血。

热疾，酒黄病，壮热心烦闷。

浆水，味甘酸，微温，无毒，主调中，引气，宣和强力，通关开胃，止渴，霍乱泄利，消宿食，解烦，去睡[①]，调理腑脏，粟米新熟白花者佳，煎令醋，止呕哕。《本经》无，《别录》钞。

甘澜水，潦水，二种本草。皆无。

斗升合律吕之管十二，皆径三分有奇，空围九分，而黄钟长九寸，以之审量而量多少，则其容子谷秬黍千二百为龠，十龠为合，十合为升，十升为斗，十斗为斛。

铢分两以黄钟之龠平衡而权轻重，则其所容千二百黍，其重十二铢，分其半六铢为分，两龠二十四铢计四分为两，十六两为斤，三十斤为钧，四钧为石，铢则今之四一厘六毫有奇，分则今之二钱半也。

方寸匕匕，匙也，古用竹木，今用铜，其制正方一寸，取抄散不落可重一分，以为一服，寸则以一黍为一分，黄钟长九十分分之十也，以之审度而度长短，则亦以黄钟之寸生丈尺，此黄钟所以为万事根本。

㕮咀言捣令大小适中，其粒颗可以咀嚼之而有味也。《嘉祐本草》谓凡酒汤膏药，旧方皆云㕮咀者，谓称毕捣之如大豆，又使吹去细末，此于事殊不允当，药有易碎难碎，多末少末，称两则不复钧平，今皆细切之，较略令如㕮咀者，乃得无末而又调和也。

①【注文浅释】
去睡：治嗜睡。

伤寒论条辨或问

问：经何十二。

曰：应十二辰数也，曰六而本之三阴三阳者，道生于三，一阴一阳之推也。是故，言六，则十二在其中，言十二，则五脏六腑，四体百骸，周身内外所有，无一物不在其中矣。经在人身中，一定而不移，无时而不然，病发于人身，舍经何言哉？昧者不察，但醉生梦死于伤寒传六经之一语，六经岂独伤寒之一病为然哉，病病皆然也。又若小智，则亦知一不知二，舍手而言足，慺彼而迷此，殊不知人身之阴阳，天地之阴阳也。阴阳之在天地，而于其升降、往来、进退、消长之所以然者，可容以一毫智故言哉。手经之阴阳，居人身之半，足经之阴阳，亦居人身之半，若谓传一半不传一半，则是一身之中，当有病一半不病一半之人也。天下之病伤寒者，不为不多也，曾谓有人如此乎？有则是矣，如曰无之，则是自眯其目，而谓人不见，见不明，不亦大谬乎！孔子曰：道之不明也，我知之矣，智者过之，愚者不及也。愚者之不及，则亦已矣，道固自若也。大智如舜，闻其好问而好察迩言①，用其中于民矣，未闻何过也。故惟小智，一或过之，非穿则凿，一凿与穿百邪蜂起，道何如哉？杂矣，乱矣，晦塞矣，厄矣，道本乎天，而曰厄矣，天将谓之何，天下可言哉。后学君子，达而明之，上也。未至于达，不厌而勉焉，次也。勉而力不足，宁画，可也。无若小智焉，不为斯道厄，道之幸也，天之庆也，天下之望，愚之日望也。

①【注文浅释】
迩言：通俗易懂。

问：《素》、《灵》之言六经，起于中焦手太阴肺，阳明大肠，次足阳明胃，太阴脾，次手少阴心，太阳小肠，次足太阳膀胱，少阴肾，次手厥阴心包，少阳三焦，次足少阳胆，厥阴肝，复从肝别贯膈，上注肺。《伤寒论》之言六经，起于太阳，次阳明，次少阳，太阴，少阴，厥阴，两不相同，何也？

曰：六经之在人身，犹六合之在天地，本无终始之可言。《素》、《灵》之起于手太阴肺，一阴而一阳，手而足，足而手，如此而终于厥阴肝，又复注肺者，盖以血气之在经道中，流行而循环，分拆不开，无起止可言，借肺以言始，平人之常也。《伤寒论》之起于太阳，遍三阳而后历三阴者，盖以风寒之中伤人，人是通身四面上下皆当之，其邪亦是如此而皆进，然其进也有渐，故次第人身外体之躯壳为三重：第一薄外皮肤一重，太阳所主之部位也；第二肌肉一重，阳明之部位也；第三躯壳里腑脏外匪空一重，少阳之部位也。如此一重一重逐渐而进，三阳主表之谓也①。及其进里，里面内脏，亦第为三层，逐层亦是如此而渐上，三阴主里是也。盖经是各居其所的，其各该所辖部属方位之处所，皆拱极而听命的，以邪之进也。不由经道而在部位方所上超直而径进，故但提纲挈领，举六该十二以为言，病情事实，文字之权宜也。二说之所以不同者，各就事理以言其规则耳，非谓必如此以为始终之定体也。后人不肯以身体察，只管在纸笔上拗气，譬如水底摸月，形影不知，空自纷纷凿凿，千五百年来，举世若说梦，岂不大为可笑，大为可笑！

问：太阳有纲有纪有目，余皆不然，何也？

曰：经为纲，变为目，六经皆然也。太阳一经，紧关有始病荣卫之道二，所以风寒单合而为病三，三病之变证一百五十八，故分三病为三纪，以为各皆领其各该所有之众目，以统属于太阳。邪过太阳而交余经，则荣卫皆不在论矣，以荣卫自后皆不在论，故皆即病于经，但仍皆举纲张目，而省纪不须。

① 【医理探微】

三重之说，具有形而上学，不切临床实际。太阳主皮肤之部位，太阳之气源于五脏六腑之气，阳明主肌肉，非阳明之部位也，阳明部位在胃肠；躯壳里脏腑外非少阳之部位，少阳部位在少阳胆。

问：经之为经，一也，太阳何独分三治？

曰：太阳一经，犹边疆也^①。风也，寒也，风寒俱有也。三病犹三寇，方其犯边之初，南北东西，随其所犯，御之当各明辨其方法，譬如陆之车马，水之舟船，有所宜，有所不宜。是故，桂枝麻黄，用之在各当其可，夫是之谓道也。余经犹服里，四夷入服，为寇则同，随在执之是已，不在屑屑必以种类为别也。

问：太阳篇中之言传，阳明少阳篇中又皆言转，夫传则传矣，而又曰转，转非回转之谓乎？

曰：非也，二字皆当音去声而读啭，传是驿传之传，转是轮转之转，传转无文，六书之转注字。仲景之所以更互而迭用者，盖以明其合为一音义，欲人思而得之之意也。盖风寒遍历人身之六经，正犹人行啭路而过处所耳。后人不思，只单读传为平声如字，而置转于不理会，此义不明，妄凿伤寒传六经之谬说，遂使杂乱纷然，蜂起而聚讼，卒致此书于阁置，孽由此作也。《论语》曰：学而不思则罔。注曰：不求诸心，则昏而无得。呜呼！一人之昏，祸延天下，流毒至今，为学而至此，可不令人长叹哉！

问：传转皆读啭，此书之音义如此，然则七传，间脏传之传，与此音义异同何如？

曰：不同。七传间脏传是五脏自病，病自内出，盖五脏有相生相克之性能，故以夫妇之相克而有七传，母子之相生而有间脏传，正得父子相代而相传之天然，故曰传，流传之谓也。风寒本天之二气，于人病为外邪，故其渐次经历人身之六经，有如转路行过方所之委曲。传转之谓如此，其义自别，何可以同言！

问：《素》《灵》之起太阴而经以十二言，固是言平人之常。《伤寒论》之起太阳而经以六言，则是言病时之变也。惟其常，故无议，以其变，故多口软。

曰：《伤寒论》之书，本《素问·热论》之旨也^②。《热论》略，《伤寒论》详。以略而言，譬如八卦起艮之连山，起坤之归脏也。以详而言，譬如六十四卦起干之易也。孟子曰：前圣后圣，其揆一也。有能继之者，则《皇极经世》可得拟而有也。世无尧夫，故口多耳，以多口言之，譬如猩猩与鹦鹉，嚣嚣谍谍，安知其心不以为能出乎其类，而自谅哉。噫，可慨也已。

问：荣卫。

曰：荣卫者，三病始分之二道也。二道明，三方对，则三病无余治，此仲景之所以圣也。二道迷，三方惑，则虽三百九十七，一百一十三，犹以为未之足，其凿凿之所以嚣嚣欤。未及六七日而风寒有不救者，荣卫不明之罪也。

问：传转。

曰：传转者，六经盈缩之玑衡也。六经明，则传转之机审。传转昏，则拘拘数日以论经，此风寒之所以有治不治之分也。已过十三日而有不愈者，传转不明之罪也。

问：两感。

曰：以虚者受病言之。风寒之病，表虚而病也。表虚则里实，故曰热虽甚不死。然则两感于寒而病必不免于死者，盖以表里俱虚言也。惟其俱虚，故为不治，仲景亦付之不论[①]。大羌活汤，要亦不过存此活人之心云耳则可，乌在能奈何两感之万一于可必哉！然亦智者过之之一事，近世以其自谓能治两感而不察，遂用之为通治风寒之套药，是又焉得不谓之愚者不及知之一矣邪。

问：医有内外。

内者何？曰：人是也。外者何？曰：天是也。知人而不知天，知内不知外也；知天而不知人，知外而不知内也。知天知人，则知道矣。舍天人而言内外者，非道也，谬也。

问：风寒必自太阳而中伤，而诸家乃有各经自中之说，其说何如？

曰：自中不在此中论，此书之论，论外入也。以论外入，故始太阳。太阳者，皮肤也，皮肤之固护人身，犹城郭之卫护治所。经络脏腑者，譬如城中之百物耳，寇盗虽强，岂能不由城郭，腾空犯内而伤人害物哉？无是理也。

今以太阳揭中伤而言传,阳明更转以互音义,少阳言阳去入阴,通章之大旨而玩味之,则风寒浸进之实义,昭然甚明,又何必乱凿叛经之剩说。然则各经无自中邪。曰:非谓无也,人病不外则内,以内出言,何可谓无?中经中络,中腑中脏是也。此书无此,此义不明,则自误矣。一有自误,则必误人。是故古之君子,为学必专务实,用其力于为已。今人则不然,欲求无误,难矣哉。

问:条目中太阳中风,阳明中风,少阳中风,三阴亦如此而历言,非各经自中之谓乎?

曰:非也。盖谓中风矣,初起证见太阳,则谓之太阳中风,明日又明日,证转见阳明而少阳,则又谓之阳明中风,少阳中风,三阴亦如此[1]。伤寒亦如此,盖此书通篇大义,是自首贯串至尾,一气说下来,脉络分明,无有间断,与诸家零零星星,一节一意,不相联属者不同。学者务要瞻前顾后,彻首彻尾,反来复去,千遍熟读,沉潜深思,则义理自见,自然有得。《洪范》曰思,曰睿。睿作圣,思是圣学工夫,为学不可不思。

问:说者皆在中伤感冒上认病辨轻重,诸说孰优?

曰:中伤是《素》、《灵》互用之二字,两感是热论推病之转语,冒是吴俗之常谈。认病当如尝酒,醇醨美恶,只可在水米麴蘖中理虚实,不当向菑酿笒漉上清滋味。

问:先夏至为病温,后夏至为病暑。

曰:暑,必小暑令行而气至,小暑在夏至后一气,故谓夏至前犹是温,言春气未全除也。夏至后始是暑,节令已行也。然自意为医以来,温变为瘟,暑为寒[2],寒遍四时,瘟满天下,夏之至不至无复论矣。欲生民之命各不失其正,其可得乎?

问:天有六气,风寒暑湿燥火。风寒暑湿,经皆揭病出条例以立论,而不揭燥火,燥火无病可论乎?

曰:《素问》言春伤于风,夏伤于暑,秋伤于湿,冬伤于寒者,盖以四气之在四时,各有专令,故皆专病也。燥火无专令,故不专病,而寄病于百病之中,犹土无正王,而寄

① 【注文浅释】
六经中皆言中风,辨识中风含义不尽相同,有的言"中风"代病变证型,有的言"中风"代病变属性,有的言"中风"代阳气恢复等。

② 【注文浅释】
温者热也,暑者热夹湿也。

王于四时辰戌丑未之末。不揭者，无病无燥火也，条目中理会自见。

问：虚者受病，卫中风也，而曰荣虚，何也？

曰：风之中也，本荣实而卫虚也。风既中矣，则卫实而荣虚矣。虚以对实为言，卫家本虚，得助则实，荣家本实，无助反虚。故医家之言虚实，凡虚皆正气虚，凡实皆邪气实，非别家泛言虚实之可比也。《经》曰：邪气盛则实，精气夺则虚；又曰：入者为实，出者为虚。此之谓也[①]。

问：《经》之用方，皆言主之，后人则云专治，两意同否？

曰：不同。主之者，示人以枢纽之意也，专治则必人以胶柱矣。

问：桂枝辛甘大热，《经》之用，其取发散为阳之义欤？

曰：中风发热汗出，卫不固而表疏，发散何取哉？然一则曰发汗，二则曰发汗，何也？曰：经不云乎，桂枝本为解肌，又不云乎，汗不出者不可与也。既曰本为解肌，又曰汗不出者不可与，则岂发汗之谓哉！桂枝有固卫之良能，解肌乃中风之奥义，妙不可言也。然则发汗者，果为谁也？曰：热粥也，妙在此也。韩信以死地与士卒，得效死之士卒而收背水之功，仲景以汗法与热粥，得逼汗之热粥而成桂枝之效，医道与将道通也。非天下之至神，其孰能与于此？谓桂枝难用者，曾知此乎！噫，仲景远矣，可以与之语夫此者谁哉！贾生有言，可为长太息者此也。

问：桂枝本为解肌，而一则曰发汗宜桂枝汤，二则曰发汗宜桂枝汤，何也？

曰：风之为病，外邪也。故于其初也，法曰当发汗，然汗既自出也。卫行脉外，故曰本为解肌。发汗以例言，发语之辞也，解肌以义言，核实之谓也，故曰解肌乃中风之奥义，妙不可言也。学者能了悟桂枝发汗解肌之义例，则于入此书之道，已过第一关隘[②]矣，不患不升堂入室也。谓桂枝难用，与凡类集桂枝汤方于已之伤寒门，谓为有汗

①【临证薪传】
在临床中没有单一的虚证，也没有单一的实证，病变演变基本规律是虚实夹杂，但在临床中有的以虚证为主，有的以实证为主，有的则虚实不分主次。

②【注文浅释】
关隘：要领、要旨。

伤寒之治者，徒知桂枝发汗之例，何尝知其解肌之义哉！

问：几几。

曰：几自《说文》以来，皆言鸟之短羽者，不能远飞，动则引颈几几然。故仲景取以形容病人之颈项俱病者，俯仰不能自如之貌。肖峰吴氏，《六书总要》，凡文如此，注鸟飞远影，盖有据也。然此以训释仲景书，故但从旧说，而于文之是非，注之得失，则皆不论。

问：风土之异，东南偏暖，西北偏寒，故说者谓东南之人，不病风寒，偏病暑湿，西北之人，不病暑湿，偏病风寒，其说然否？

曰：难以此拘也。《灵枢》谓：夫天之生风者，非以私百姓也，其行公平正直，犯者得之，避者得无殆①，非求人而人自犯之。然则四气之所以为人病，在人之自犯不自犯何如耳，不在四气之偏不偏乃尔也。以犯而言，则东南之人，何尝不病其东南之风寒，西北之人，岂可不病其西北之暑湿，何也？事有偶然，机有不测，理不可以一途取也。今也必欲以偏言，则《淮南子》曰：匈奴出秽裘，干越生葛絺，各生所急以备燥湿，各因所处以御寒暑，并得其宜，物便其所②。故兵家有言，朔陲积阴之野，食肉饮酪，其人理密，故耐寒，百粤多阳之地，其人理疏，故耐暑，是其天性然也。如此则是地虽限人以偏，天则全人以性，天地以生物为心。而谓以其气之所不能齐者适所以病人，岂天地之自然哉，亦过论矣。且夫得气之先，莫如禽鸟。以燕雁同有无之乡言之，彼此虽偏，相差不甚相远可知也。乃若积冰不雪，不青不毛之地，此固判然天地之殊方异域，偏之甚，无过于此矣。然而大禹圣人，定千八百国，解衣入裸，无所不之；贤如诸葛，五月渡泸，深入不毛，牧羝大窖中，餐毡啮雪，十九年而生还。诸如此者，虽履偏之甚，犹且不病，非有主不犯之明验乎。是故，君子立言，必以天下之常，人所同有者，明道以垂大中至正之教，不作聪明，骋奇僻，诞浮泛，以凿无凭之滥说。《经》曰：知犯何逆，随证治之，知犯何逆，以法治之。盖谓知是风，则以

①【注文浅释】
虚者受邪而发病，不虚者受邪也不发病。

②【注文浅释】
指各有所宜，各有所治。

①【注文浅释】
固执己见,各执其是。

②【注文浅释】
辨识胃实既可见于热证又可见于寒证,未必尽属于燥热。

③【医理探微】
邪气侵入,正气蓄积力量则怕冷,正气充沛与邪气相斗争则发热。

风治之,知犯寒,则以治寒之法治之,明知是三阳主犯,则治以三阳,知已在三阴,则治以三阴,何尝专东专西,执南执北①,驾偏言以惑乱天下后世哉! 故世称圣,言其正也。

问: 太阳与少阳并病,以眩也,故刺肝俞;以冒也,故刺肺俞。夫胆与肝合,故刺肝俞,所以泻少阳也。而肺非膀胱之合,膀胱之合肾也,不刺肾俞而刺肺俞,何也?

曰: 东方肝木,其脏则实,其俞可刺,而况在少阳之眩乎! 肾居北方,其脏属水,其官作强,有虚无实,有补无泻,不可刺也。然肾生气,肺主气,膀胱必气化而出,且肺为相傅之官,放不可刺之肾,而曲畅旁通其治于肺焉,至德要道也。精微之妙,学者不可不知。

问: 胃实。

曰: 胃廪水谷而几死生,膀胱主分清而关通塞,实由热燥而后结,结由清分而后成,分清在阑门②。论道曰胃实,医家多婉辞,盖道有经有权也,可与语经而不可与语权,恶足写语道哉。故曰: 权者圣人之大用。

问: 背恶寒,说者引经谓背为阳。夫水冰地冻,皲肤堕指而面独不畏寒者,以诸阳皆聚于面故也。今背恶寒而谓为阳,何病而至阴阳之乖戾有如此乎?

曰: 病在少阴,少阴缀脊而属背也。以太阳之脉挟脊循背,则背似可以阳言,以腑为阳而居前,脏为阴而丽背,则背又不可以阳言矣。天地以北为背,北,天地之阴方也,故君主之位必南面,重向阳也。《六书》北肉为背,北肉则违阳矣。然则谓背为阳,为其违之讹邪。故曰经传谓背为阳者,其犹历家谓日月为右旋之说欤。谓日月为右旋之说者,有所取用而左其说也,此背之所以为阳而恶寒也。

问: 风寒之病,大势未除,药补太早,恐邪留不去,似非治法所宜。以五六日之间,邪属半表半里,往来寒热正炽,方用人参三两,其义何居?

曰: 表里者,人身之阴阳也,往来者,邪气之出入也。故曰: 入而并于阴则寒,出而并于阳则热③。人参何补邪,固气之物也。是故,主之以柴胡,以其能除寒又除热也。人参固其气,不使其走进又走出也。谓人参补药者,观场之矮子,徒闻人参之补名,未见人参之补义也。

问:阴阳易、劳复孰轻重?

曰:事虽两端,理则一致,皆死道也。易是不怕死,复是不顾死,无轻重可言。《经》虽有治,盖欲令人于死中求活,期一二于千百之意耳,岂谓十全可必哉!孟子曰:知命者不立乎岩墙之下,君子无轻生以自取可也。

问:今人病风寒,每多食复,《经》何无食复?

曰:有食禁矣,又何复哉,不出复者,立法惟严,不可玩也。

问:平人一呼,脉行三寸,一吸,脉行三寸,呼吸定息,脉行六寸,一呼,再至。一吸,再至,呼吸是何处见,行是如何行,至是如何至?

曰:一呼一吸,是以诊家言,至是以尺寸言,一至再至,是以出入言,越人法也。先越人时,十二经之至皆用也,越人用,他皆不用矣。行是以经隧言,三寸六寸,是顺循环而演推步也。应九九而成八百一十丈者,一昼夜五十度周身通该之具数也。理贵得中,过犹不及^①,此虚实盛衰寿夭死生,所以不能逃乎三指一按之下也。

问:经隧与尺寸。

曰:脉者血之府,血之荣于人身,犹水之行地中,凿地得泉,不可谓水专在是,血脉亦然,经隧犹原泉而江河,尺寸犹河之有洪,泉之有瀑,故在经隧,则流而不息,藏精而神不露,所以行而有常。在尺寸,则动而不静,着灵而用以显,故至而可诊。然行者何常不至,特俱隐耳,至者亦岂不行,但不两见耳。一之则不明,二之则不是^②。盖一而二,二而一,并行不悖,神化莫测,此之谓道也。

问:来去二字,且如凡物之来也,必转身回头才好去。及其去也,亦必转身回头才好又来。脉之一来一去,可是如此否?

曰:不来不去,无以言至,来去者,所以明至也。至是

①【注文浅释】
解读医学理论既不可夸大又不可缩小,必须切合临床实际。

②【注文浅释】
知其一不知其二非其知矣,知其二不知其一也非其知矣。

个活字,来去极要看得活。脉道譬如江河,血譬如水,气譬如风,来去至止,譬如波浪,水浅风小则波,水深风大则浪,江河只是波浪,大海必定起涛,人大脉大,人小脉小,同此理也。肾脉重十五菽,亦涛也,人所同也。十二经皆有动脉,《难经》开卷第一语,然则十二经皆至,不独尺寸也。三难曰:关之前,阳之动也,关之后,阴之动也。如此则是以动字互至字读,则通来去至止皆容易明白。大抵看脉家书,要当求作者之精微于言语文字之外才可①。不然,损至亦是至,厥厥动摇亦是动,于此等不以意逆而体贴详细,只管寻章摘句而咬文嚼字,若之何其可以了了于胸中乎?

问:呼吸者,脉之头也,头训头绪,何也?

曰:脉无头尾可言。头绪,俗谓头脑是也。盖脉之所以为脉,由人之一呼一吸使之而然,而呼吸之所以为呼吸者,要皆无非阴阳二气,屈伸舒敛以神其用而为之也。然气无常用,概而言之,则盈虚盛衰,呼吸亦因之而更变。极而言之,在则有呼吸而人以生,去则呼吸亡而人以死。故曰呼吸者,脉之头也。此语极精,顾人味之何如耳?《脉经》无吸字,以无吸字,只就呼者脉之头也而观之,似觉不费解些。然精详少一吸字,则非仲景语,便看得出来了,叔和于此处不检点②,可见叔和不过只好做得个叔和,而仲景毕竟到底还是个仲景,一毫也不错。

问:仲景曰:圣贤之生,不偶然也。本草作而医道兴,有农氏以生民之疾病为己忧者,天启之也。是故,有本草,则必有《素》《灵》,有《素》《灵》,则必有《难经》,有《难经》,则必有《伤寒论》,何也。

曰:天以斯道济斯民,必生若圣若贤者,先后开继,符合若一,以全其成也。说者谓轩岐为托,是盖意其有所不屑,而于斯道小视云耳。孙思邈曰:不知大易,不足以言医。程子曰:五经如药方,春秋如治病用药,医可小云乎哉! 治道也。窃尝思之,《素》、《灵》之书,有自文字之始,其来久远。若谓八十一篇之中,有无弊杂,诚不可知,而曰浑不出于帝伯君臣之问答,则开物成务之微言,非圣非贤,必不能有此其初也。仲景生于汉季,发身孝廉,则其所以为仲景可知矣,以宗族二百余口,不十年而死者三之二,伤寒居其七,以著论。呜呼!斯时也伤寒何如是其多邪。建安去上世,千余年矣,有法无方,道未备也。医于此时者,谓不冥行索涂邪,此仲景之书,所以证如此者,名曰中风,曰桂枝汤主之,证如彼者,名曰伤寒,曰麻黄汤主之,传病如此,治如此方,变证如彼,治如彼方。托论伤寒以名书,实经纶斯道,错综条贯之,本末毕举,开示后学,以为斯道之日星,吃紧①继《素》《难》而作也,非天启邪。方其去长沙而上手京师,非由其不忍当日生民不得其正命之心而发邪,则其本诸身者,无非天德之良,故其措诸事业而所以继述坟典者,一皆皇道之正,此其所以圣当时,祖百代,贾生所谓不居朝廷者,至是而愈足征焉,《素》《难》以下,一人而已。朱子曰:天不生仲尼,万古如长夜。唐子西尝于邮亭梁间见此语,由此语而观之,则凡行道之人,无有不知孔子之所以为孔者,可知也。愚每读此书,盖尝窃叹天不生仲景万病如黑漆耳,医门孔子之称,不有以哉。故曰:儒必孔子正,为儒必宗孔子,医必仲景正,学医必宗仲景。儒而不宗孔子,儒名而墨行者有之,医而不宗仲景,医名而贾事②者,纷纷然也。嗟乎,今之时,去仲景之时益远矣,钤捶活人类证纂要贾炫以泛滥于天下,人各以意为医,而仲景之道,不尽湮没者,徒此虚文。吁,医可以意言哉。大学之道,以诚意贯终始。朱子曰:正意不可无,邪意不可有。今之所谓意者,果何如其意邪?愿矣,乡人之所愿也,君子之所愿哉!昔者杨墨之说横流,乃所愿则学孔子者,孟子一人,卓然之意如是也。愚虽不敏,窃尝愿学孟子之所学矣。以疾厄夺,因愿学仲景。是故,条辨者,愿来学学仲景之愚意也。

问:传谓以宗族二百余口,不十年而死者三之二,伤寒居其七,乃著论。然则假使当日张氏之宗族不如此,则仲景之论亦著否?

①【注文浅释】
吃紧:指最为重要的、核心的。

②【注文浅释】
贾事:脱离临床实际。

曰：图出而卦画，书出而畴叙，麟出而春秋作者，道在圣人，圣人所以有神物之感也。不然，南人不梦驼，北人不梦象，神无所交也。盖天生圣人而寄之以道，所以圣人一感一动，无非天理之自然。故其文之著，犹天之垂象，自夫人之见之，虽有多得少得之不同，而其立教垂范之所以然者，则有以通乎百世而无弊，此圣人之所以为圣人也。是书之著，不犹是乎？想当张氏宗族之不幸时，天下之不幸有如张氏之宗族者，殆不知其几何也？本草之经述矣，论不著乎，道未备也。传家以张氏之宗族为仲景之感，愚为仲景之感，必有非传笔之所能尽知者，而不如此其拘也何哉。宗族之不幸，则宗族之不能知仲景可知也。宗族之不能知，则天下之不能知亦可知也。悲夫，有仲景如斯，而宗族天下之不能知，则天下与宗族之不得其正命，宜若一也。而谓感此而寂彼，岂知仲景之所以为仲景者哉。然则论也者，道本乎天，天下万世之攸系也，不可以不着也。知此则仲景之所以为仲景者可求而得也。呜呼，安得有求仲景之所以为仲景者，吾与之共论此。

问：啬啬淅淅，恶风恶寒，如何辨别？

曰：啬，悭吝也。恶寒者，譬如悭吝啬细惧事之人，恁的常常怯怯然畏恶也。淅，淅米也，孟子接淅而行是也。恶风者，譬如裸体之人，被人卒然以水洒淅于身，蓦地惊恐，恨恨然畏恶也。然特迎风动扇则如此，闲静坐卧则不恶，此二者所以有大同小异之分也。一而言之，乃当在太阳时事，过太阳，则无此矣。

问：合并。

曰：六国合从，秦并六国，六国不并，秦不合，理势之必然也，知此则知合并之义矣。

问：读《伤寒论》。

曰：当如程子、朱子教人读《论语》法。然今人之医，置此书于不读也久矣。久矣置此书于不读，而谓医门有人可乎？

问：医道。

曰：道者，日用事物当然之理也，理在事物。是故君子不能外事物以言道。医之事物，治病用药是也，穷药病之理，核药病之实，病与药对，药到病解，医家日用常行之所当然，此之谓道也。精此则神，明此则妙，外此而谈神论妙者，要皆不过渺茫臆度，而无捉摸，譬之无根之木，无源之水，何足与言道之所以为道哉。夫是则所谓理之所自出者安在，可得闻乎？曰：人之理在脉，脉之理在《难经》，不读《难经》，焉知脉道。病之理在《素》《灵》，不读《素》《灵》，焉知病道。药之理在《本草》，不读《本草》，焉知药道。然则《伤寒论》云何？曰：以上言之，各一其道也，以此书言之，总其道而会其全也。故传曰：古今治伤寒，未有能出其外者。以书之名言也，岂惟伤寒哉？又曰扁鹊仓公无以加之者，以尽道言，谓仓扁虽神，其道未易求，而此书之道可求也。由此观之，欲求医道，舍此何之。

问：医务。

曰：医务莫要于务实，实谓何？不虚是也。实有诸己，实见得病真，实用得药对，切切实实，平平正正，做将去，一毫不虚假。实不期神，而实自神，实不求妙，而实自妙。乃若指天说地，称神道妙者，是犹画道然耳，何也？画家多不好画眼前物件，争好画鬼画龙，画鬼画龙者，欺人所不见，易神易妙，而易售也。以眼前言之，近小简易，莫如瓠瓤，即使夺化之工为之，止不过模旧式，描得出两个扁扁圈子相累耳，置一浑沦圆瓠瓤质其旁而责之画，虽金陵壁手，莫不缩项努目，张口吐舌，敛手避席，不能奈何，仿佛于毫厘矣，故曰依样画瓠瓤。何以不得病情影响而寻虚寻补言之，非画龙画鬼何！要皆谓之不切实，非邪。然则切实当何如？曰：医，医人也。《传》曰：道不远人。又曰：道不离日用间。今也只在俯仰天地间，寒温冷热中，寻常眼面前，穿衣吃饭上，着实备细跟寻，然后质之先圣之格言，不复迷惑于淫邪之虚妄，如此而若谓不得实，窃敢言断断乎无此理，断断乎无此理！

问：医病。

曰：医病莫大于病凿，凿谓何？曰：天生万物莫不各皆赋之以事，有此物事，则有此道，故曰道本乎天。天者，理也，自事物之得于理之所固有者而言之，莫不各皆无余无欠，无亏无剩，而各成其自然而然。是故绝不可不循此自然而然者，以行之于日用事物之间，而后可以言道。加之毫厘，损其丝忽，差失其所当然，移易其所以然，要皆道之凿也。故曰：一本万殊之谓道，至善之谓道，大中至正之谓道。医之有道，自《本草》《素》《灵》《难经》《伤寒论》渊源而来，数千年矣，世远人亡，经残教弛，正学失传，愚者不及知，则亦已矣。乃智者知之过，则有厌常而喜新，增多以为高，改古以翻今，好奇而立异，作聪明，骋私曲，支离破碎，诪张为幻者出，而道于是乎凿凿然矣。呜呼，钤非邪之首，凿之魁邪，活人，不佁凿邪，类证，巫凿也，捶纲，漫凿也，例，逆凿也，赋，裣凿也，注解，仆妾之凿耳，何足以与凿例，至若多凿纷纷，凿以误凿，凿凿相寻者，难以枚数。《淮南子》曰：今释正而追曲，背是而从众，是与俗俪走而内行无绳，习凿之谓也。医而至于习凿，生民之命县之凿手，言之可不痛心！然心此则爱，爱则仁，仁则非道不行，此道之所以道也。不则忍，忍由徇己，己则何所不至，不流于凿不已也。此凿之所以凿欤，盖事无两适，出乎此，必入乎彼，出乎彼，必入乎此，此近时之医，所以又有凿燥为糙者出也。夫燥，埽音也，凿之为糙，不陋甚乎！医之风，颓矣。后学君子，苟志于道，当先正此颓风，夫然后，兹则庶乎其可也。

问：任医。

曰：任医如任相，相受天子九锡之荣，而司天下万民之命，当正大体，不当亲细务。是故，进退百官，调和鼎鼐，燮理阴阳，其要在于公天下之贤才，察识其所能而器用之于天下，以天下利天下焉尔。天下无虞，则修礼乐以和乐之，设有警焉，则整干戈以戡定之，斟酌前代之成法，而损益以因革之，不作聪明以生事于承平，不为贪鄙以幸祸于危乱。《论语》曰：危而不持，颠而不扶，则将焉用彼相。不知此,不足与论任医之道。

问:治病。

曰:治病如治寇,寇为天下害,不治则祸乱不息。鼠窃狗偷,一击或可。若夫云集而乌合,蜂屯而蚁聚,其势至于据险守僻,称名僭号者,岂等闲师旅所可驱除哉,要必雄军大将,坚甲利兵,捣穴破巢,枭渠磔杰,收功端在于擒王,王擒而天下之事定矣。卒徒虽有逸者,旋可息伏,若拘拘惟卒是图,不殄元恶,元恶既在,祸乱终当复起。离之上九曰:王用出征,有嘉折首,获匪其丑,无咎。知夫此,而后可与辨夫治病之理。

问:用药。

曰:用药如用兵,兵非可玩之器,文修武备,盛世长策,无事而动,不惟徒取费耗,殆将启衅招尤,事不容已,兵兴师出,我既为师,彼则为敌,大敌在前,必察其情,虚实真伪,得其情而可以无疑矣,毋骄兵以轻敌,毋慢兵以失机,顺天时,因地利,率人和,承物宜,旗鼓严明,士卒用命,有定谋,有成算,整行阵,饬奇正,然后战胜攻取可必。不则憧憧御敌,其不败也鲜矣。《易》曰:师出以律,否臧凶。不知此,不足与言用药之义。

问:立方。

曰:立方如立国,得国在得君,当纷乱扰攘之时,际臣佐使之会者,苟非立国,则无以安天下。国不得君,则国非其国矣。盖济时主治,人君自有一代之真,非伪似者所可觊觎徼幸于其间也。得其真,则鼓行列阵,可以收倒戈迎刃之功;失其真,则虽汗马血兵,不过徒为疽背噬脐之多事耳。是故具正法眼者,的知沐猴井蛙之不足与定祸乱也。《传》曰:一正君而国定。知乎此,而后可与议夫立方之法。

问:春温夏暑秋凉冬寒者,四时之令气也。而《素问》言四气之所以为人病,则曰春伤于风,夏伤于暑,秋伤于湿,冬伤于寒。夫冬夏之伤于寒暑,无容议矣,乃春则不以温言,而言伤于风,秋则不以凉言,而言伤于湿,何也?

曰：冬伤于寒，春必病温，温在病矣，虽不言伤，而伤在不言之中可知也。且温主生，生则亦不可以伤言，又可知也。然四时皆有风，何谓春独伤？曰：四时皆有风，唯春独动，动则万物皆虫生，所以人亦伤也。夏生飧泄，何也？曰：风属木，木邪盛，则土受害，人身之土，脾胃是也，脾主化输，胃廪水谷，飧泄者，水谷利也。古人谓水饭曰飧，民间水饭用于夏，长夏土令行，木邪发而飧泄作者，物盛必衰，土败木贼也。秋何不以凉言？曰：盛夏酷暑，烁石流金，人如坐甑中，得秋凉而解，且凉主收，彼方解而收，不伤人可知矣。故惟凉不伤人，人故无凉病。湿者何？曰：黄梅雨节，五月则然，土润溽暑，大雨时行，长夏之令也。于此不以湿言，乃于秋气至，凉风生，暑毒退，水痕收，天气清，地气爽之时，而曰伤于湿者，人病不外则内，以人身中之自内出者言也。内出者何？曰万物至秋成，物成人味厚，味厚则痰多。痰，《广韵》胸上水病。湿莫湿于水，水寒相搏，则咳，所以冬必咳嗽者，以岁言之，冬至子之半，水泉动也。若以日言，夜分亦子之半，亦水泉动也。故人之病咳嗽者，以岁计，则冬半发，以日计，则夜分发，应水泉之动而动也。不然，若以外入之湿言，病发则当为肿，为满，为胀，为痛，为痿，为痹，不当咳嗽也。呜呼！道明必自物格始。《传》曰：物格而后知至，知至而后意诚。故又曰：诚则明矣，然不诚则无物，有何道可言哉。

问：人皆曰医者意也，意可以言医乎？

曰：意可以入医，亦足以乱医，不可以言医，何谓也？曰：医有道，道本乎天，意由诸己，己则未免杂于妄，天则诚而已，故意正而诚，乃所以造道，邪而妄，适足以害道，不察害道之意，而直指意以言医，是亦乱医云尔。乌可以言医乎，且意能害道，不独医为然。果斋李正叔曰：自夫子设教洙泗，以博文约礼授学者，颜子、曾子、子思、孟子相与共守之，未尝失坠，其后正学失传，士各以意为学，其务于该洽者，既以闻见积累自矜，而流于泛滥驳杂之归。

其溺于径约者,又谓不立文字可以识心见性,而陷于旷荡空虚之域。儒之以意害道,盖闻其弊有如此矣。医自药始于《本草》,理原于《素》《灵》,脉着于《难经》,中正之道成。乃剖腹则异于华,秘方又奇于仓,神农之家事芜,帝伯之大道塞,人亦各皆以意为医,其务于阿世媚俗,而以贾为事者,则借口于调胃补虚以悦人,其好为索隐行怪而以诡炫售者,则又放言谓通仙如神以自诞,矜方玩法,析治分科以相嫌隙,先正谓医与相通道,而其所以坏,则又相符如此,儒尚且尔,医何足怪哉!呜呼,是皆道之厄也。儒之厄周程张子起而辟之于前,朱子统而正之于后,而后圣人之道如日中天,今则郁郁乎盛矣。医之厄,仲景起,方法一,道大备,论而正之。方甫定,仲景死,其言未及韦而湮,不奈曲学丧心,懵经偄意,凿道营私,论经则讹其传而昧其转,是非莫辨,致伤寒有七十二之妄言。久道则以子代父而占世,贤不肖,淆使救敝之不暇者,得以撒骄而自纵,厄则极矣。窃闻之物极则反,信斯言也。奚谓无挽邪,天将厌其极,则必有再辟者出,出则此书者,非再辟之玑衡邪,故条辨之。盖亦庶几有补于将来阙略之万一云尔。若夫删繁剔误,是则幸望后贤,问者俞俞爰付梓。

伤寒论条辨或问终。

痓书叙

　　余以鲁钝，于医初未学也。慨自连困两番㐖内，病皆起于中伤风寒，遍求多医，治殊弗效，致变俗谓虚怯，竟堕不满三十而短世，前后若一，儿女遭惊风，历荡者五。厄苦惨痛，凄凄无聊，客游淮楚，值彼旱疫正炽，适罹其灾，死信宿而重生。重生者，疫盖《素问》热病，伤寒类也。淮楚重治伤寒，不轻用药，以故不药而自死，不药而自生，骨立而起，起而发肤悉更，是岂偶然，天也。追思往事，药病之在道，初以求道于人，卒不得见闻人之有道，既而听命于天，乃幸荷天之庆，人固不能策功于道，以直全正命于人，天则乃尔曲全于我。然则天之所以不欲我死，必欲再造我以重生者，留我之意，莫非试我以警，将欲畀我以致用于斯乎？我苟不能仰体以俯而知之，则不得与善事乎天者同日而语矣。于是念念集斯道之大成，圣古今而祖方法者在仲景，乃购求其遗书，仅得其金匮之略，伤寒之卒病论，皆世所阁置，尘秽之残烟，启而读之，凛凛然惊心骇目，病历多艰，论皆显印，顾念幸生既得于脱死之后，后若舍此而外慕远求，则亦不可以为能从事于求祥言矣。庸是笃志专此，锐力愤敏，涉苦万端，鬓霜而后豁悟，默契潜通其言外之绪趣，悔恨曾前俗谓之虚怯，冤属论中坏病之谬讹，惭不可及矣。乃汲汲扬烟涤秽，条辨其颠倒错乱，疏其褁蚀，重整成卷，梓布有年，以痓向未齐同，实则二书之一事，何谓邪？病起太阳，证惟强耳，强而汗，汗而湿，湿而寒，寒而痓。寒痓者，世俗之口头语，中庸之迩言，甚易知也。且痉因于多汗，多汗因于血虚。血虚惟儿家为最，以未充也；新产妇人次之，以在蓐也；大人间有，以方刚也；老者得无，以既衰也。今之惊风，概是如此，以此参求，亦甚易明也。昧者不察，又不识强痉二字之名义，更不省痉亡于痉乱，一见有强，懵懂鹘突，便哆抽筋，及至痉作，捉摸不着，又妄诞着骇，仓卒揣摩不来，遂滥谬惊风，诬诡名而夺痉位，汨没天真，冤命祸世，害道酿厄，因循至今，千余年矣。我既感天之警觉，幸见天则，克全予命以嗣诸后，得诸己矣。若或隐忍坐视诸人，钳口畏懦而不谠言，则亦自负，适所以为违天自弃，咎不反归我乎！惧此更集是篇，梓附条辨，以报天命，以申同伦，以一体遐迩焉。呜呼，是篇也，书云乎哉，我于书但好读古人者耳。我无书也，曷敢直以书言借也。文云乎哉，我无文也，曷敢骤以文言，非也。然则谓何？曰：无谓也。盖欲希望由是将来冤斯可雪，祸斯可熄，道斯可明，厄斯可解，则庶乎尽己可言，而回天有待，抑以张诸后此，遥为凿道造袄，昏时惑世，含血喷天以自污之龟鉴云耳。万历戊戌孟秋既望有执自叙。

痉书

《素问》曰：诸痉项强，皆属于湿。

痉，音颈。强，上声，下皆仿此。

诸，犹凡也。痉，《广韵》风强病，俗谓打寒噤[①]是也。项，颈后也。强，筋脉牵强，木劲而不和柔，反拗而不顺从，受病之经，其经之筋皆然。湿则下文是也。

《金匮》曰：太阳病，发汗太多因致痉。

《金匮》痉皆痓，叔和注，痓，当作痉，今从之，以便初学。

太阳病，《伤寒论》曰：太阳之为病，脉浮，头项强痛而恶寒，是也。发汗本伤寒之治法，而中风之治，亦在法中，其例一也。太多者，汗法以微似为度，苟至于如水流漓而湿，则过度而为太多也。此举伤寒而言，虽不及中风与湿，而中风与上文湿，义具见言表，可知矣。致，与下文变意同。

《千金》曰：太阳中风，重感于寒湿则变痉也。中，音众。

寒湿者，中风本自汗出，出不已，而至于如水流漓，则与发之过多而湿，湿而生寒，其义一也。上条举发汗包自汗而言，此举中风该伤寒而言，通前三条并而观之，文虽出于三家，而风寒变痉之所以然者具见，义则诚如互发，学者最宜精玩。

痉自《素问》以来，其见于《伤寒论》者，乃叔和所述金匮之略也，《千金》虽有此语，未见其精悉。自此以下，无痉文字可稽①。近来乡俗，未闻曾有一人能言痉者，虽医亦然。不但痉也，强亦未见有能分晓者。斯道之不明，岂其遭痉讹误以致如斯乎？诚可叹惜。愚以两娶五出，一女四男，皆殇于惊风，遍观儿医之家，惊风之论，辞甚鄙野，大都末流之俚谚，古无此等荒唐之说，来历不明，其详不可考，疑憾数年，不能自释。既而偶病伤寒，死信宿而重生，感天有所警也，改故业而致身仲景之门，受读《金匮》《伤寒论》，愤力敏求，私淑其旨趣，窹寐其神妙，以病时多艰，印证二书条目，心融意会，恍如鉴对梦醒，若有默迪在前，难以告语人者。见叔和痉当作痉之注，忆病初项强几几之不能自胜，念儿家口不能言之自苦，岂旁窥侧测之所能喻及。大悟惊风之谬，悉皆痉语之讹，因集诸痉，刷正警非，别为次序如今，窃案以候照对云。

《金匮》又曰：太阳病，发热，脉沉而细者，名曰痉，为难治。《伤寒论》，无"为难治"三字。

太阳者，以太阳经所主之部属皮肤言也。皮肤为人一身之表，表之为言外也。风寒本天之二气，于人身为外物，故其中伤于人，必自外而内，人之中伤之，必皮肤先受起。以病方在皮肤，皮肤属太阳，故曰太阳病。盖举大纲而言始，以见周身之皮肤具病，所包详备，辞简而意周，微哉旨也。后人不察，如诸家纷纷争以经络之一线而嚣讼，岂不大谬！发热，风寒之邪，客于太阳，与正交争，蒸而为热也。然病在太阳，其脉必浮，沉细者，重感寒湿，变也。六经主病，其各该所主之经络部属②，《灵》《素》自有章章明文，道之原也。凡病无有不属六经者，言病必称六经，古意原来如此。仲景为方法之祖，祖是道也，末流不究，骋以小智，妄凿非端，求其己私，无过务为矜侉炫售，媒蘖名利而已，非为道也。识者鄙之，适所以见其弄巧卖乖，叛经悖道，徒自取垢招尤，则亦竟成何益。来学贤能，切宜省戒。

太阳发热，具见上矣。惊风论云，治惊，要识惊风痰热四个字，又自饰云。小儿血气虚弱，虚则生热，热盛生痰,痰盛生惊,惊盛生风。风盛发搐,夫既曰虚矣。虚则无物,无物如何生出热来。热是何物,如何又生得痰出来,痰虽有形,惊是着骇,心之知觉,神之感应耳,无踪迹可寻也。痰如何骇得人生出惊来,惊于自己,且无踪迹。有何生出风来,风虽寓形于动,搐是如何动,《六书》无搐,义不可稽。夫热既无一毫实可言,只是生于虚起,从头一直虚到底,毕竟仍是没来由虚空不可稽之搐结证。天下有此事理乎? 然则人虽虚弱惊骇,不致卒生妄热,肢体虽动,不属无稽之搐,但卒感风寒,太阳必当发热。变则筋脉牵强,必痉可知。以此言之,惊之谬,痉之讹,大端明矣。想当愎惊谬论之初,谬家多应未读仲景之书,未睹叔和之注,见病若然,一则不知痉亡于痊,二则不识强之名义,只是必定个惊骇,以为应当胶固,诬在儿家身上,更不思病情正理,致妄谬端,厄道酿祸,至死不寤,流毒至今,痛惜儿家,口不能言,含冤莫雪,予甚哀之。天既觉予以警,予既觉之而不言,其如与谬同归何。窃为此惧,故不避僭,以致吊如斯,诚不得已也。然虚之一字,大抵弊在医门,其为不明久矣,明而以正言者,必也君子乎? 仲景以下,惜乎予未见其人也。呜呼,不亦可慨也夫。

夫痉脉,按之紧如弦,直上下行。

紧则为寒,如弦直上下行,申释上文。

《脉经》云,痉家其脉伏,坚直上下。

伏,犹前沉细,大意与上同。盖脉经乃叔和所述,《金匮》乃仲景之书,世谓叔和为仲景之徒,以此观之,亦不为虚称也。

《金匮》曰:太阳病,发热,汗出而不恶寒者,名曰柔痉。

恶,去声,下同。

此以自中风而变者言,风为阳,而属木,木性曲直,故曰柔,谓和软也。此与下文刚是反对,惊风之慢,此痉之柔也,下皆金匮。

太阳病,其证备,身体强,几几然,脉反沉迟,此为痉,栝楼桂枝汤主之。

几，音殊。

其，承上指太阳也，证备，言头项强痛汗出恶风寒具见也。身体强，太阳阳明合也①。几几者，颈项俱痛，俯仰不能自如也。此互上条而出治，惊风之抽掣搐搦，不识此强，而滥谬也。

①【注文浅释】
指太阳阳明经气经脉郁结不利。

栝楼桂枝汤方

栝楼根三两　桂枝三两，去皮　芍药三两　甘草二两，炙　生姜三两，切　大枣十二枚，擘

上六味，以水九升，煮取三升，去滓，分，温，三服，取微似汗，汗不出，食顷，啜热稀粥发之。

此桂枝汤加栝楼根之六物也，汤义见伤寒论，盖擅固表之能，神解肌之奥。栝楼根，消渴而生津，导湿以彻热，肌表解而湿热彻，强不待疏而疏自至矣。

太阳病，其证备，或恶热，项背强，手足拘挛者，痉也，桂枝葛根汤主之。

此以太阳初交阳明言，病在太阳则恶风寒，交阳明，则反恶热，太阳之热翕翕，阳明之热蒸蒸②，拘挛，拘束而蜷挛也。庸俗不识强之所以为痉者，狃于俚谚，而文理字义之不明也。

②【注文浅释】
在临床中，症状表现或以翕翕发热为主，或以蒸蒸发热为主。

桂枝葛根汤方

桂枝三两，去皮　葛根三两　芍药三两　甘草二两，炙　生姜三两，切　大枣十二枚，擘

上六味，以水九升，先煮葛根减二升，纳诸药，煮取三升，服如上法。内，音纳。

此亦桂枝加葛根之六物也。葛根者，阳明经之的药也。以太阳初交阳明，故用桂枝以加葛根，经络明而药物对，理意至而功效奏矣。

太阳病,发热,无汗而反恶寒者,名曰刚痉。

此以自伤寒而变者言,寒为阴而属水,水寒则冰,故曰刚,坚劲也,与上柔对举而互发,以见阴阳二义,彼此两相反,而寓戒谨致勿误之意,学者不可不知。然无汗不湿,不湿何痉? 曰:太阳强已微而内隐矣,痉则强之发而外着耳。惊风之急,此刚之讹也。

太阳病,无汗,而小便反少,气上冲胸,口噤不得语,欲作刚痉,葛根汤主之。

上,上声。小便少,气上冲胸,寒饮涌逆①也。口为脾之窍,而胃脉夹口环唇。噤,脾虚胃寒而寒栗也。欲作,待作未作之意。此亦互上条而出治。(夹,音协)

① 【注文浅释】
寒饮涌逆:指寒饮水气上逆。

② 【注文浅释】
麻黄旨在宣散,葛根旨在柔筋,桂枝旨在通经。

③ 【医理探微】
阴不上也:阴不制阳。

葛根汤方

葛根四两　麻黄三两,去节　桂枝二两,去皮　芍药二两　甘草二两,炙　生姜三两,切　大枣十二枚,擘

上七味,㕮咀,以水一斗,先煮葛根麻黄减二升,去沫,纳诸药,煮取三升,去滓,温服一升,复取微似汗,不须啜粥,余如桂枝法将息及禁忌。

麻黄散太阳之表,葛根解阳明之肌,桂枝主营卫之和②,则强自释而痉自定矣。

病者,身热,足寒,颈项强急,恶寒,时头热面赤,目赤,独头动摇,卒口噤,背反张者,痉病也。

《伤寒论》病下无者字,目下有脉字。卒,读仓卒之卒,反,音板。

身热,阳明主肌肉也。足寒,阳不下也。颈属阳明,项属太阳。急者强之甚。时,谓不常也。三阳聚于头面,热,阴不上也③。赤,表未解也。太阳之脉,夹脊,循背。反张者,不柔和,不顺从,牵强益甚也。此盖以痉之具证言,亦风寒俱中伤之致变,与凡久而至于剧者为然耳。

反张灼然在背,惊风远谬角弓,则是忘其背而不知有其身,知逐物而不知有道,夫如是,安得不凿空而滥谬乎?

痉为病，胸满，口噤，卧不着席，脚挛急，必齘齿，可与大承气汤。

齘，音械。

胸满，即气上冲胸之互文。卧不着席，亦反张之互词也。脚挛急，脾阴主四支，而胃阳为之合，阴阳不相顺接而厥逆也。必，定然之词。齘者，齿上下相抵之谓。盖胃寒变热[1]，胃家实热甚而不和也。

此谓齘齿，惊风乃谚咬牙，天生牙咬物，何物能咬牙哉，鄙俚不经，无足道也。且儿医之家，于痘既以咬牙为寒颤，乃又援以为惊使之然，岂不自相矛盾乎？

大承气汤方

大黄四两，酒洗　厚朴半斤，去粗皮，炙　枳实五枚，炙　芒硝三合　《本经》无芒硝，芒疑朴误。

上四味，以水一斗，先煮二物取五升，去滓，内大黄煮取二升，去滓，内芒硝，更上火，微一二沸，分，温，再服，得下利，止后服。

阳明主胃，胃廪水谷为五脏六腑之海，百骸借养于斯，而人之吉凶死生系焉。故病凡入阳明而胃不和，则无论轻重，皆当先以和胃为要务。承气者，和胃药也。胃凡不和，以此和之皆得愈[2]。故古今通行和胃皆以之。世固有惧其大黄毒而不敢行者，殊不知《本草》大黄无毒，而药道之论良毒亦不在此。盖谓对病为良，苟不对病，虽良亦毒也。然药不自对，对之者医，主药而不主对，医云乎哉！近时俗习，争言药而不言对，夫药无非物也，用之于病之谓药，对不言矣。其如病何？其如争尚何？谓道不在厄，吾不敢允也。噫，可慨也已。

问曰：新产妇人有三病，一者病痉；二者病郁冒；三者大便难。何谓也？师曰：新产血虚，多汗出，喜中风，故令病痉。去血，复汗，寒多，故令郁冒。亡津液，胃燥，故大便难。产妇郁冒，其脉微弱，不能食，大便反坚，但头汗出,所以然者,血虚而厥,厥而必冒。冒家欲解,必大汗出,以血虚下厥,孤阳上出,故头汗出。所以产妇喜汗出者,亡阴血虚,阳气独盛,故当汗出,阴阳乃复。大便坚,呕不能食,小柴胡汤主之。

三病虽殊,其为血虚则一,所以并为设一问答而同出,方见伤寒论。

病解,能食,七八日,更发热者,此为胃实,宜大承气汤。

此结上文三病而言,以致慎余之意。方见前。

想设问答之意,其亦有所为而然欤。且以痉言之,如今时之人,绝无言此病者,而言产后惊风者,则纷纷然,何哉?只缘痉在乱亡,人皆不识痉名,又不识强字之义,所以妄认筋脉牵强为抽筋,而谩谰抽掣搐搦之谬。夫以惊诬诸儿家,儿家幼痴,不能言,诚难审理。乃又以诬妇人,而曰产后惊风。妇人者,以产育为任者也。既产矣,儿女在抱矣,方幸庆慰,天下皆称贺喜,喜不自胜矣,何惊邪。妇人虽愚懦,不似儿家无知识也;病虽惑乱,不似儿家不能言也。痉必作辍,当其辍时,有虚已详细以审问之,心诚求之,无有不得其情者。审得被骇,则惊不为诬,不骇则痉明而斯案定矣。夫何难哉!惜乎人固逞己傲物,不屑如此耳。虽然,苟或此而不详细,则又不可。

夫风病,下之则痉,复发汗,必拘急。

风必自汗,表固虚矣,下则又虚其里,所以痉也。仍复发汗,以更虚其表,是谓重亡津液。拘急者,津液重亡,而强益甚也[1]。

疮家虽身疼痛,不可发汗,汗出则痉。

血热则生疮身疼痛者,血涩不利,乖而不和也。汗者血之液,发而迫使之出,则血愈乖[2]而愈不和伤之矣,故亦致痉也。

伤寒头痛,翕翕发热,形象中风,常微汗出,自呕者,下之益烦,心中懊憹如饥,发汗则致痉,身强难以屈伸,熏之则发黄,不得小便,灸则发咳唾。

　　形象中风，与伤寒论第九篇病如桂枝证，异文同旨而互发，故曰：常微汗出。

　　以上三条，皆通前申致叮咛戒谨之意。

　　案成，藏诸金縢以待，越明年，生今男，三岁亦病惊风，时值外出，家人促归，困顿已二日，启縢照案，急以一匕灌之，不待终剂，应手立苏而回生，案斯对矣，效斯验矣。嗣后慎斯法，由斯道而行，行皆若是，周旋四十余年于斯矣，坦坦如也。今老矣，男有孙矣。顾念天之所以与我，不敢弃天。条辨《伤寒论》时，欲附此语痉湿暍篇中，以彼此详略不同，未之及也。兹以不敢忘宿念，痛斯民斯道困于厄而不敢忍。故订案具书，以申请当道君子，详允施行。庶几将来，幸辅拨痉以弭其祸乱，正经而反其风土，底绩平成，风土平成而痉削，痉削而痉复，痉复而道明，道明而厄解，则于医门，虽未可以得仁言，而于求仁之方，实则不外是矣。志仁后彦，其勖之哉。

　　痉书终。

痉书或问

问：儿医之家，惊风之论，其说何如，曰：凿设耳，凿谓何？

曰：此论乃凿虚而起，从头至尾，句句皆是生出来的说话，理之所无，不可稽也。请申之。其言曰：治惊要识惊风痰热四个字，大意如此。故其又自饰曰：小儿血气虚弱，虚则生热，热盛生痰，痰盛生惊，惊盛生风，风盛发搐。殊不知血气之在人身，虚莫虚于有生之初，初生虽虚，未闻即此便有生热之说。继之以乳哺而不热者，乳，血气物也，故资于乳哺而血气生，生而齿生，生之征也。试可饮食而不热，继之以饮食之养，资于养而血气充，齿更发长，天癸至，充之征也。三十而壮，充而实也。四十而强，实而盛也。物盛必反，故五十则反衰，七十而老。此固人血气虚实盛衰之自然，不待安排，至当不易之正理。外此而言虚道实，乱斯生矣。夫虚则纯而无邪，无邪则异疆无自而端，故自然而然如此。谓虚则生热，有此理乎？以热盛生痰言之。痰之为物，与血气俱，静则为养，动则为病，三者一也，不偏有之，与生俱生，无时无有。褚澄有言，血枯死，气绝死，痰尽死。谓痰可治而能使之无，不知死也。谓生于热，热无形，痰有质，有质生于无形，亦无此理。痰盛生惊，惊盛生风，风为何物？而谓生于惊。惊为何物？而谓生于痰邪。人当定而安静，则不惊必有事焉。骤闻恶声，卒见怪状，则惕然猛惊，茫然自失。盖见闻者，感也。惊，应也。所以感而应者，心之知觉，神之虚灵，无踪迹可寻也。惊于自己，且无踪迹可寻，而谓生于痰，又能生得出风来，理安在哉？详观三者，皆谓由盛而生，热则摸不着事故，乃反驾说生于虚，自相矛盾，乱言若此。不知生，不知死，而谓知医，可乎？风盛发搐，搐不出于《六书》，《六书》无文，义不可考。而又蔓延抽掣与搦，抽即掣也，掣亦抽也，物在器中，拔而出之，抽掣之谓也。故世有抽签掣签之说，国有抽分掣盐之法。人之肢体，顶天立地，病何如而何抽何掣乎？搦是说而按杜之之谓。故械有说众，军有搦战，人至治所见说众，则畏而不敢犯，致师至敌阵，见搦战，则持而不能骋，其义一也，戒严防闲之谓耳，不在动作上言。何病而人之身搦何邪？以此言之，此论之无稽如此，不谓之凿，将谓之何？然则热者何？曰：外入之病，必起于太阳，太阳之脉，起于目内眦，上额交巅，入脑，还出，别下项，夹脊，抵腰中，故病在太阳，则其经之筋脉，皆牵强而疼痛，邪正交争则发热，热而自汗，或发汗，汗出过多则湿，湿则寒，寒则痉也。所谓强痛者，证则内隐。事属病者自省耳。诊家不审，则未易觉察。儿家无言，察觉尤难，卤莽忽略，则误在此矣。惊风之异，不端于此乎？迨夫头摇手劲，乃痉而外着也。识见不真，则抽掣之袄，不造于此乎？卒口噤，脚挛急，痉着而甚也。目邪心乱，则搐搦之怪，不罔两于此乎？背反张，痉甚而危殆也。指鹿为马，则角弓之水底月，不倒影于斯乎？孰知强者痉之机，痉者强之剧。痉在《广韵》，注风强病。强在《六书》，彊之省文，居良切，则平声，弓有力也，故从弓，从彊，声也，又彊界也，渠两切，则上声。木劲而不和柔，反拗而不顺从也。又弓之反拗而张也。强痉音义如此，太阳病之证亦如此，仲景用之诚如此。本始于《素问》，渊源固如此。《千金》略之而未详，道犹垂于一线绵如此。《金匮》，言背而不言角弓，病不在弓，而弓义具背，幌然益于不言中，所以皆指见在之实，无论男妇大小之言，道本一视同仁可推，此则仲景之所以仲景也。呜乎，仲景殁，痉亡于痉，而此义不明，此义不明而斯道晦，斯道晦而惊风之乱起，乱起而儿家之祸兴，祸兴而角弓之炫售。角弓一不是人身，二不病此病，三又不在目前，抽掣搐搦，事理皆不可求。论之凿，不妄何，啻妄哉，不盲乎。医妇人者，盲以群盲，凿以习凿，而产后惊风之蘖突，不顺非而效尤，瞑行而索途何。此属易知易明，而亦不审不察，非后人之所以后人欤。然则大人亦有此病否？曰：中伤风寒，为病一也。有无视汗，多寡不均耳，不可以无言。在大人，则病者亦不省，诊家皆不审，不审，则袖手捏谲，不省，则枉命衔冤，举家昧蒙。至今不醒，余以幸荷上天试病之感，身亲经历，死而重生，力致体究，遂觉悟《素》《匮》言外之绪酝，《千金》发而未白之跃如，窃案候对，兆报己孚，用经成效，历履有年。顾惟异端之害不辟，则坟典之道不行，坟典之道不行，则积昏之暗不晓，以是不敢怀迷，敬复修此，梓告多方，上以尽祈副苍苍之特意，旁以期维挽滔滔之沉昏。庶几同心同好，同归正觉，则同在同聚，安知不至同际一休征乎？虽以鄙野，质朴不文，然扣钟求声，盖出于端本澄源之倾心也。重明三古，则在仰望贤智仁孝于将来。

痉书或问终。

痉书跋

书以载道，载而不醇则反害，书乎哉！医家之书，自《本草》《素》《灵》《难经》以至《伤寒论》，方法具而体用备，书少而义精，道之原也。末流纷纷，汗牛充栋，多遂横，少遂塞，以横之牵矫蹈附，猎名谋利，适所以成绳蠹裋氛而言之，醇乎哉！盖不过徒为凿凿扰扰，道愈昏而世愈惑，虽多亦奚以为？医道与儒道通。夫何读儒家书，三年则必有魁天下而名世之儒出，读医书，虽经世计，未便见有医之能良者出于其间，为何如人焉？儒难邪，医难邪？世固有小视夫医而以易易言者，盖亦未之思而云然尔。愚于儒，且惮不能，今乃医，何也？天既侥然以医之道勉我，我虽不敏，不敢不勉也。苟欲勉，则凡在为道，皆不可不勉，而后庶乎可以能勉言。是故，痉有道，帝伯仲景道之矣。后人不道也。而又反以惊风之妄谬害之，祸世厄道不为不久矣。此其医之所以难也软，诚有所不能忍见者，故敢申明其道而复书之，以与知我者同从事于勉焉，《痉书》之谓也。

万历己亥正月八日九龙山人方有执自跋

伤寒论条辨后序

①【临证薪传】

根据张仲景辨治精神,单一的风邪是不存在的,单一的寒邪也是不存在的,营卫是相互并存的,营卫是不能相互分离的,风寒相互夹杂而为病邪而侵袭营卫,桂枝汤治疗病变证机在营卫,麻黄汤治疗病变证机在营卫,大青龙汤治疗病变证机是内外夹杂,寒热夹杂。

伤寒论者,仲景氏辨伤寒而论之之谓也。伤寒何为而辨论也?乱伤寒者中风,并中风寒,杂伤寒者温病,风温,霍乱,本气自病,与凡痓、湿、暍,皆与伤寒相涉于疑,故一一条辨而例论之,然后各皆始得分晓而不惑,此伤寒论之所以作也。然诸病之所以有待于条辨例论,而后各皆始得分晓而不惑者,以皆统于六经也。六经各一经络脏腑,惟太阳独多始病荣卫之两途。诸病论经,论经者,经辨而病明也。伤寒与中风,则于论经之中,吃紧关系,严辨又在太阳之荣卫。盖风则病卫,寒则病荣,风寒俱有,则荣卫皆受而俱病①。太阳一也,荣卫二,而病则三焉,此太阳所以分当严辨,而与余经不同也。过太阳,阳明以下,辨论乃得各归于经。所以自微而著,自少而多,剩徒法而以方法具备者计之,筹其条目,法则迤逦已三百九十七,方则因仍已一百一十三。然而法中乃有一则曰:知犯何逆,随证治之之条;二则曰:知犯何逆,以法治之之目。法言若是,岂非以其丝辨缕论,积多若是,犹不足以尽风寒之所欲论之谓邪?噫,仲景氏所以作论之心,于此可以想见其万一于言语文字之外矣。曾谓非辨非论,顾可以清杂乱,而正伤寒之名实乎?不能也。是故伤寒不可以作经,而但可以作论者,其意不在此欤?名虽曰论,实则经也。说者谓医家之有此书,犹儒家之有《语》《孟》。盖以其浑融赅博,曲尽精微,恢恢乎足以股肱《素》《难》,而为斯道之日星,信矣!然其举纲振目,经纶阖辟，首尾条贯，脉络分明，近则可以言仿佛《学》《庸》，远则可以议属比《春秋》，而法象乎《易》。说者遗之，似亦未可以言其全知此书之纯粹也。嗟惟文字，去古未远，辞简义奥，读而道其道者，要皆不过模形范影，踪迹汤丸，错择名利，以求凿枘于盲瞽之余，譬之乐师，习○、勹乜以治钟鼓琴瑟，节奏虽工，求其所谓正六律，谐五音，通八风，而能与天地同和者，难言也。叔和类集而编次之，各为一篇，独于太阳，分而为三，一一以辨，标其篇目，夫既以辨标其篇目，则论归重于辨，叔和已得之矣。既分太阳为三篇，则太阳一经归重于三辨，叔和已明之矣。自今观之，各篇之中，不合于辨者，历历可指也。而太阳三篇，尤涸涸然无辨于三也。似此编次，徒赖叔和之名存，岂复叔和之实在哉？必由后之轻浮，有如类证之辈者，不谙论义，不会辨意，骋以卑陋，计图剽窃，务为欺炫，纷更错乱，颠倒变易，法则断股离肢，方则哀多益寡，将谓不如此，不足以动众，惟徇私己，罔解误人。然冠履倒置，望者必骇，薰莸同爇，嗅者必憎，或出重辑亦未可知。是以匡郭纵完，而体骨终失，遂使晚见狐疑，卒致非全书之谬，虽专医之门，咸置之而不读。夫以此书为非仲景氏之全书置而不读，彼业不在医，无足怪也。以业既在医，亦视为非全书而不读，则其为医也，可得谓之全医乎？何不思之甚也，于是斯文湮没，至道蓁芜，民膺斯疾，幸邪不邪，不敢必也。窃谓此惧，跋履山川，冒蒙荆棘，崎岖南北，东抵齐鲁，西涉川陕，委志从正，以趣明师，期还叔和之故，以通仲景之源，风霜二十余年，颜霉鬓雪，神其默迪，一旦豁然，征之道途，足成小试。倦老思休，归田闭阁，考众本之殊同，反离异而订正，一师友之授传，窃僭负为此集。八经寒暑，稿脱七誊，深惭蛙吹，玷荷骥附，虽不足以合叔和之雅调，而宣仲景氏之遗音，至于溯流穷源，欲伸长○、勹乜而拟望六律正，五音谐，八风通，天地和同，底民物于康阜，以上际唐虞之盛之心。所以延颈企踵于任斯道之君子者，未尝有一息之不然，此其所以宁负僭窃而不敢逃避也。谨书揭简，以告同志云。

辛卯冬日长至歙灵山方有执书于溪南无逸所